国際誌にアクセプトされる
医学論文 第2版

一流誌査読者調査に基づく「再現性のある研究」時代の論文ガイド

訳
木原　正博
京都大学大学院医学研究科社会健康医学系専攻社会疫学分野 教授
京都大学グローバルヘルス学際融合ユニット長

木原　雅子
京都大学大学院医学研究科社会健康医学系専攻社会疫学分野 准教授
国連合同エイズ計画共同センター長

Publishing Your Medical Research
Second Edition

Daniel W. Byrne

メディカル・サイエンス・インターナショナル

In memory of Art Wheeler

Authorized translation of the original English edition,
Publishing Your Medical Research
Second Edition
by Daniel W. Byrne

Copyright © 2017 by Wolters Kluwer
First edition © 1998 by Lippincott Williams & Wilkins
All rights reserved.

This translation is published by arrangement with Wolters Kluwer Health, Inc., U.S.A.
Wolters Kluwer Health did not participate in the translation of this title and therefore it dose not take any responsibility for the inaccuracy or errors of this translation.

© Second Japanese Edition 2019 by Medical Sciences International, Ltd., Tokyo

Printed and Bound in Japan

訳者序文

　本書の著者のDaniel Byrne氏には，本書の初版の邦訳が取り持った縁で，2010年に奥様と御一緒に京都でお会いしたことがあります。日本のある大学に講演に招かれ来日したので，京都で会えないかという連絡が突然彼からきたのです。夕食をご一緒し，当然この本について話が盛り上がり，とても楽しいひとときを過ごしました。そのとき彼が，悪戯っぽく笑いながら，第16章の表1（色々な検定法の使用条件を1枚にまとめた表）は，「cheating paper（カンニング用紙）なんだ」といったことを今でもよく覚えています。もちろん彼特有のジョークなのですが，確かに多くの検定をどういう場合に使うかが一目瞭然でとても便利な表です。しかし，不思議なことにこうした表を私は未だに，他の本で見かけたことはありません。わかりやすく情報を伝えることに彼がいかに腐心しているかがここにもよく表れていると思います。そして，別れ際に彼から，数年後に新版を出すので，また翻訳をお願いできるかと言われ，快諾しました。しかし，その後何年たっても新版発行のニュースは届かず，もう出版はないのかなと思っていたところ，昨年，翻訳の依頼が舞い込み，漸くそのときの約束を果たすことができることになったのです。

　第2版とは言え，一段と内容が増した本書の翻訳は，思ったより時間がかかり，約3か月を要しましたが，非常に有意義なものでした。なぜなら初版からほぼ20年経って書かれた本書は，その間の新しい動きを知るよい機会となったからです。初版と大きく異なるのは，「再現性のある研究 reproducible research」という概念が全編を貫いていることです。「再現性のある研究」とは，論文を，データと分析に用いた統計ソフトのコーディングなどとともに公開する動向を象徴する用語で，今後益々その傾向が強まっていくものと考えられます。また，「学習する医療システム learning health care system（LHS）」として彼が務めるバンダービュルド大学で始まっている「コーネリアスプロジェクト Cornelius project」にも感銘を受けました。病院が丸ごと研究の場となり，電子カルテに組み込まれた統計プログラムによって，リアルタイムでサンプリング，ランダム割り付け，介入，評価がなされ，短期間で成果が実装されていくこうした動きは，実際的臨床試験 pragmatic clinical trial（PCT）やインプリメンテーション研究（拙訳：「健康行動学―その理論，研究，実践の最新動向，メディカル・サイエンス・インタナショナル，2018年の第16章」をご参照ください）の概念を内包しながら，2010年以降，米国の著名医療機関を中心に広がりつつあります。日本でも遠からずその波が押し寄せてくることでしょう。

　こうした新しい学びに加えて，本書には初版以来の原則がしっかりと貫かれています。それは，「研究自体がよくなければよい論文はありえない」という当たり前の原則です。このため本書は，よくある「論文の書き方」のハウツーものではなく，研究デザイン，バ

イアス，統計解析のあり方など，論文にするだけの価値ある研究をどのように実施すればよいかについて懇切丁寧に説明し，その上で，論文の論理構成や望ましい英文表記など，「優れた研究を優れた論文にする」ためのノウハウを提供してくれているのです。疫学や統計の本をいくら読んでも論文の書き方はわかりませんが，本書を読めば，論文の書き方だけではなく，疫学や疫学的思考法，統計も効率よく学ぶことができます。読者は，「一挙三得」のような感覚を覚えられるに違いありません。

そして本書のもう1つ優れた点は，著者の独りよがりのアドバイスに陥らないように，一流誌の多数の査読者やエディターに対するアンケート調査の分析に基づいて書かれていることです。その意味では世界の査読者やエディターの長年にわたる査読経験のエッセンスが凝縮された本であるといっても過言ではありません。翻訳し終えて思うことは，本書を精読することによって読者は，新しい時代の研究と論文のあり方に目が開かれるに違いないということです。私たちの翻訳の努力が少しでもその役に立つことを願ってやみません。

2019年2月5日
共に定年を心待つ春近き洛都にて

木原　正博
木原　雅子

序文

「批判的精神を重んじよ worship the spirit of criticism」とは，かのパストゥールが弟子たちに残した名言の1つです。今日，その意義を理解できない研究者はまずいないでしょうが，現実には，研究者は，そうした批判よりも，"ある人たち"，つまり論文の査読者 peer reviewer からの誉め言葉を待ちこがれているのが実状です。残念なことに，毎年，何十万という論文がリジェクトの憂き目を見ていますが，幸いなことに，リジェクトの原因のほとんどは，注意さえすれば避けることができるものばかりです。

科学的論文の書き方に関する本は数多く，その中でも Day ら(2011)と，Huth(1999)，Browner(2012)，Hall(2012)によるものは特に有名です。そうした良書がある中で，私があえて本書を書こうと思い立ったのは，研究のデザインや，論文執筆の際に陥りやすい問題を，どのようにして回避すればよいかを伝えたいと思ったからです。

査読者の批判の多くは，研究者が，研究や出版のプロセスをよく理解し，その基本的ルールを頭に入れてさえいれば回避できるものばかりです。本書では，200以上の原則を，5つの部に分けて論じています。つまり，計画 Planning，観察 Observing，執筆 Writing，編集 Editing，修正 Revising で，その頭文字をとると，POWER となります。この POWER の原則を守れば，論文は必ずアクセプトされやすいものとなります。また，本書が提供する情報は，あなたが新しい医学的知見を評価し，必要な知識を取捨選択する上でも必ず役に立つことでしょう。

本書を書くにあたって，私は多くの専門家に調査協力を依頼しました。その中には，著名な医学誌の編集長，ノーベル賞受賞者などが含まれています。加えて，私は，何百という実際の査読コメントを読んで，そこに共通するものを探り，有益な教訓を抽出しました。それが本書で示す「原則 principles」であり，なるべくわかりやすく簡潔な形で示すとともに，査読者のコメントの実例を短く例示しました。ただし，コメントについては，プライバシーが保たれるように，必要に応じて，表現を変えたり，一般的な表現に改めたりしています。

本書は，様々な関連領域(例：疫学，情報学，医学統計，メディカルライティング，グラフィックデザイン)の専門家とうまく共同しながら研究を進めたいと考えている研究者のために書かれたものであり，論文をアクセプトされやすくするための指針を集めたものです。本書の情報は，研究チームを束ねる立場にある人がさらに研究費を獲得していく上でも役に立つと思われます。本書は臨床的研究に一応の照準を合わせてありますが，ここに掲げた原則のほとんどは，それ以外の研究分野にも当てはまるものばかりです。本書は，統計，疫学，書き方について，そのすべてを網羅することを目的とするものではあり

ません。細かい専門的な事項については，専門家に相談したり，最新の専門書を参照して下さい。

　最後に，アクセプトされる論文を書くためには，時間や労力を厭わず，それに集中することが必要です。決して容易なことではありませんが，そうすれば，論文が出版され，それが科学に貢献するという喜びを得ることができるのです。臨床心理学者で教育者であるAnne Roeは，次のように述べています。「研究は，それが発表されなければ，何の科学的価値もない」

Daniel W. Byrne

謝 辞

　本書に掲載した文献や引用はすべてについて極力正確を期しました。約束どおり，アンケート調査への協力者については匿名にしましたが，多忙のなか調査にご協力いただいた査読者やエディターの方々には心から感謝申し上げます。

　Gertrude Elion, Robert Jacoby には初版の草稿を読み貴重なアドバイスをいただいたことに，また Paul van Niewerburgh, Jane Petro, Harold Horowitz, Jean Morgan, Albert Lowenfels, Chris Hunter, Lawrence Wexler, Luis Bracero, P.D. Reddy, Evan Jones, Michael Blumenfield, Elizabeth Nieginski, Julie Scardiglia, Karla Schroeder, Rosanne Hallowell, Beth Goldner, Jacqueline Jenks には，初版の出版に際に非常にお世話になったことに今でも感謝の念を禁じえません。

　第2版の出版にあたっては，David Robertson, Bob Dittus, Hank Domenico, Li Wang, Rachel Walden, Art Wheeler, Gordon Bernard, Kel McGowan, Kristina Oberle, Jim Ware, Tom Hazinski, Nancy Brown, Alp Ikizler, Mike Stein, Alastair Wood, Yu Shyr, Bill Dupont, Ayumi Shintani, Virginia Byrne, Brenda Minor, Paul Harris, Vivian Siegel に心から感謝したいと思います。そして，この16年間，私が教鞭をとったバンダービュルド大学の修士課程の Clinical Investigation プログラムの学生には，本書の内容のほぼ全体にわたって非常に貴重なコメントを寄せてもらったことに感謝したいと思います。

　最後に，妻の Loretta には，思慮に富むアドバイスとその無限の忍耐力に，特別の謝意を表したいと思います。

Byrne

注意

　本書に記載した情報に関しては，正確を期し，一般臨床で広く受け入れられている方法を記載するよう注意を払った。しかしながら，著者，訳者ならびに出版社は，本書の情報を用いた結果生じたいかなる不都合に対しても責任を負うものではない。本書の内容の特定な状況への適用に関しての責任は，医師各自のうちにある。

　著者，訳者ならびに出版社は，本書に記載した薬物の選択・用量については，出版時の最新の推奨，および臨床状況に基づいていることを確認するよう努力を払っている。しかし，医学は日進月歩で進んでおり，政府の規制は変わり，薬物療法や薬物反応に関する情報は常に変化している。読者は，薬物の使用にあたっては個々の薬物の添付文書を参照し，適応，用量，付加された注意・警告に関する変化を常に確認することを怠ってはならない。これは，推奨された薬物が新しいものであったり，汎用されるものではない場合に，特に重要である。

目 次

第 1 章　はじめに：20の原則　*1*

第Ⅰ部　研究のプラニング　*7*
第 2 章　研究の準備　*9*
第 3 章　研究方法　*15*
第 4 章　バイアスへの対処　*28*
第 5 章　データ収集/ケース報告票　*36*
第 6 章　再現性のある適格基準　*42*
第 7 章　ランダム化，ブラインド化，および守秘性　*45*
第 8 章　エンドポイントとアウトカム　*51*
第 9 章　サンプルサイズとパワー　*57*
第10章　現代的な統計学的手法の立案　*63*
第11章　よくある批判を避けるために　*67*
第12章　出版されやすい論文を書く　*72*

第Ⅱ部　研究の実施と分析　*83*
第13章　データの収集と欠測データの扱い方　*85*
第14章　データの解析：「再現性のある研究」のための統計解析　*90*
第15章　データを解釈する　*98*
第16章　単変量解析　*104*
第17章　ノンパラメトリック検定　*115*
第18章　マッチングと傾向スコア　*118*
第19章　多変量解析とモデルのバリデーション　*120*

第Ⅲ部　執　筆　*129*
第20章　論文のタイトル　*131*
第21章　Abstract　*134*
第22章　Introduction　*137*
第23章　Methods　*144*
第24章　Results　*163*

第25章　Discussion と結論　*191*
　第26章　Reference　*202*
　第27章　企業からの論文　*207*

第IV部　編集　209
　第28章　投稿直前の論文にまで仕上げる　*211*
　第29章　細かな，しかし重要な事項　*221*
　第30章　文章を磨く　*223*
　第31章　注意すべき表現　*233*

第V部　修正　237
　第32章　最終原稿を修正する　*239*
　第33章　カバーレター　*243*
　第34章　査読者のコメントへの対応　*248*

付録　255
　A．医学雑誌掲載のための学術研究の実施，報告，編集，および出版に関する勧告
　　　　　　　　　　　　　　　　　　　　　　　　　　　　　　　257
　B．査読者質問票　*287*
　C．データ収集票　*305*
　D．ヘルシンキ宣言—人間を対象とする医学研究の倫理的原則　*310*

オーサーシップ闘争の賦：多施設，前向き，無作為の詩(うた)　*315*

参考文献　317

索引　323

表リスト

- 表 1.1　独習に役立つ書籍リスト　*2*
- 表 2.1　「あなたが優れた論文と考えるのはどのような論文ですか？」という問いに対する査読者の回答　*11*
- 表 3.1　理想的な研究デザイン　*17*
- 表 3.2　ランダム化比較試験を報告する際に含まれるべき情報の CONSORT 2010 チェックリスト　*22*
- 表 3.3　研究デザインの比較　*26*
- 表 4.1　査読者やエディターから指摘されたバイアスの例　*30*
- 表 4.2　医学文献によく見られるバイアス　*31*
- 表 4.3　エディターと査読者への調査から：ライティングと出版に関する教訓　*33*
- 表 5.1　質問票調査への参加依頼レターに含めるべき内容　*39*
- 表 5.2　応答率（回収率）を高めるための方法　*39*
- 表 7.1　ランダム化のタイプ　*46*
- 表 8.1　強い変数と弱い変数の例　*54*
- 表 9.1　2 群それぞれに必要なサンプルサイズ　*60*
- 表 10.1　変数のタイプ　*64*
- 表 11.1　投稿論文において最もよく見られる問題（査読者の回答）　*68*
- 表 11.2　投稿論文において最もよく見られる問題（エディターの回答）　*70*
- 表 12.1　論文原稿の構成とページ数の典型例　*72*
- 表 12.2　医学分野での主な電子ジャーナル　*73*
- 表 12.3　一部の医学誌のインパクトファクター　*74*
- 表 12.4　一部の学術誌における一般投稿論文の推定採択率　*74*
- 表 12.5　著名な医学・生物医学関係誌の一部　*76*
- 表 12.6　査読者を悩ませないために　*79*
- 表 12.7　エディターを悩ませないために　*80*
- 表 14.1　固定長ファイルの例　*95*
- 表 14.2　可変長ファイルの例　*95*
- 表 15.1　医学研究で最もよく見られるデータ解析上の誤り　*99*
- 表 16.1　現代の医学研究で最もよく用いられる統計学的手法トップ 30　*105*
- 表 16.2　医学的研究で最もよく用いられる統計ソフト　*111*
- 表 17.1　パラメトリック検定とノンパラメトリック検定の対応　*115*
- 表 19.1　将来重要となる統計学的手法　*126*
- 表 19.2　弱い/時代後れの統計学的手法と強い/現代的な統計学的手法　*127*
- 表 20.1　論文執筆の順番と，投稿論文のフォーマット上の順番　*131*
- 表 20.2　よいタイトルの条件　*132*
- 表 20.3　タイトルにふさわしくない言葉やフレーズ　*133*
- 表 23.1　Methods セクションの小見出しの例　*146*

表 23.2	α エラーの特徴	158
表 23.3	β エラーの特徴	158
表 23.4	よく使われる統計学上の記号と略語	162
表 24.1	使用を避けるべき侮蔑的表現	171
表 24.2	社会的に望ましいと思われる表現	173
表 24.3	率の計算式	175
表 24.4	Hill の因果関係評価基準	176
表 24.5	臨床判定尺度に用いる変数(要因)を選択する際のクライテリア	176
表 24.6	優れた表とするためのチェックリスト	179
表 24.7	図を魅力的なものとするためのチェックリスト	189
表 24.8	時代後れのグラフ表示と現代的なグラフ表示の比較	190
表 28.1	口語体,陳腐な語句,婉曲的表現,俗語の例	216
表 28.2	文頭に用いるにはふさわしくない表現	217
表 28.3	文頭にはあまり使わない方がよい表現	217
表 28.4	接続詞(句)	218
表 28.5	シンボルとコード	219
表 28.6	"data" という単語の使い方	220
表 29.1	学術誌間の表記スタイルの違いの例	222
表 29.2	一人称から三人称への変換	222
表 30.1	エディターと査読者からのアドバイス	225
表 30.2	省略すべき単語や語句	226
表 30.3	"There" を削除することによって,文章がいかによくなるかの例	226
表 30.4	問題となる表現	227
表 30.5	文献の結果を記述する場合	228
表 30.6	用語上の問題	228
表 30.7	大文字か小文字かの問題	228
表 30.8	語句の並べ方	229
表 30.9	数字表記上の問題	229
表 30.10	ハイフンのつけ方	230
表 30.11	ハイフンをつけて用いることの多い接頭辞と数字	231
表 30.12	ハイフンを用いなくてもよい言葉	231
表 30.13	英語的な複数形表記が好まれる言葉	232
表 30.14	非英語的な複数形表記が好まれる言葉	232
表 31.1	間違って使われることの多い表現とそれに替わる適切な表現	233
表 31.2	誌面エディターが赤を入れることの多い誤記	235
表 32.1	不必要な表記	240
表 33.1	エディターから見たよい論文の定義	244
表 34.1	修正した論文を再投稿するときの注意	249
表 34.2	出版優先順位スコアで考慮される主な要素	250
表 34.3	優れた論文の事例	252

図リスト

図 3.1　研究の4大欠陥　*18*

図 3.2　研究に見られる各種の問題の頻度　*19*

図 3.3　リジェクトの理由となる研究の欠陥　*19*

図 3.4　研究デザインのフローチャート　*21*

図 3.5　研究デザインと時間の関係　*24*

図 4.1　平均値への回帰現象　*35*

図 5.1　投稿論文に見られるデータの質に関わる問題の頻度　*38*

図 5.2　リジェクトの原因となるデータの質に関わる問題　*38*

図 8.1　独立変数と従属変数　*53*

図 9.1　PS サンプルサイズ計算ソフトの入力画面　*61*

図 9.2　PS のグラフ表示画面　*61*

図 12.1　長すぎたり，短すぎたりすることの多いセクション　*77*

図 12.2　投稿論文がリジェクトとなる原因として多いもの　*79*

図 12.3　投稿された論文によく見られる問題の頻度　*82*

図 13.1　ResearchMatch.org　*86*

図 14.1　Research Electronic Data Capture (REDCap)　*91*

図 14.2　データ入力のためのガイドライン　*91*

図 14.3　落第点のスプレッドシート―不適切なデータ入力の例　*93*

図 14.4　合格点のスプレッドシート―適切なデータ入力の例　*94*

図 15.1　スプライン関数のグラフを作成する際の RStudio の利用の仕方の例　*102*

図 16.1　よく用いられる統計学的手法のフローチャート　*106*

図 16.2　2×2 表にまとめられたスクリーニング検査の結果　*108*

図 16.3　予測力（適中率）の判定　*108*

図 16.4　スクリーニング検査の例　*108*

図 16.5　カイ二乗検定の結果　*110*

図 16.6　2 つの正規分布　*112*

図 16.7　IBM SPSS で独立した（対応のない）2 群の比較にスチューデントの t 検定を用いた場合の結果　*113*

図 22.1　論文がどのように知識のギャップを埋めるかのイメージ図　*140*

図 22.2　知識のギャップの正確な提示と「何もわかっていない」といった曖昧で大げさな表現　*140*

図 22.3　直線的思考と非直線的思考　*141*

図 23.1　欠陥がよく見られる論文のセクション　*144*

図 23.2　リジェクトの原因となることが最も多い論文のセクション　*145*

図 23.3　ただちにリジェクトとなる原因として最も多い問題　*147*

図 23.4　投稿論文によくみられる問題　*148*

- 図 23.5　研究デザイン上の問題の頻度　*156*
- 図 23.6　リジェクトの原因となる研究デザイン上の問題　*156*
- 図 23.7　α エラーと β エラー　*157*
- 図 23.8　裁判官の判決と α エラー，β エラーの類似性　*157*
- 図 24.1　3 つのリスクファクターに対するリスク比（相対リスク，RR）と 95% 信頼区間　*166*
- 図 24.2　リスク比，リスク差，オッズ比　*167*
- 図 24.3　糖尿病と体格指数（BMI）の関係に関するスプライン曲線　*182*
- 図 24.4　男女の割合を示した円グラフ　*183*
- 図 24.5　血清アルブミン値と血清総蛋白値の散布図　*184*
- 図 24.6　Bland-Altman 図　*185*
- 図 24.7　二峰性分布の例　*186*
- 図 24.8　フォーレストプロットの例　*187*
- 図 24.9　Google Books Ngram Viewer　*187*
- 図 24.10　ROC 曲線の例　*188*
- 図 25.1　投稿論文に見られるデータ解釈上の問題の頻度　*199*
- 図 25.2　論文のリジェクトの原因となりやすいデータ解釈上の問題　*200*
- 図 28.1　内部査読用の評価用紙　*213*
- 図 28.2　リジェクトの原因となりやすい研究テーマ上の問題　*214*
- 図 28.3　問題の頻度　*215*
- 図 32.1　ライティング上の問題の頻度　*241*
- 図 32.2　ライティングでよく見られる問題　*241*
- 図 34.1　典型的な査読用評価票　*251*

第1章

はじめに：20の原則

　研究結果を論文として出版できるかどうかは，以下に述べる20の原則をどこまで忠実に守れるかにかかっています．細かな内容に立ち入る前に，まずこれらをしっかりと頭にたたき込み，研究中も折りに触れ，この章を読み返すようにしてください．

> "まずゲームのルールを学ばなければならない．そしてそれを学んだら誰よりもうまくプレイできなければならない"
> ——ALBERT EINSTEIN

第1則　臨床試験，研究デザイン，バイアス，医学統計について，徹底的にかつ継続的に勉強すること．

　論文の出版に近道はありません．とりわけ，臨床試験は1つの独立した科学領域として発展しており，十分に習熟しておく必要があります．表1.1に，独習に役立つ書籍をリストしたので参照してください．もちろん，公衆衛生学修士 master of public health（MPH）や臨床研究学修士 master of science in clinical investigation（MSCI）など，医学研究に関する正式なトレーニングを受けられる機会があれば，それを利用するのに越したことはありません．

第2則　価値の高い論文となるような重要な研究テーマを選択する．

　些細な相関や無意味な交互作用などにこだわるのではなく，「患者中心のアウトカム patient-centered outcome」の向上につながるような重要なクエスチョン（研究テーマ）を追求しましょう．まず，研究対象にしようと考えているクエスチョンを明快で簡潔な一文で表現してみてください．「この国では肥満が増加している」などといった曖昧な表現ではなく，先行研究における知識のギャップを的確に表現するものでなくてはなりません．たとえば，「オンラインの糖尿病予防プログラムが，参加率や体重減少の面で，対面式のプログラムよりも有効かどうかは，先行研究でもまだ明らかではない」といった表現です．このように表現すれば，そこから，「オンラインの糖尿病予防プログラムと対面式のプログラムにランダムに割り付けられたグループの間で，1年間の体重減少に差はない」という，検証可能な仮説を立てることができます．

第3則　研究のプラニングに十分な時間と費用をかける．

　「試してみないとわからない」というのは，商品の販促のスローガンには良いかも知れませんが，研究にふさわしい姿勢とは言えません．経験豊かなメンバーで研究チームを組み，十分な文献検索を行って，研究デザイン，アウトカムの測定法，データ収集票の開発，統計学的手法を慎重に検討して，つまらぬ過ちを犯さないようにしましょう．この点では，経験豊富で優れた研究実績のあるメンター mentor を見つけることが非常に重要です．

表 1.1　独習に役立つ書籍リスト

Designing Clinical Research(Hulley ら，2013)
Fundamentals of Clinical Trials(Friedman ら，2015)
Evaluating Clinical and Public Health Interventions: A Practical Guide to Study Design and Statistics(Katz, 2010)
Basic Statistics for the Health Sciences(Kuzma ら，2004)
How to Write a Lot: A Practical Guide to Productive Academic Writing(Silvia, 2007)
Medical Uses of Statistics(Bailar ら，2009)
Statistics with Confidence: Confidence Intervals and Statistical Guidelines(Altman ら，2000)
How to Report Statistics in Medicine: Annotated Guidelines for Authors, Editors, and Reviewers(Lang ら，2006)
The Man Who Discovered Quality: How W. Edwards Deming Brought the Quality Revolution to America―The Stories of FORD, XEROX, and GM(Gabor, 1992)
Epidemiology(Gordis, 2013)
Essentials of Medical Statistics(Kirkwood ら，2003)
Clinical and Translational Science: Principles of Human Research(Robertson ら，2016)
Statistical Modeling for Biomedical Researchers: A Simple Introduction to the Analysis of Complex Data(Dupont, 2009)
Modern Epidemiology(Rothman ら，2012)
Clinical Prediction Models: A Practical Approach to Development, Validation, and Updating(Steyerberg, 2010)
Encyclopedia of Biostatistics: 8-Volume Set(Armitage ら，2005)
Essentials of Writing Biomedical Research Papers(Zeiger, 1999)
Statistical Issues in Drug Development(Senn, 2008)
Experimental Design for Biologists(Glass, 2014)
Experimental Design for the Life Sciences(Ruxton ら，2010)
Thinking, Fast and Slow(Kahneman, 2013)

第4則　厳密な研究プランを立て，Methods(と Appendix)のセクションを完璧に記述する。

　研究のプラニングは慎重の上にも慎重を期さなければなりません。言うまでもないことですが，優れた論文とは文章の巧拙ではなく，その科学性にあります。そして科学的であるためには，プラニング段階でよく考え抜くことです。経験豊富な医学統計家と，研究のあらゆる段階で率直に相談できるよう，長期的な共同関係を築くようにしてください。方法が不備な研究は査読者にとって迷惑でしかありません。万難を排して完璧なデザインを立てるようにしてください。

第5則　研究プロトコールは，「再現可能な研究」となるよう詳細に記述する。

　研究プロトコールは，「再現可能な研究 reproducible research」となるように，研究の方向，焦点，構成が詳細かつ明確に記述されたものでなければなりません。つまり，ケーキのレシピのように，誰もが同じものを作れるほど詳細に書かなければならないということです。そして，研究は，その研究プロトコールに忠実に従って行い，かつ方法の正確性や適切性をモニターするために，途中で行った決定や変更についてはすべて記録しなければなりません。そして，研究プロトコールや関連する文書は，同じ研究チームのメンバーが何年後に見ても理解し使うことができるように，すべて，きちんとラベルしたファイルやホルダーに保存しておく必要があります。

　最近の優れた研究プロトコールの例は，たとえば，New England Journal of Medicine 誌の原著論

文のSupplementary Materialのページに各論文について掲載されているので参照してください。以下に最新の例をあげておきます。

　https://www.nejm.org/doi/full/10.1056/NEJMoa1806382?query=featured_home

　「標準的なプロトコール項目：介入試験のための推奨 Standard Protocol Items: Recommendations for Interventional Trials（SPIRIT）」は，研究プロトコールに含めるべき項目を規定することによって，臨床試験のプロトコールの質向上を促すことを目的とする国際的イニシアティブです。SPIRIT声明には，研究プロトコールについての推奨とチェックリストが提示されています。

　http://www.spirit-statement.org/spirit-statement/

　もう1つの情報源としては，Protocol Exchange があります。これは，科学的な研究プロトコールを共有するためのオープンアクセスリポジトリです。

　http://www.nature.com/protocolexchange/

第6則　分析と中間モニタリング解析のプランを立て，研究を開始する前にそれを登録する。

　このプランには，主要アウトカム（エンドポイント end point）と少数の副次アウトカムを定義し記載します。また，予定しているサブグループ解析があれば，それらを明確に記載しておきます。これは，「魚釣り fishing expedition」あるいは「後付けサブグループ解析の乱掘 digging out post hoc subgroups」と呼ばれる見苦しい状態になるのを避けるためです。研究が観察的研究であれ，動物実験であれ，研究には事前の解析プランの作成は不可欠です。登録システムは国によって異なりますが，米国では，臨床試験は，http://www.ClinicalTrials.gov から登録しなければなりません。適切な登録を怠ると，論文を一流誌に出版できなくなります。さらに詳しい情報については，下記のwebサイトを参照してください。

　http://www.nlm.nih.gov/services/ctwhatis.html

　試験が2つ以上のシステムに登録されている場合は，それがわかるようにしておく必要があります。詳しくは，下記の国際的臨床試験登録プラットフォーム International Clinical Trials Registry Platform（ICTRP）のwebを参照してください。

　http://www.who.int/ictrp/trial_reg/en/index.html

（訳注：日本では，国立大学附属病院長会議が運営するUMIN臨床試験登録システム，（財）日本医薬情報センターが運営するJapic CTI，（社）日本医師会が運営する臨床試験登録システムがあります。）

第7則　完璧で，バイアスのない，質の高いデータセットを確立する。

　データは極力バイアスの少ないものでなくてはなりません。そのためには，ベースライン時点で重要な変数を漏れなく測定し，その後の定期的なデータ収集においても脱落を最小限にとどめるよう細心の注意が必要です。変数には，共変数 covariates，交絡因子 confounding variable，介在因子 intervening variable（因果経路の中間に位置すると考えられる因子）などを含める必要があります。

第8則　特にIntroductionとDiscussionは簡潔明解にまとめる。

　論文を書く時には，投稿予定誌の規定文字（単語）数よりも10％短めにまとめるのが目安です。これによって，無駄のない，簡潔な文章とすることができます。そして，論文全体の長さ，各セクションの長さ，文献数などが，適切なバランスになるよう注意が必要です。ただし，表や図は平均より少し多めでも構いません。なぜなら査読者は文章だらけの論文よりも，表や図の多い論文を好むからです。査読者（読者）が読みやすい論文になるよう常に心がけてください。最近では，論文のAppendixに，追加の表や図，方法の詳細を載せることができるので，積極的に活用するようにしましょう。

第9則　研究方法を他の人が再現できるほど詳細に記述する。

　研究結果に妥当性 validity があることを示せるように，研究デザインは明確に記述する必要があります。読者と査読者は，論文の結論が妥当かどうかを判断するために，まず，方法のセクションを詳細に検討するからです。再現性を保証する観点から，統計解析についても，用いたコードやシンタックスを，論文の Appendix に記載することが推奨されます。

第10則　サンプルサイズの根拠を示す。

　なぜそのサンプルサイズで研究を行うことにしたのかその理由と対象者の選択方法について説明が必要です。統計学的パワー statistical power の観点からサンプルサイズ算定の根拠と，患者の選択方法の合理性を明確に記述しなければなりません。

第11則　表には結果を正直に，かつ詳細に記載する。

　表には，ポジティブなアウトカム，ネガティブなアウトカム，合併症，副作用を含めて，あらゆる結果を正直にかつ完全に提示する必要があります。重要な点推定には，95%信頼区間を付記するようにし，すべての表の脚注には，各 P 値に対応する統計学的検定法を記し，また表を理解するのに必要な情報を詳細に記載するようにしてください。

第12則　結論を客観的でわかりやすく示した，現代的でプロフェショナルなグラフや図を作成する。

　グラフは，本文を読まなくても理解できるように，必要な情報をグラフ中もしくは脚注にすべて記載し，投稿する前に，他の人々に頼んで，理解できるかどうかを検討してもらうようにしてください。ランダム化比較試験 randomized controlled trial には，試験の各ステージにおける対象者数を示した CONSORT フローチャートを含めるのが常識化しています（下記 URL 参照）。

　http://www.consort-statement.org/consort-statement/flow-diagram0/

第13則　研究結果の何が新しく，興味深く，有用であるかをエディターが理解できるように説明する。

　その論文を出版することにどういう意義があるのか，つまり，たとえば臨床医と患者の双方にとってどのように重要なのかを説明しなければなりません。エディターが投稿論文について必ず問うのは，「何が新しいのか，果たして審査する価値があるのか？」ということです。この疑問に対して真正面から説得力ある説明をしなければなりません。知識のギャップ（先行研究で明らかになっていないこと）を定義し，それをどのように埋めようとするのかを的確に示すことです。

第14則　"So what?（それで？）"，"Who care?（だからどうした？）"に明確に反論できる。

　この質問を論破するには，自分の研究と他の研究との違いを明確に示さなければなりません。査読者は常に懐疑的なコメントをして来るため，それを見越して，それに答えられるような内容にしておく必要があります。また，論文がアクセプトされるためには，投稿しようとする学術誌の読者の興味を引くものでなくてはなりません。

第15則　研究の限界を明確に述べる。

　エディターや査読者の側から限界を指摘されるようではリジェクトされても仕方がありません。査読者から指摘される可能性のある問題をできる限り想定し，それらをよく認識していること，そして，それでも結論の妥当性が損なわれていないことを示す必要があります。Discussion の"限界"

のセクションは,「これがこの研究の問題と考えられるもののすべてであり,結果のところで示したように,私たちはこれらの問題を十分考慮し,それでも結論の妥当性が失われないことを確認した」といったイメージで書くとよいでしょう.

第16則　投稿予定誌の投稿規定とスタイルに正確に従う.

その学術誌に投稿したことのある人に相談したり,それに掲載された最近の2, 3の論文を調べて,書き方のスタイルを確認します.投稿する際には,原稿が投稿規定に完全に沿っているかどうかを入念にチェックし,また,研究テーマがその学術誌の読者の関心を引くものであるかどうかを確認してください.

ある査読者がリジェクトされる論文の特徴について次のように述べています.「投稿規定を守らない原稿—長すぎるもの.明らかに不適切な原稿—内容がお粗末で,誇張的,自誌のスコープを外れるもの」

第17則　ジャーゴンjargon(不要な専門用語,勿体ぶった表現など),文法の間違い,稚拙な表現がないよう徹底的に推敲する.

投稿経験の豊富な同僚に原稿を客観的な目で読んでもらいましょう.そして,論旨が明確ですっきりとしたものになるまで,何度も推敲を重ねてください.まず,読者の注目を引くようなIntroductionを書き,その他のセクションについても,読みやすく読者の興味を引きつけるものになるまで何度も書き直します.

第18則　研究が新しく重要な知見を含んでいることがわかるように,明解簡潔なAbstractを書く.

Abstractは,普通考えられている以上に重要です.十分に時間をかけ,その研究がなぜ,どのように行われたかが読んですっと理解できるものになるまで念入りに推敲してください.また,研究デザインが妥当でデータの質が高いこと,また,結論が研究データに裏付けられていることがわかるような内容に仕上げてください.エディターの関心は,論文が,自誌の読者の興味に合うものであるかどうか,他の論文に数多く引用されるようなインパクトの高いものであるかどうかにあります.

第19則　Conclusionは,客観的で節度があり,洞察に富み,結果を踏まえたものとする.

結論は,言いすぎのない節度のあるものとし,研究データの裏付けのない記述は避け,ネガティブな(統計学的に有意でない)結果であってもそれを素直に受け止め,無理な解釈をしないことです.ネガティブな結果を,後から「非劣性デザインnoninferiority design」に"衣替えrepurpose"するのは見苦しいのでやめましょう.記述は客観的で偏りのないものとし,あまり熱情的あるいは感情的な筆致は避けるようにしましょう.最後は,その研究から特に示唆されることで締め括り,「More research is needed」といった平凡な"決まり文句"は避けるようにします.

第20則　Conclusionは論理が明快で引き締まった表現になるまで推敲する.

Conclusionは,結果の裏付けのある締りのあるものになるまで時間をかけて念入りに推敲してください.過剰な解釈を避け,洞察に満ちかつ妥当性の高いものとなるまで練り上げましょう.流れるような論理で,そして最後は格調高く締めくくるのが理想です.常に,「結論は本当にこれでよいのだろうか?」と自問することです.

第 I 部 研究のプラニング

PLANNING

プラニング段階でのキーポイント

・リサーチクエスチョンは何か？
・そのクエスチョンをどのようなデザインで研究するか？
・データをどう解析するか？
・研究の監視，中間解析 interim analysis，中止規則 stopping rules のプランは？
・この研究は人々の健康向上にどのように貢献するか？
・この研究は，社会にどのような影響を与えるか？
・どうすれば，患者や他のステークホルダー（関係者）に建設的な形で研究に関わってもらうことができるか？
・この研究によって，患者や医師のよりよい意思決定につながるような情報を提供できるか？
・結果が"統計学的に有意"な場合，それが偶然やバイアスによるものでないことを示せるだけの十分な情報が収集されているか？
・結果が"統計学的に有意でない"場合でも，それを出版可能なストーリーに仕立てられるだけの十分な情報が収集されているか？

第2章

研究の準備

> "優れた論文は，科学を，脇道にそらすのではなく，前進させる"
> ——出処不明

研究テーマを決定する

第21則　タイムリーで，重要かつ興味深い研究テーマを選ぶ。

　第1章で示した20の原則は，研究論文の執筆プロセスの概要を示したものですが，この章からは，それらをさらに詳しく解説していきます。言うまでもなく，プラニングの第1歩は，研究テーマ（リサーチクエスチョン research question）を決めることです。

　しかし，では，研究テーマはどのように決定すればよいのでしょうか？　もちろん，興味と情熱は不可欠ですが，論文は，それだけで出版できるものではありません。それに加えて，出版できる論文とは何かについてよく理解する必要があります。そのためには，第1に，対象とする読者を想定し，以下の3つの質問に自ら回答を考えてみることです。

1. そのテーマが多くの読者の興味を引くものかどうか，患者にとって重要なものかどうか？
2. そのテーマは先行研究ですでに答えが出てしまってはいないか？
3. （機会や資源の面で）そのテーマを実際に研究することが自分に可能かどうか？

　研究プロジェクトの遂行には，相当の労力と時間を要するため，何よりも，その研究テーマに真の興味があり，何があっても研究をやり遂げるという強いモティベーションがなくてはなりません。しかし，研究成果を出版できるかどうかは，その研究テーマの重要性にかかっており，投稿論文がリジェクトの憂き目に会う最大の理由もそこにあります。したがって，医学的意義の高い研究テーマを選ぶことが大切であり，そして，研究は極力シンプルで的確にデザインする必要があります。普段から，興味深い問題を見つけたら，その"解決法 solution"，特に現実的で持続性のある解決法についてよく考える習慣をつけることです。そうすることによって，研究の焦点が"問題 problem"ではなく，"解決法"に向くようになります。論文としては，単に疾患や健康状態のリスクファクターを分析するだけの研究（いわゆる「リスクファクター疫学 risk factor epidemiology」）よりは，ランダム化比較試験で，患者のアウトカムの向上を報告する研究の方がはるかに価値があります。論文を書いた経験がまだない人は，経験豊かな研究者やメンター，あるいは，研究室の教授などに相談して，実施する価値があり出版できそうな研究テーマについてアドバイスを受けるようにしましょう。また研究テーマは単発的なものではなく，その後の研究費獲得や（例：Maronら，2011），その後少なくとも5年間のあなたのキャリアプランにつながるものでなくてはなりません。

研究結果が統計学的に有意になってもならなくても，結果を出版できるように慎重にデザインすることが大切です．そしてそのためには，重要な研究テーマを探し当て，それに関して，（最小限ではなく）できる限り包括的にデータを収集することです．

キーポイント

研究の早い段階で，他の研究者や経験豊かな医学統計家などに相談すれば，いろいろな過ち（ピットフォール）を避けることができます．未熟な研究者がよく犯す間違いは，研究がほぼ終わりかけたころに助けを求めようとすることです．「医学統計家に相談しなさい」といったアドバイスをよく耳にしますが，それでは不十分であり，できれば研究室で，10％程度のエフォートを費やしてくれる医学統計家を雇用し，長期の共同関係を構築するのが理想的です．

> 「研究が終わってから統計家に相談するのは，死後に検査を依頼するようなものであり，統計家が言えるのは，おそらく，"なぜその研究が死んだか"ということだけだ．」
> ——R. A. FISHER

INFORMATION

1) Designing Clinical Research（Hulley ら，2013）（日本語訳「医学的研究のデザイン」第4版，木原雅子，木原正博訳，メディカル・サイエンス・インターナショナル，2014 年）
2) Healthy People 2020（U.S. Department of Health and Human Services, http://www.healthypeople.gov）：米国政府の 2020 年までの保健医療の到達目標を詳しく説明したもの
3) Agency for Healthcare Research and Quality's（AHRQ）Effective Health Care Program：今後追求されるべき研究テーマのリストが提示されている．http://www.effectivehealthcare.ahrq.gov/index.cfm/submit-a-suggestion-for-research/read-suggested-topics-for-research/

文献検索を行い知識のギャップを確認する

文献を検索するときには，過去の研究に気後れしないことです．多くの医学的文献は，どこかに欠点があるか，サンプルサイズが不十分か，さもなければもう時代後れになっており，まずは疑ってかかることが大切です．そして，飛ばし読みではなく丁寧に読み込むように心掛けてください．そうすれば，より優れた研究をデザインするヒントが得られることがよくあります．そして，自分が今からやろうとしている研究に一見似ている論文を見つけても，臆しないことです．なぜなら，どの論文も最初読んだときは優れて見えても，よく読むといろいろな欠点が見えてくるものだからです．経験のあるメンターならこの点をしっかりと指導してくれるはずです．

私の調査に答えてくれた査読者たちは，文献検索に関して，投稿論文によく見られる問題を以下のように指摘しています．

「先行研究のレビューが不十分（特に，古典的文献）」
「文献検索の偏り．特に，米国の研究者は，関連する文献が他の国にあっても，米国の文献のみを含める傾向がある」
「自分の文献を引用しすぎる傾向」

二重投稿と論文の小分けについて

　研究のプラニング段階で肝に銘じておくべきことは，決して「二重投稿 redundant/duplicate publication」をしないということです．二重投稿論文とは，内容は以前の論文と基本的に同じなのに，タイトルや抄録を変えただけといった論文のことで，極めて悪質な行為と見なされます．論文の小分け salami slicing も問題であり，あるエディターは次のように警告しています．「1つの研究を複数の論文に切り分けないこと」．他のエディターも，「1つの論文にできる内容を小分けにしたような論文に対する評価は低い．ただちにリジェクトにならない場合でも，1つにまとめることを求められることになる」と述べ，ある査読者も，「自分の履歴書だけではなく，人類に貢献するべきだ」と述べています．論文生産の効率を上げるためには，研究のプラニング段階で研究チームのメンバーとよく話し合い，複数の論文を書けるように，初めから研究をデザインすることです．研究計画を少し工夫したり，集めるデータの種類を増やすことによって，複数の論文を書けるだけの情報を集めることができます．たとえば，長期のコホート研究であれば，対象者の許可を得て，追跡の過程で様々な調査をする，横断研究であれば，対象者の質問票に多項目にわたる包括的な健康リスク評価の質問を加えるといったことです．また，遺伝因子の分析に関する許可が得られれば，その角度から論文を書くことができます．

INFORMATION
付録 A「多重投稿(セクション III.D.1)」と「容認される二次出版(セクション III.D.3)」を参照してください．

第22則　査読者が何を「優れた論文」と考えるかを理解する．

　査読者が投稿論文のどこに着目するかを理解すれば，アクセプトされやすい論文を書くことができます．表2.1は，査読者たちがあげた「優れた論文」の条件をリストアップしたものです．

表2.1　「あなたが優れた論文と考えるのはどのような論文ですか？」という問いに対する査読者の回答

- 読者に，「なぜ自分はこれを思いつかなかったのか」とうならせる論文
- 研究デザインが簡潔で，結果の解釈が容易な論文
- 論文の書き方/まとめ方が優れ，洞察に富み，論文の目的に沿い，知見をサポートする文献が適切に引用されている論文
- Introduction, Methods, Results, Discussion がそれぞれ前のセクションの内容や意味を受けながら流れるように構成されている論文
- 研究デザインがしっかりとし，簡潔明解に書かれた論文
- 研究テーマが重要で，研究デザインがしっかりとし，わかりやすく書かれた論文
- 研究テーマがタイムリーで，新たな方法を取り入れて行われた研究
- 研究課題が Introduction で簡潔に定義され，Methods が読みやすく適切で，Results の結果の記述が明快で，表の独立性が高く，限界がよく認識され，それに対する適切な対処がなされ，かつ，Discussion の洞察が優れた論文
- 仮説が明確で，それが慎重に検証され，Methods, Results, Discussion の記述が明快なもの
- 研究テーマが斬新で，研究デザインがよく練られ，結果の記述が簡潔かつ的確な論文
- 短く，明解で，テーマが重要で，研究デザインが適切で，Results の記述が的確で，解釈が適切な論文

表2.1 （つづき）

- Methods や統計学的解析の記述が優れているもの
- 論文の書き方/まとめ方が優れ，方法論が適切で，結論がデータに裏付けられている論文
- 論文の書き方/まとめ方が優れ，研究の科学的合理性を示すことができている論文。リサーチクエスチョンに対する解答を得るのに適切な方法が用いられ，Methods の記述が明解かつ簡潔で，先行研究の文脈の中におけるその研究の位置づけ，研究で得られた知見の重要性や意義が Discussion で明確に述べられた論文
- リサーチクエスチョンが適切で，分析や結論に行きすぎがない論文
- 論文の書き方/まとめ方が明解，簡潔，的確で，切れのよい論文。シンプルなクエスチョンをシンプルな方法で研究したもの。必要最小限の適切な長さに収められた論文
- 論旨が明確で構成に優れ，新しい，もしくは重要度の高いクエスチョンに関する仮説を検証し，結果に基づいて適切に結論が導かれた論文
- 簡潔で要を得て，的確，明快で，表がわかりやすく，（可能なら）わかりやすく図示され，論文の書き方/まとめ方（ライティング）の優れた論文
- 新しい仮説や治療法を適切な研究デザインで検討し，十分なデータが慎重に解析され，控えめに解釈された論文
- 重要で，興味深く，テーマがタイムリーな論文。目的が明確で，方法が的確，全体が要領よくまとめられ，Discussion が簡潔で興味深いもの
- 読者の興味に合い，臨床に貢献できるもの
- 結果の再現性が高いと思われる論文
- 先行研究ではまだ解明されていない重要なクエスチョンを優れたデザインで研究した論文
- 研究デザインの問題点や結論を適切に論じた論文
- 簡潔で明解に構成された論文
- 明快で読みやすく書かれ，新しいアイデアを提供もしくは刺激するような論文
- 無駄な記述のない論文
- 結果に特に面白みがなくとも，優れたクエスチョンを適切な方法で研究し，その結果を正直に記述した論文
- 重要で興味深いクエスチョンを扱った論文で，Methods や Results が明快に書かれ，他の解釈の可能性を考慮しつつ合理的に結論が導かれた論文
- 斬新なテーマを扱い，文章が簡潔で，アウトカムが明確で，分析が適切で，結論が合理的に導かれた論文
- オリジナリティの高い論文

[a] 査読者質問票（付録B）の質問 30 に対する回答
[b] 自分の研究がオリジナリティのあるものかどうかを PubMed で丁寧に調べ，そのことを Discussion で述べる。

研究チームを組織する

第23則　相性のよい研究チームを組織する。

　研究者が，最初に行うべきことは，研究チームを組織することです。経験を積んだ研究者であれば，質の高い科学的研究を行うためには，適切な知識・技術を備えているだけではなく，人柄も重要な要素であることをよく心得ているはずです。

　研究チームを組織する機会が与えられたら，自分の分担に忠実で，成果の発表などで利己的な振る舞いをしない人物，協調性が高く，他の人への気配りができるような人（例：会議に時間通りに来る）を選ぶようにしましょう。その人が前に属していた研究チームの人に評判を聞いてみるのも一案です。メンバーは，そのプロジェクトの遂行に十分な時間的余裕と意欲を持った人でなければなりません。有名な研究者は忙しいため，必ずしも最適とは限りません。

研究チームが高い生産性を発揮するのは，一般にそのメンバーが様々な背景や学位を持ち，技能レベルの高い，経験豊かなメンバーから構成される場合です。データ収集 data collection を担当する人の人選も重要です。データ収集は思ったよりも時間がかかる作業なので，それを担当するだけの十分な時間的余裕を持った人を選ぶようにしなければなりません。したがって，忙しい医学生やレジデントなどに頼むよりも，リサーチナースをフルタイムで雇用する方が賢明です。そして，通常，研究プロジェクトでは，データ収集に複数の人間が必要となることを忘れないことです。この点は企画段階でよく考慮しておかないと，データが不完全になったりバイアスが紛れ込む原因になります。

データ収集を担当する人々には以下のような資質が求められます。

・医学分野での長い経験を有すること
・細部まで注意が行き届くこと
・指示を忠実に守れること
・わからないことをためらわずに質問できること
・他の仕事に忙殺されていないこと
・常に客観性を保てること
・データ入力とデータベース管理の優れた技能を有すること

研究チームには，出版に耐える図表を作成できる人が，少なくとも 1 人は含まれている必要があり，理想的には，R(オンラインで無料に利用できる統計ソフト)のプログラミングに習熟していて，ggplot2 などの R パッケージで質の高いグラフを作成できる人が望まれます(https://www.r-project.org を参照)。

また，研究チームには，REDCap などのデータ管理ソフトに詳しい人が少なくとも 1 人は必要です。Coursera(コーセラ)の「Data Management for Clinical Research」ではこうしたスキルを習得するための優れたコースが提供されているので，ぜひ活用してください(https://www.coursera.org/course/datamanagement)。

そして，チームの中には，論文を書き慣れた人が少なくとも 1 人は必要です。論文の共著者については，早い段階で率直に話し合っておくようにしましょう。はじめから，共著者のメンバーを固定せずに，「その研究に重要な知的貢献を行った人」だけを共著者とするようにし，この基準を満たさない人は決して共著者に含めないことです。1 つのテクニックとしては，タイトルページの著者名を最初は，たとえば，「Smith et al.」とだけにしておき，分担執筆者が担当部分をスケジュール通りに完成させたら，共著者に含めるようにします。こうすれば，初めに共著者に含めておきながら，働きぶりが悪い研究者の名前を後から削除するという気まずさを避けることができます。

> **INFORMATION**
> 国際医学誌エディター委員会 International Committee of Medical Journal Editors による共著者に関する最新の基準については，付録 A と下記の web サイトを参照してください。
> http://www.icmje.org/recommendations/browse/roles-and-responsibilities/defining-the-role-of-authors-and-contributors.html

データ収集の担当者は共著者に加えるべきです。共著者になることで仕事への責任感を高め，最高の力を引き出すことができるからです。研究の良し悪しが，集めたデータの質に左右されること，また，研究の説明責任 accountability の上からも，これは当然のことと言えます。プロジェクトに重要な貢献をしたリサーチナースも共著者に値します。

研究チームを組むには，必ずしも巨額の研究費を持っている必要はありません。あなたが，まだ研究費も地位もない医学生，大学院生，若手の研究者であっても，適切な人々に礼を尽くして頼むことによって，研究チームを組織することができます。そしてあなたが礼儀正しく労を厭わず働き，しかもそのプロジェクトが価値のあるものであれば，多くの専門家が喜んで協力してくれるはずです。現代の情報通信技術を用いれば，世界各地の研究者をネットワークでつないだバーチャルな研究チームを作ることも不可能ではありません。しかし，その場合も，チームにはメンバーの相性が重要であることに変わりはありません。

第3章

研究方法

第24則　研究テーマを文章で表現する（第1ステップ）

研究のプラニング段階でまず行うことは次の2つです。

- 研究テーマ（"解く"べき問題）を明確に概念化する。
- 研究テーマに対する解答が得られる確実な研究方法を考える。

研究テーマを概念化するには，個別事例の観察から普遍的テーマを導くしたたかな思考力が求められます。研究テーマと研究の目的を明確にし，それらを簡潔に定義することが，研究の出発点であり，次に研究デザインやデータの収集方法を練り上げていきます。このプロセスでは，経験豊かな研究者仲間に相談し，データを集め始める前までに，必要な修正を完了しておかなければなりません。「科学的研究のステップ steps in scientific methods」は以下の6段階から成ります。

ステップ	セクション
1. 研究テーマを文章で表現する。	Introduction
2. 差なし（帰無）仮説を立てる。	Methods
3. 研究をデザインする。	Methods
4. データを集める。	Methods
5. 結果を分析する。	Results/Discussion
6. 結論を導く。	Discussion

各ステップを短い一文で表現してみましょう。そして，流れが論理的にうまくつながるようになるまで何度も推敲してください。

研究テーマを文章で表現する

研究において最初でかつ最も重要なステップは，研究テーマ（解くべき問題）を簡潔な一文で表現することです。研究テーマは，普段の観察，文献を読んでいるとき，以前の研究あるいは現在実施中の研究，学会，同僚との会話などさまざまな機会やきっかけから浮かんできますが，それを質の高い研究に転換するためには，何よりもまず，それを簡潔で明確な言葉で表現できなければなりません。「何が研究の主な目的で，どうやって先行研究におけるギャップを埋めようとしているのですか？」と聞かれたときに，明快で簡潔な答えができなければなりません。取り組もうとする研究テーマを完全に表現できる一文を作成してください。そのためには，文献検索を十分に行い，同僚にも相談しながら，徹底的に推敲することです。

ある査読者は以下のようにコメントしています。

「リサーチクエスチョンの洗練に時間を惜しまないこと。それがその後の研究を決定する」

例 3-1：適切な研究テーマの例（1）
「脊髄損傷患者の約 30％ で初回入院時に褥瘡が発生するが，脊髄損傷患者の初回入院時における褥瘡の発生リスクを正確かつ定量的に見積もる方法は現時点では開発されていない」

「脊髄損傷患者では褥瘡の発生率が高い」という文章に比べると，問題設定が明確であることがおわかりでしょう。このように，研究テーマを表す文章では，先行研究における知識のギャップを正確に定義し，研究が終われば，それが埋まり，医学の進歩に役立つことが明確に示されている必要があります。

例 3-2：適切な研究テーマの例（2）
「先行研究では，身体活動の増加や脂肪摂取の低下を促進するための 1 年間のライフスタイルコーチングの体重減少効果が，並行対照群よりも大きいかどうかは明らかではない」
この例でも，研究テーマが的確に表現されています。

残念ながら，「米国では糖尿病が増加している」といった大雑把な表現をする研究者が少なくありません。米国で糖尿病が増加しているのは事実ですが，こんな大雑把な表現では具体的な研究デザインに転換することができず，問題の解決につなぐことはできません。こうしたテーマ設定で研究を始めるのは時間と労力の無駄になるだけです。図 22.1 と図 22.2 を参照してください。

仮説を立てる

第 25 則　仮説を立てる。

明確な研究テーマが設定できたら，次に，仮説を立てます。仮説とは，「ある一連の事実に対する仮の説明で，研究によって検証できるもの」を言います[1]。

研究は，差なし仮説（帰無仮説 null hypothesis）（H_0）を立てることから始まります。差なし仮説とは，2 つの変数の間に "差" あるいは "関連 association" が「ない」とする仮説のことで，以下の例のようにリスクファクターとアウトカム outcome（例：病気）の間に関連がない，あるいはある治療を受けた患者群と受けていない患者群との間でアウトカムの発生に差がない，とするのがその典型的な例です。

たとえば，

1. 手術前の血漿アルブミン値と手術後の合併症の発生の間には関連がない。
2. 薬 A と薬 B を処方された患者群の間で，感染率に有意の差はない。
3. 薬 A と薬 B にランダムに割り付けられた患者群の間で，せん妄の発生率に差はない。
4. インデックス入院 index admission（ある適格基準を満たす入院）について，30 日以内に再入院となった患者群とそうでない患者群の間で赤血球の分布に統計学的に有意な差はない。

データ収集を開始する前までには，主となる差なし仮説（帰無仮説）を立てておく必要があります。そしてそれを十分に吟味した上で，差なし仮説を否定するときの基準を決定します。研究者の中には，差なし仮説を論文に含めたがらない人もいますが，査読者やエディターにとっては，その研究で

どういう仮説が検証されているかを知ることは不可欠です。差なし仮説(帰無仮説)をあえて記載しない場合でも，何が主な仮説であるかを，わかりやすい表現で明確に記載する必要があります。

> **INFORMATION**
> 方法論の詳細については，Hulley ら(2013) (日本語訳「医学的研究のデザイン」第4版，木原雅子，木原正博訳，メディカル・サイエンス・インターナショナル，2014年)を参照してください。

研究をデザインする

第26則　最も強力な研究デザインを追及する。

　科学的研究の第3ステップは，研究をデザインすることです。もちろん研究テーマが異なれば研究デザインも異なりますが，治療効果の判定に関するような典型的な臨床研究では，まずは，最も理想的と考えられるデザインを追及しなければなりません(表3.1)。

　もちろん，いつでも理想的なデザインが使えるとは限らず，たとえば，患者の臨床経過の評価に，三重盲検法 triple blind method を用いることはまず不可能ですが，可能な範囲で最も強力な研究デザインを用いるのが鉄則です(表3.1)。

　研究デザインは，プラニング段階で入念に検討するようにしてください。そうすればデータ収集後では取り返しのつかないような過ちを犯さずに済みます。

表3.1　理想的な研究デザイン

✓**バイアスのないサンプル**
- サンプルサイズが十分に大きい(統計学的パワーがある)。
- 研究テーマにふさわしい均一性がある(介入の多くは高リスクの患者を対象とする場合にのみ有効であるため，層化もしくは予測モデルを用いて，リスクの高い患者を選別する必要がある)。
- (母集団の)代表性が高い。
- サンプルが複数の施設(多施設)から得られている。

✓**介入**
- ランダムに割り付けられている。
- コントロール群(対照群)にはプラセボが用いられている(可能な場合)。
- 量-反応関係 dose-response relationship が検討できるように，複数の用量が用いられている。
- 二重盲検法 double blind method(どの患者がどの群に割り付けられたかを患者，医師のどちらにもわからないようにすること)が用いられている。

✓**バイアスのない厳密なアウトカムの測定**
- アウトカムの定義が明確
- 測定の特異性が高い。
- 測定の客観性が高い。
- 測定方法の有効性が，広く認められている。
- 中立的立場の観察者によって測定される。
- 長期間のQOL(生活の質)を反映する指標(変数)である(自記式質問票によるものが望ましい)。
- "前向き prospective" に測定される。
- あらゆる交絡可能因子を含めた包括的なデータセットの一部として測定され，かつ，適切に定量化(コード化)されている。

> **アドバイス**
> この段階でよくある過ちは甘い研究デザインを立ててしまうことです。できる限り厳密で誤差（偶然誤差と系統誤差［バイアス］）の少ない研究デザインを追求してください。

　優れた介入研究では，介入Aと介入Bの効果の単純比較ではなく，介入から効果に至る経路についての概念モデル conceptual model を想定した研究が行われます。その場合には，その経路に介在すると思われる変数を漏れなく測定しておく必要があります。

　介入研究の場合は，コントロール群（対照群）のない前後比較デザイン before-after design のような弱い研究デザインは避けるのが賢明です。そうした研究デザインは，「平均値への回帰現象 regression to the mean」（1回目に極端な値を示した患者の測定値が2回目の測定では平均値に近い値になること）による致命的な問題を抱えることが少なくないからです。第30則を参照してください。

研究デザインで用いられる用語

第27則　研究デザインで用いられる用語をマスターする。

　図3.1は，研究デザインに関して，投稿論文によく見られる重要な問題を示したもので，図3.2と図3.3は，それをさらに具体的に示したものです。論文がアクセプトされる確率を高めるには，まず研究デザインの種類とそれに関連する用語をマスターしなければなりません。次にあげる用語については，しばしば誤解が見られるのでよく理解しておくようにしてください。

- 発生率 incidence
- 存在率（有病率）prevalence
- 曝露 exposure

「発生率 incidence」とは，ある期間内に対象集団内で発生した新しいケースの数のことです。

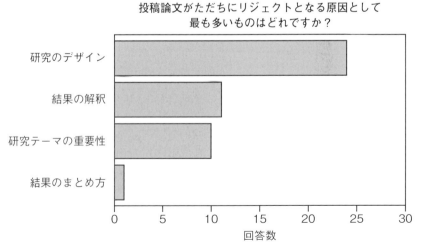

図3.1　研究の4大欠陥
査読者質問票（付録B）の質問7より。カイ二乗検定で $P<0.001$

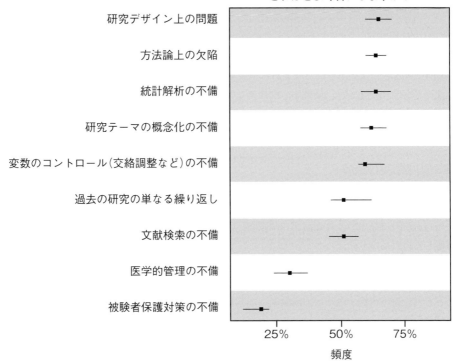

図3.2　研究に見られる各種の問題の頻度
視覚アナログ尺度（VAS）法による回答（0%＝全くない～100%＝常にある）の中央値でランク付けし，ブートストラップ法で算出した95%信頼区間を示した。査読者質問票（付録B）の質問19より。フリードマン検定で$P<0.001$

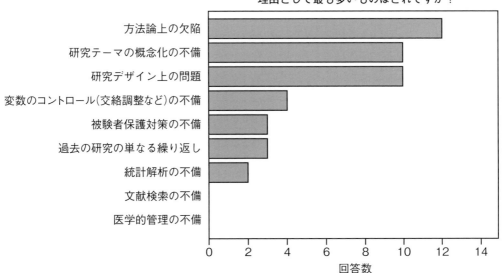

図3.3　リジェクトの理由となる研究の欠陥
査読者質問票（付録B）の質問20より。カイ二乗検定で$P<0.010$

例 3-3：発生率
2016 年に，ニューヨーク市で発生した新しい HIV 感染者は人口 10 万人当たり X 人

「存在率（有病率）prevalence」とは，ある時点で対象集団内に存在するある病気の患者（あるいは，ある要因を保有する人）の人口に占める割合のことです。
（訳注：prevalence とは集団中におけるある事象を有する人の存在割合を示す概念ですが，日本語では，有病率，保有率，感染率，陽性率，喫煙率などと，文脈によってさまざまに訳され，わかりにくいばかりか，「携帯電話所持者の有病率」などという誤解を招く使われ方もみられます。本書では，「存在率」を prevalence の統一訳語とし，なるべく一般訳と併記するようにしています。）

例 3-4：存在率（有病率）
2016 年 1 月 1 日現在，ニューヨーク市に存在する HIV 感染者は，人口 10 万人当たり Y 人

存在率（有病率）は発生率と存在期間（有病期間）に依存しており，死亡率の高い病気の場合は，死亡率も考慮しなければなりません。

最後に，「曝露 exposure」とは，病因 etiologic factor と考えられる要因に身体的に曝されることで，たとえば，臨床研究であれば，高血圧，ストレスなど，疾患の発症につながるような健康状態がそれに相当します。

INFORMATION
Katz（2010）と Rothman ら（2012）を参照してください。

研究デザインは，主に次の 2 つに大別されます。

1. 記述的研究 descriptive study
2. 分析的研究 analytic study

記述的研究では，ある事象の頻度や研究対象となるサンプル集団の特徴が記述され，分析的研究では，リスクファクターを同定するために，変数（因子）間の関係を分析し，サンプルから母集団への推論を行います。研究デザインは，さらに以下のようにも分類できます（図 3.4）。

1. 観察的研究 observational study
2. 準実験的研究 quasi-experimental study（ランダム化比較試験ではない実験的研究
3. 実験的研究 experimental study（ランダム化比較試験）

観察的研究とは，ある要因への曝露 exposure を単に観察するだけで，操作を加えない研究のことです。

例 3-5：観察的研究
2 つの群の母親から生まれた新生児の比較：妊娠中にコカインを使用していた母親の群と，コカインを使用していなかった母親の群を比較する。

準実験的研究では，群によって介入内容が異なりますが，介入への割り付けはランダムではありま

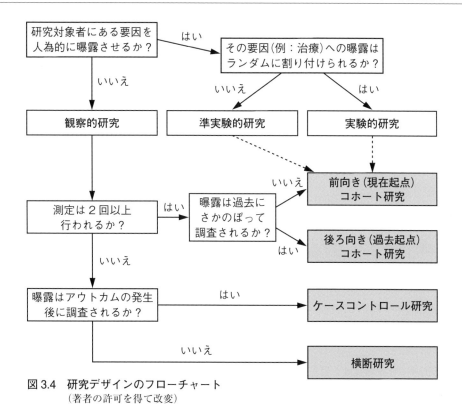

図 3.4 研究デザインのフローチャート
（著者の許可を得て改変）

せん（例 3-6）。

例 3-6：非ランダム化研究
妊婦に対する薬物（コカイン）検査が法律で義務づけられている国で，陽性の場合に妊婦に薬物治療プログラムを課す都市と，そのような治療プログラムが存在しない都市との間で，新生児のアウトカム（例：体重，奇形）を比較する研究。

実験的研究では，介入を行うことによって，曝露を人為的に変化させ，アウトカムに対するその効果を測定します。実験的研究は，因果関係を証明する上で，最も強力な研究方法です（例 3-7）。

例 3-7：ランダム化された実験的研究
妊娠したラットをランダムに 2 群に分け，妊娠期間中にコカインを与えた群と与えなかった群の間で新生仔における異常の有無を比較する研究。

報告ガイドライン

研究の方法論を向上させる上で重要なことは，適切な「報告ガイドライン reporting guidelines」に従うことです。これらのガイドラインは，EQUATOR Network website に収載されています。

EQUATOR—Enhancing the QUAlity and Transparency Of health Research.
　http://www.equator-network.org
ランダム化比較試験 randomized clinical trials　CONSORT　　CONsolidated Standards of Reporting Trials
（表 3.2）

観察的研究 observational studies	STROBE	http://www.consort-statement.org/ STrengthening the Reporting of OBservational studies in Epidemiology http://www.strobe-statement.org
系統的レビュー systematic reviews	PRISMA	Preferred Reporting Items for Systematic Reviews and Meta-Analyses http://www.prisma-statement.org
診断精度研究 diagnostic accuracy studies	STARD	STAndards for Reporting of Diagnostic accuracy http://www.stard-statement.org
臨床試験プロトコール clinical trial protocols	SPIRIT	Standard Protocol Items: Recommendations for Interventional Trials http://www.spirit-statement.org/

表3.2 ランダム化比較試験を報告する際に含まれるべき情報のCONSORT 2010 チェックリスト*

章/トピック	項目番号	チェックリスト項目	報告頁
タイトル・抄録			
	1a	タイトルにランダム化比較試験であることを記載	___
	1b	試験デザイン，方法，結果，結論の構造化抄録（詳細は抄録に対するCONSORT声明を参照）	___
序文			
背景・目的	2a	研究が必要な科学的背景の説明	___
	2b	研究の目的または仮説	___
方法			
試験デザイン	3a	試験デザインの記述（並行群間比較デザイン，要因デザインなど），割り付け比を含む。	___
	3b	試験開始後の方法上の重要な変更（適格基準 eligibility criteria など）とその理由	___
参加者	4a	参加者の適格基準	___
	4b	データ収集が行われたセッティング（場）や場所	___
介入	5	各群の介入についての再現可能なまでの詳細な記述（いつどのように実施されたかを含む）	___
アウトカム	6a	事前に設定され完璧に定義された主要・副次的アウトカムの測定項目（いつどのように測定されたかを含む）	___
	6b	試験開始後のアウトカムの変更とその理由	___
サンプルサイズ	7a	どのようにサンプルサイズが決定されたか。	___
	7b	（必要な場合）中間解析 interim analysis と中止規則 stopping rule の説明	___
ランダム化： 　割り付け手順の作成	8a	ランダム割り付け手順 random allocation sequence を作成した方法	___

表 3.2 （つづき）

章/トピック	項目番号	チェックリスト項目	報告頁
	8b	ランダム化のタイプ，ランダム化に付けた制限(例：ブロック化，ブロックサイズ)	_____
割り付けの隠蔵方法	9	ランダム割り付け手順の作成に用いられた方法(例：番号付き容器)の記述。介入の割り付けが終了するまでの割り付けの隠蔵方法 allocation concealment mechanism を詳細に記述する。	_____
実施	10	誰がランダム割り付け手順を作成したか，誰が参加者を登録したか，誰が参加者の割り付けを行ったかを記述する。	_____
ブラインド化(盲検化)	11a	ブラインド化を行った場合は，割り付け後に誰が介入にブラインド化されたのかを記述する(例：参加者，医療者，アウトカムの評価者)。	_____
	11b	必要な場合には，介入の類似性についても記述する。	_____
統計学的手法	12a	主要・副次アウトカムの群間比較に用いられた統計学的手法	_____
	12b	追加的解析の手法(例：サブグループ解析や調整解析 adjusted analysis)	_____
結果			
参加者の推移(フローチャートの使用を強く推奨)	13a	各群について，ランダムに割り付けられた人数，予定された介入を受けた人数，主要アウトカムの解析に用いられた人数を記述する。	_____
	13b	各群について，ランダム化後の追跡不能例と除外例を理由とともに記述する。	_____
リクルート	14a	参加者のリクルート期間と追跡期間の具体的日付	_____
	14b	試験を終了または中止した理由	_____
ベースラインデータ	15	ベースラインにおける各群の属性的，臨床的な特徴を示す表	_____
解析された人数	16	各群について，解析に含まれた参加者数(分母)と解析が元の割り付けに基づくものであるかどうかを記述する。	_____
アウトカムと推定	17a	主要・副次アウトカムのそれぞれについて，各群の結果，介入の効果量(エフェクトサイズ effect size)の推定とその定度(精度)precision(例：95% 信頼区間)の記述	_____
	17b	2区分(2値)アウトカム binary outcomes については，絶対効果量と相対効果量の両方を記載することが推奨される。	_____
追加的解析	18	実施した追加的解析 ancillary analysis(例：サブグループ解析，調整解析)の結果。事前に計画された解析 pre-specified analysis と探索的解析を区別する。	_____
有害事象	19	各群で見られたすべての重要な有害事象または意図しない効果 unintended effects(詳細は CONSORT 声明の有害事象に関するセクションを参照)	_____
考察			
限界	20	試験の限界，可能性のあるバイアスや定度(精度)precision 低下の原因，必要に応じて，解析の多重性 multiplicity について記載	_____
一般化可能性	21	試験結果の一般化可能性(外的妥当性 external validity，適用性 applicability)	_____

表 3.2 （つづき）

章/トピック	項目番号	チェックリスト項目	報告頁
解釈	22	有益性と有害性のバランス，他の関連するエビデンスを踏まえた結果の解釈	＿＿＿
その他の情報			
登録	23	登録番号と試験登録名	＿＿＿
プロトコール	24	完全なプロトコールの入手方法（可能な場合）	＿＿＿
資金提供者	25	研究資金やその他のサポート（例：薬剤の提供）の提供者と提供者の役割	＿＿＿

＊本チェックリストは，各項目について重要な詳細を記載した CONSORT 2010 Explanation and Elaboration と併せて用いることを強く推奨する。また，必要に応じて，クラスターランダム化比較試験 cluster randomised trials，非劣性・同等性試験 non-inferiority and equivalence trials，非薬理学的治療，ハーブ療法，実際的試験 pragmatic trials については，CONSORT 声明拡張版を用いることを推奨する。そのほかの拡張版も近日発表予定（それらとそれらに関連する最新文献は www.consort-statement.org を参照）
出典：Schulz KF, Altman DG, Moher D. CONSORT 2010 Statement: updated guidelines for reporting parallel group randomised trials. PLoS Med. 2010; 7(3): e1000251

第 28 則　最適の研究デザインを選択する。

主な研究のタイプ（図 3.5）には以下のものがあります。

介入研究：
　ランダム化比較試験 randomized controlled trial
　非ランダム化比較試験 nonrandomized trial（準実験的研究 quasi-experiment）

観察的研究 observational studies：
　ケースコントロール研究 case-control study
　前向き（現在起点）コホート研究 prospective cohort study
　後ろ向き（過去起点）コホート研究 retrospective cohort study（ヒストリカルコホート研究 historical cohort study）

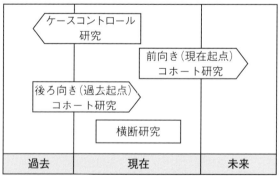

図 3.5　研究デザインと時間の関係
ケースコントロール研究では，アウトカムの有無は"現時点"で確定され，過去にある要因への曝露があったかどうかが対象者に尋ねられる。前向き（現在起点）コホート研究では，曝露がまず"現時点"で測定され，その後の追跡調査の中で，アウトカムの発生が記録される。ランダム化比較試験は，特殊なタイプの前向きコホート研究である。後ろ向き（過去起点）コホート研究では，過去の記録を用いて曝露が決定され，現在までのアウトカムの発生が記録される。横断研究では，曝露とアウトカムの有無が同時点で測定される。

横断研究 cross-sectional study

ケースコントロール研究では，2つの群，つまり，ある疾患を有している群と有していない群を設定します。そして，各群の対象者について過去の曝露歴を調べ，その違いが疾患の有無と関連があるかどうかを検討します。ケースコントロール研究では，"ケース"は目的とする疾患に罹患している人なので明確ですが，"コントロール"の選択は必ずしも容易ではありません。

定義上，"コントロール"とは，レファレンスグループ(参照集団)reference group の代表性のあるサンプルのことで，レファレンスグループとは，その疾患に罹患しておらず，かつ"ケース"が病気を発症するまでに属していた集団のことを意味します。

例 3-8：ケースコントロール研究

あるレストランで客の3分の1が食中毒に罹ってしまった。調査者は，すべての客に何を食べたかを質問し，その結果を"ケース"(食中毒に罹った群)と"コントロール"(食中毒に罹らなかった群)で比較した。

ケースコントロール研究には，研究に時間がかからず，コストが安いという利点があり，患者を追跡調査するようなタイプの研究よりも効率的です。また，この研究デザインは，その疾患の発生がまれである場合や，曝露からアウトカムの発生までの期間が長い場合などに特に適しています。

INFORMATION

Hulleyら(2013)（日本語訳「医学的研究のデザイン」第4版，木原雅子・木原正博訳，メディカル・サイエンス・インターナショナル，2014年)の第7章および Haynesら(2011)および Spilker(1991)を参照してください。

前向き(現在起点)コホート研究 prospective cohort study は，別名，発生率研究 incidence study とも呼ばれ，一群の人々(コホート)をある期間フォローアップして，新たなイベントの発生を調べる研究です。研究対象者は，曝露の有無(程度)によってまず区分され，その後フォローアップされます。コホート研究は時間とコストがかかり，(コホートが小さい場合には)稀な疾患の研究には向きませんが，因果関係の証明，発生 incidence の測定，時間経過に伴う状態の変化の評価，突然死の原因となる要因の特定には有効な研究デザインです。

ランダム化比較試験 randomized controlled trial(RCT)も前向きコホート研究の1種であり，因果関係を証明する上で最も強力な研究デザインです。なぜなら，治療群とプラセボ群はランダムに割り付けられるため，既知の交絡因子 confounding factor のみならず，研究者が気づかないような未知の交絡因子の分布も群間で均等化することができるからです。たとえば，ランダム割り付けによって，両群間で喫煙者の割合を等しくすることができます。ランダム化すると，一般に統計解析も単純になります。

ランダム化比較試験(RCT)は，因果関係の証明に優れた研究デザインで，長年にわたって，多くの RCT が実施され，医学の発達に大きく寄与してきました。しかし，理想的なランダム化比較試験はヒトにおける研究としてはしばしば倫理的でない場合があります。表3.3は研究デザインを比較したものです。

後ろ向き(過去起点)コホート retrospective cohort(ヒストリカルコホート研究 historical cohort study)では，まず研究対象とする人々のグループを決め，次に過去の記録を調べて，それらの人々が以前にある要因(予測因子)に曝露されていたか，あるいは，特別な属性を有していたかどうかを調べます。そして，その後それらの人々にアウトカムが生じたかどうかを調べます。

表 3.3 研究デザインの比較

研究デザイン	利点	欠点
実験的		
ランダム化比較試験 randomized controlled trial (RCT)	強力で，バイアスのない因果関係を検出できる。	費用がかかりすぎることがある。リサーチクエスチョンによっては倫理的に実施不可能なことがある。
ランダム化クロスオーバー試験 randomized crossover	効率的で，患者間変動を除去できる，パワーが高い。	適用できないクエスチョンが多い。キャリーオーバー(持ち越し)効果の問題
実際的臨床試験 pragmatic clinical trials (PCT)	普段の診療や現実的条件下で実施できる。	同僚の医療従事者の理解・協力を得ることが難しいことがある。
クラスターランダム化比較試験 cluster randomized controlled trials	個人レベルでのランダム化ができない場合の解決法。現実的条件下での実施可能性が高い。	必要サンプルサイズが増加し，分析が複雑となる。
ステップウェッジデザイン stepped-wedge/delayed-start designs	典型的な対照群が設定できない場合に有用	実施と必要なデータ収集が難しい。費用がかかる。
非実験的/観察的		
前向き(現在起点)コホート研究 prospective cohort study	アウトカムが発生する前に曝露を測定できる。因果関係や発生率の評価に適している。	結果が出るまでに時間がかかり，費用もかかる。
後ろ向き(過去起点)コホート研究 retrospective cohort study/historical cohort study	費用が少なくて済む。稀なアウトカムに適している。	バイアスや交絡 confounding の可能性
前後比較試験 before-after/pre-post design	費用が少なくて済む。対照群の設定が難しい場合に有用	バイアスや「平均値への回帰現象 regression to the mean」のために新しい治療の効果が実際よりも大きく見えることがよくある。
ケースコントロール研究 case-control study	費用がかからず，稀なアウトカムに適している。	想起バイアス recall bias や選択バイアス selection bias の可能性
横断研究 cross-sectional study	存在率(有病率)の推定に適している。安価にできる。	バイアスの可能性，「因果の逆転 reverse causation」の可能性，時間的前後関係を評価できない。
ケースシリーズ case series	単純，安価にできる。	因果関係を捉えるのが難しい。

例 3-9：後ろ向き(過去起点)コホート研究

「外傷で入院した患者の登録システムを作成し，そのシステムを用いて，患者が退院あるいは死亡した後で，リサーチナースが記録を調べ，入院時に記録されたベースライン要因が，入院後に生じた合併症の発生の予測に有用かどうかを分析した。」 これは，後ろ向き(過去起点)コホート研究です。

横断研究 cross-sectional study は，ある時点でのスナップショットを撮るような研究と言えばわか

りやすいかもしれません。別名，存在率（有病率）研究 prevalence study とも呼ばれますが，それは，この研究では，ある調査時点におけるある疾患や状態を有する人々の集団中の存在率（有病率）prevalence が測定されるからです。測定はすべて同時期に実施されます。世論調査などが横断研究の典型的な例です。

例3-10：横断研究
　ある日のある老人ホーム入所者100人の血漿アルブミン値と褥瘡の有無を調べる。

　横断研究では，リスクファクターと疾患が同時点で測定されるため，因果関係の推定にはあまり適した研究デザインとは言えません。しかし，研究が比較的簡単で，迅速に結果が得られ，かつ費用があまりかからないというメリットがあります。横断研究で因果関係を考察しようと思えば，研究を始める前に，その要因がその疾患が生じる前に存在していたかどうかをどのように測定するかを綿密に計画しておく必要があります。身長，人種，性別などのような固定した特性と，体重，婚姻状況，血圧などのような変化しうる特性は区別して分析する必要があるため，質問票で聞く場合には，質問の言葉使いに注意が必要です。

例3-11：因果の逆転
　病気に罹った結果として運動が続けられなくなってしまうことがありますが，横断研究では，運動不足のため病気が生じたと逆に解釈されてしまうことがあります。これを，「因果の逆転 reverse causation」と言います。

　要約すると，ほとんどの研究は以下の2つの点から，分類することができます。

1. 研究対象となっている要因（例：曝露，治療）に人為的な操作を加えるかどうか？　操作を加えれば実験的研究で，加えなければ観察的研究です。
2. 研究において測定 measurements は，何回行われるか？　1回だけなら，ケースコントロール研究もしくは横断研究であり，期間をおいて複数回行われるなら，コホート研究です。

　自分の行おうとする研究のタイプが明確になったら，次に研究デザインのもっと細かな点の検討に進みましょう。

文　献

1. *The American Heritage Dictionary of the English Language.* 5th ed. Boston, MA: Houghton Mifflin Harcourt; 2012.

第4章

バイアスへの対処

第29則　バイアスを減らす，もしくはバイアスの存在を評価できるよう慎重に研究計画を立てる。

　研究には誤差 error がつきものですが，それが偶然ではなく，「サンプリングや測定の偏りなどによって，結果が真値から系統的にずれる場合」に，バイアス（系統的誤差）bias があるといいます[1]。

　バイアスは研究にとって深刻な問題であり，バイアスがあると，研究の妥当性が損なわれる恐れがあります。サンプルのバイアスは，研究に最もよく見られる問題の1つであり，そのために論文がリジェクトされることも少なくありません。研究計画を立てるときには，バイアスを避けるための慎重な検討が必要です。

> **アドバイス**
> サンプルサイズを大きくすると，定度（精度）precision は高まりますが，バイアスが減少するとは限りません。特に，選択バイアスや測定バイアスは，サンプルサイズを大きくして解決する問題ではありません。

主なバイアスには以下の3つがあります。

1. 選択バイアス selection bias
2. 応答バイアス response bias
3. 情報/測定バイアス information/measurement bias

　選択バイアス selection bias とは，研究対象に選ばれた人々とそうでない人々との間に存在する系統的な違いのことで，この種のバイアスはよく見られ，しばしば論文がリジェクトされる致命的な原因となります。選択バイアスは，患者の選び方，予後の違い，フォローアップ中の患者の脱落（罹病などによる選択的な脱落）などによって生じることがあります。

　コホート研究における選択バイアスを最小限にとどめるためには，「安定した集団 stable population」からランダムにサンプルを選んだり，適切なフォローアップができるような方法を工夫する必要があります。「安定した集団」とは，その全員あるいはほとんどのメンバーが完全かつ正確にフォローアップ可能な集団のことで，たとえば，同じ地域に長期間居住する予定の人々の集団などがそれに相当します。

　適切なフォローアップ期間の長さは，研究テーマにもよりますが，もし有名な先行研究よりも長くフォローアップできれば，出版される可能性は確実に高まります。対象者の脱落をゼロ，ないし最小限にとどめられるよう綿密に研究計画を立てることが大切です。

選択バイアスも，その原因となる要因についてその偏りの方向や影響の大きさを評価できる変数が測定されていれば，ある程度までは，統計学的にその影響を調整することができます。たとえば，脱落した患者についてその理由や正確な死因を把握するとか，研究に参加しなかった人について，その理由を把握しておくといったことです。しかし，一般には，後から統計学的に調整するよりも，計画段階で選択バイアスを減らす努力をする方がはるかに賢明です。

臨床研究では，漸減バイアス attrition bias がよく問題となります。"漸減 attrition" とは，研究に残留する患者の数が減少することを意味し，漸減バイアスは，"脱落" する患者が "残留" する患者と系統的に異なる場合に生じます。査読者は，CONSORT フローチャートを見て，漸減バイアスが生じていないかどうかをチェックしようとします。

選択バイアスには，また，バークソンバイアス Berkson's bias（あるいは入院バイアス admission rate bias）と呼ばれるものがありますが，これはケースやコントロールに入院患者を用いる場合に生じる可能性があるバイアスです。一般に，ある疾患とそのリスク要因（例：喫煙）を併せ持つ患者は，そうでない患者よりも入院する確率が高くなるため，コントロールに選んだ患者群で，その要因への曝露が低い場合（例：喫煙者が少ない）には，その要因のリスクが "過大に" 評価されることになり，逆にそのリスク要因の曝露が高い場合（例：喫煙者が多い）には，その要因のリスクが "過少に" 評価されることになってしまいます。

一方，有病者/発病者バイアス prevalence/incidence bias（ノイマンバイアス Neyman's bias）とは，ある要因が，疾患の原因ではなく，存在（有病）期間を引き延ばしている場合に生じるバイアスで，その要因があたかも病気の原因であるかのように見えるバイアスのことを言います。たとえば，マラソンランナーでは，急性心筋梗塞を起こしても予後がよい（生存期間が長い）と想定してみましょう。すると，急性心筋梗塞を起こした後も存命している人々の間には，マラソンランナーが多いことになり，研究者は，マラソンが心筋梗塞の原因であると結論する恐れがあります。しかし，これは単なるバイアスの結果なのです。

応答バイアス response bias とは，選択バイアスの1つで，応答者（参加者や回答者）が非応答者と系統的に異なる場合に生じます。

例4-1：応答バイアス
ある疾患に罹っている人は，そうでない人に比べ，その疾患に関する質問票調査に積極的に回答する傾向があるため，調査にバイアスが入る恐れがあります。この問題を解決する1つの方法としては，応答率を上げるためにインセンティブを提供するという方法があります。応答率を上げることはバイアス防止に不可欠であり，経験豊かな研究者からその方法についてよく学ばなければなりません。

例4-2：漸減バイアス
体重を減らすためのプログラムに参加している人の中でも，実際に体重が減少しつつある人は，フォローアップ参加率も高い傾向がありますが，逆に，体重減少がうまくいっていない人は，プログラムから脱落する可能性が高いため，プログラムの効果が過大に評価される可能性があります。研究デザインを立てる際には，こうした現象が生じることを予期して，たとえば，プログラム参加に強いインセンティブを提供するなどの対策を立てておくことが大切です。

情報/測定バイアス information/measurement bias とは，異なるグループ間で測定が系統的に異なる場合に生じるバイアスです。コホート研究では，リスク要因を有している対象者が，そうでない対象者よりも研究目的とするアウトカムについて念入りに測定される可能性がありますが，そうした測定の違いによって生じるバイアスで，"サーベイランスバイアス surveillance bias" とか "疑い診断

バイアス diagnostic suspicion bias"と呼ばれることもあります。

想起(思い出し)バイアス recall bias も，情報バイアスの1つで，ある状況に置かれた人々がそうでない人々に比べて，研究対象とする要因への曝露をより強く記憶している場合に生じます(例4-3)。

例4-3：想起バイアス
発がん性が疑われる要因への曝露については，実際には曝露に差がない場合でも，がんの子どもを持つ親ではそうでない母親に比べ，それを強くかつ詳細に記憶していることがあります。

情報バイアスは，ケースコントロール研究や，横断研究などの場合によく生じますが，コホート研究では生じません。なぜなら，コホート研究では，どの人に将来疾患が発生するかを研究開始時点で知ることはできないため，曝露の情報について偏った報告をすることはまず考えられないからです。

例4-4：情報バイアス
心臓発作を起こして入院した患者には，「あなたは発作が起きた日の朝食にベーコンを食べましたか？」と質問し，一方，コントロール群には，「先週の火曜日，あなたは朝食にベーコンを食べましたか？」と質問するといった具合に，対象者によって質問内容が変わる場合に，情報バイアスは生じます。

これら以外にも以下のようなバイアスがあります。

交絡バイアス confounding bias とは，研究対象としている曝露と疾患の間の関連が「第三の要因」によって歪められることで，これによってしばしば真の関連 association が覆い隠されたり，逆に偽の関連が生じたりすることがあります。

例4-5：交絡
貧困な人々を対象とする病院における新生児の粗死亡率は，全国平均よりも統計学的に有意に高いことがあります。しかし，だからと言って，その病院の産科医療に問題があるとは限りません。なぜなら，その病院を受診する人々の特性に伴う何らかの要因が交絡した可能性があるからです。正しい結論を導くためには，それらの要因を測定し統計学的に調整しなければなりません。

表4.1は，査読者やエディターから指摘されたバイアスをまとめたもので，表4.2は，一般に最も

表4.1　査読者やエディターから指摘されたバイアスの例

- サンプリングバイアス
- 確認バイアス ascertainment bias(臨床試験で，介入群の患者をより念入りに診断することに伴うバイアス。アウトカム測定をブラインド化することで防ぐことができる)
- データ収集時のバイアス
- 出版バイアス publication bias(ポジティブな結果を報告した論文の方が出版されやすいというバイアス。研究者もネガティブな結果を発表したがらない傾向がある。このバイアスがあるとメタアナリシスに支障が生じる)。
- 査読者バイアス reviewer bias(あまり有名でない研究組織の研究者に対する査読者の偏った見方)
- 自己宣伝バイアス self-promotion bias
- バイアスの未調整

表 4.2 医学文献によく見られるバイアス

バイアスのタイプ	バイアスが生じる状況/原因
選択バイアス selection bias	曝露やアウトカムに関して,代表性のない研究対象者を研究に選んでしまった場合
応答バイアス response bias	応答者(参加者や回答者)と非応答者の間に系統的な違いが存在する場合
出版バイアス publication bias	ポジティブな結果を報告した論文の方が出版されやすいことによる(研究者あるいはまたエディターの選好が原因)。
想起(思い出し)バイアス recall bias	(曝露に関する)対象者の記憶が不正確,不完全あるいは偏る場合
測定者バイアス observer bias	測定情報を測定者(研究者)が故意もしくは無意識に歪めて認識したり報告することによる。
認知バイアス cognitive bias	対象者が自分の信念にこだわって,真実を報告しない場合
注意バイアス attentional bias	ある思い込み(囚われ)によって,データ収集に偏りが生じる場合
情報/測定バイアス information/measurement bias	異なるグループ間で曝露やアウトカムの測定が系統的に異なる場合(リスク要因を有している患者が,そうでない患者よりも研究目的であるアウトカムについて念入りに測定される場合)。サーベイランスバイアス,診断バイアスと同義
タイムラグバイアス time lag bias	研究結果(ポジティブ,ネガティブ)によって,論文が出版されるまでの時間が異なる場合
検出バイアス detection bias	アウトカム判定の質や方法などに,グループ間で系統的な違いが存在する場合
漸減バイアス attrition bias	フォローアップから脱落する患者と残留する患者との間に(曝露やアウトカムに関して)系統的な違いが存在する場合
インタビューアーバイアス interviewer bias	インタビューアーが特定の回答を誘導するなど,対象者の回答を歪める場合
リードタイムバイアス lead time bias	早期発見によって,見かけ上生存が改善されたように見える。
レングスバイアス length bias	前臨床期が長い(したがって予後がよい)疾患ほど検診で発見されやすいため,検診受診者ほど予後がよく見える。
学習バイアス learning bias	測定が繰り返されると,慣れによって回答が変化する。
時間的バイアス temporal bias	「因果の逆転 reverse causation」とも言う。アウトカムがリスク要因よりも前に生じる場合
サーベイランスバイアス surveillance bias	情報/測定バイアス,疑い診断バイアスと同義
インモータルタイムバイアス immortal time bias	死亡までの期間を不適切に扱うことによって生じる。
チャネリングバイアス channeling bias	より重篤な患者に,効果がより強いと思われる新しい治療法を選択的に適用してしまう場合
バークソンバイアス Berkson's bias	ケースあるいはまたコントロールに用いた入院患者にある要因への曝露に関して系統的偏りがある場合。admission rate bias, hospital admission bias と呼ばれることもある。
スクリーニングバイアス screening bias	より健康な人ほど検診を受ける傾向があるため,あたかも検診に予防効果があるように見える。
疑い診断バイアス diagnostic suspicion bias	情報/測定バイアス,サーベイランスバイアスと同義
疑い曝露バイアス exposure suspicion bias	アウトカムを有している患者が,そうでない患者よりも研究目的とする曝露について念入りに測定される場合
獲得バイアス acquisition bias	集められた文献の違いによってメタアナリシスの結果に違いが生じること

表 4.2 （つづき）

バイアスのタイプ	バイアスが生じる状況/原因
追認バイアス affirmation bias	予め予想（期待）した結論に合うようなデータを探すことによる。
思い込みバイアス confirmation bias	予め予想（期待）した結論に合うような情報を探したり，情報を解釈したり，データ分析を操作することによる。
追跡不能バイアス loss to follow-up bias	追跡不能となった症例と残留している症例との間に（アウトカムや曝露に）系統的な違いがある場合
有病者/発病者バイアス prevalence/incidence bias	ある要因が，疾患の原因ではなく，存在（有病）期間を引き延ばしている場合に，その要因があたかも病気の原因であるかのように見えること。ノイマンバイアス Neyman's bias とも呼ばれる。
サンプリングフレームバイアス sampling frame bias	サンプルが母集団と系統的に異なる場合
帰無方向へのバイアス bias toward the null	曝露の測定における非選別的誤差で，アウトカムへの曝露効果が見かけ上減少するため，オッズ比が1に近づく。
確認バイアス ascertainment bias	参加者の割り付けがわかっている場合に，研究者が参加者の扱いを操作することによって生じる。
偶然バイアス accidental bias	ランダム化したときに，偶然にある要因の分布が不均等になり（妨害要因 nuisance factor），群間が均等化しない場合

よく見られるバイアスについてその概要をまとめたものです。

　これらのバイアスを認識できていない，あるいは調整できていないといった失敗は，データ解析の際に見られる典型的なミスです。

　バイアスは複雑な問題ですが，重要なことは次の2点に尽きます。つまり，(1)研究の立案段階で，バイアスの発生を最小限にとどめるよう綿密に計画を立てること，そして(2)バイアスの原因となる可能性のある要因（変数）を測定しておき，解析段階で統計学的に調整することです。前者はとりわけ重要です。経験豊かな研究者から学び，バイアスの少ない研究デザインを立て，論文には，バイアスを減らすためにどのような努力をしたかを記述してください（表4.3）。

> **アドバイス**
> 研究デザインの立案や実施においてバイアスの発生を減らす努力をすることは，後で"高度な"統計学的手法を用いるよりはるかに重要です。

　感度分析 sensitivity analyses を用いて，バイアスに関する様々な仮定の効果を示すことで，バイアスに対処することもできます（Greenland, 1996）。

> **INFORMATION**
> Encyclopedia of Biostatistics には，バイアスに関する優れた記述があります。また，Fleiss (1980)，Fletcher ら(2012)，Friedman(2003)，Friedman ら(2015)，Haynes ら(2011)，Hulley ら(2013)，Last(2000)，Mausner ら(1985)，Morton ら(2001)，Rothman ら(2012)，Sackett (1979)もそれぞれ優れた教科書です。

表 4.3　エディターと査読者への調査から：ライティングと出版に関する教訓[a]

- できるだけシンプルに。Introduction, Results, Discussion はあまり長くならないように。しかし，Materials and Methods のセクションは詳細に記述する。
- (a) 1つの研究で世界の大問題を解決できるかのような大げさな表現を慎む，(b) 的確かつ明快で，解答可能なリサーチクエスチョンをシンプルな方法論で取り組む，(c) 記述を極力簡潔で短く，かつ明快にするよう努力する，(d) 結果から言える以上のことを論じない，(e) 自ら批判的に査読してみる，あるいは人に頼む。
- 明快かつ簡潔に記述し，ジャーゴン jargon（不要な専門用語，勿体ぶった表現など）を使いすぎない。他の研究者の仕事を公平に引用する。そして，その研究が関連分野の進歩にどのように貢献するのかを明確に論じる。
- 的確な構成にする。論文を書く前に概要を書いてみる。「オリジナリティ」は，強調されすぎるきらいがあるため，控え目にする。
- Methods のセクションは簡潔に，しかし，どのように研究が行われたかを読者が明確に理解できる程度に詳しく記述する。データの提示には，文・図・表の適切なバランスが必要だが，表よりも図に重きを置く方がよい。考察は，明快・簡潔にし，必要な文献を十分に引用し，かつ研究の限界についても触れる必要がある。
- Methods のセクションは他の研究者が理解でき，かつそれを再現できるほど詳細に情報を盛り込む必要がある。
- 研究テーマの明確な概念化，研究対象となる集団の明確な定義，適切な方法論，バイアスへの対処
- 方法，結果の記述が，論文全体で一貫性があること
- その研究の結果が持つ社会的，臨床的な意義を明確に記述する。考えを明解で丁寧な文章で記述する。
- 厳密で，ほぼ定型的な論文
- なぜその論文が出版に値するのかを明確に示さなければならない。言い換えれば，「So what？（それで？）質問」に納得のいく答えを示す必要がある。そして優れた論文を書けるようになるためには，多くの質の高い論文を読み，尊敬する優れた研究者の例に学ぶことが大切
- 研究の必要性についてよく考えぬかれた論文
- 研究の方法論や統計学的手法に自信がなければ，詳しい人と共同研究する。
- 先行研究における知見のギャップの観点からリサーチクエスチョンの意義を合理的に説明する。方法のセクションはできるだけ詳しく，結果は，どんなに複雑な場合でも，できる限りわかりやすく記述する。自分の親が読者だと想定して書くとよい。
- いかに明快に書くかがポイント
- 研究の目的とどのように研究を実施したかを明確かつ具体的に書く。限界や欠点を隠すのではなく，それにどう対処したかを述べる。その分野におけるそれまでの主な知見を包括的にレビューし，その観点から自分の研究にどういう意義があり，どのような進歩をもたらすのかを説明する。しかし決して誇張したり飛躍したりせず，なぜそのような結果になったかが不明な場合は率直に認める。
- 検証しようとする目的や仮説を明快かつ簡潔に説明すること，同僚から批評してもらうこと，何度も書き直すこと，文献をよく読むこと，その研究テーマに詳しい研究者を共同研究者に含めること
- 明快かつ簡潔に。研究結果を一般化しすぎない。データに基づいた結論とする。
- 優れた論文とは，よく練られた研究デザインを確実に実行したもの。研究デザインに欠陥があればどう頑張っても優れた論文にはなりえない。
- 論文を書くのは"物語"を書くのと似ている。始まりがあり，途中があり，そして終わりがある。その分野の専門家ではない読者が理解できるようにわかりやすく具体的に記述する。論理的な物語に読者をいざなうと考えればよい。そして最も重要なことは，「データに語らせる」ことで，データが強力で説得力の高いものであれば，過剰な解釈をする必要はない。著者が"売り込み"をしなくても，読者は見れば意味がわかるものである。

表 4.3 （つづき）

- 査読者のコメントに丁寧に誠実に対応すること。査読者が理解できていなかったり誤解している場合は，おそらく論文の書き方に問題がある。論文の草稿を書いたら早めに同僚から意見をもらうようにする。フィードバックが多ければ多いほど望ましい。今日では，ほとんどすべての論文が出版可能となっているため，95％完成した段階で投稿し，リジェクトされた論文も臆せず（コメントに従って修正した上で）再投稿する。
- きちんと計画・実施された研究であれば，出版はほとんどの場合可能である。丁寧にデータが分析され解釈された論文であれば，査読者もエディターも自ずと敬意を持って読む。投稿予定誌の読者の関心を引くように適切に研究テーマをフレーミングすることが大切。自分の論文の引用文献によく出てくる学術誌は，投稿誌のよい候補となる。文章の質が悪いと研究まで悪いように見られる恐れがある。リジェクトされなければ，ポジティブなサインと見てよい。
- 研究テーマの重要性をいかに印象付けるか。
- 文法の確かな文章。論文の各セクションに適切な情報を含む論文
- 研究終了後ではなく，立案段階で，医学統計や研究方法論に強い研究者に相談すること。まずしっかりとした研究チームを作ること
- 意味のある結果が出るように研究をデザインする。
- 方法論と統計の部分をしっかり書き込むことが重要。やたらとデータを盛り込むのではなく，重要なデータの印象が薄まってしまわないよう，結果の中で特に重要な部分にフォーカスする。
- パワー分析から始める。どう統計的に解析するかを，事後ではなく研究する前に決めておき，投稿する前には再計算してみること
- 簡潔，明快，ジャーゴン jargon（不要な専門用語，勿体ぶった表現など）を使いすぎない，的確でわかりやすい表や図，優れたリサーチクエスチョン，データの慎重な解釈，医学統計家との共同
- 簡潔に。投稿前に何度も書き直すこと
- (a)適切な先行研究（文献）のレビュー，(b)サンプルサイズ，フォローアップ期間，コントロール群を含む適切な研究デザイン，(c)結果の重要性に関する適切な評価
- 明快かつ適切で，論点が明確な文章。医学統計家とは研究を開始する段階からチームを組んで置くこと
- 説得力のある論文
- 的確，明快，簡潔。その分野で意味のある論文かどうか。
- (a)結果に対する偶然の影響の可能性を十分に認識する，(b)データの限界をよくわきまえる，(c)用いた研究デザインの因果推論における限界をよくわきまえる，(d)研究開始時点で主要アウトカムと統計解析デザインを決定しておき，結論はその解析結果を踏まえた明確なものとする。観察的研究も含め，研究を登録すること
- 研究の主な内容を的確に表現したアブストラクトを書く。
- 明快，簡潔かつ鋭く書く。

[a] 査読者質問票（付録B）の質問14より

欠測値を減らす

　バイアスを減らす最も有効な方法の1つは，欠測値 missing data を減らすことです。慎重に計画を立て，綿密に実行し，そして早い段階からデータの監視をすることによって，欠測を減らすことができます。もっと詳しい情報については，Little ら(2012)，Ware ら(2012)あるいは第13章を参照してください。

第30則　「平均値への回帰現象」にだまされないこと

　「平均値への回帰現象 regression to the mean」とは，1回目に極端に高いもしくは低い測定値（例：血圧）を示した人では，2回目の測定値が全体の平均値に近づく現象のことです。研究を行うと

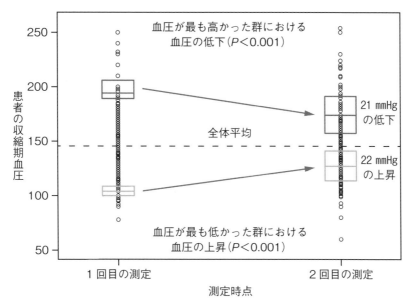

図 4.1 平均値への回帰現象
このグラフは，極端に高かった，あるいは低かった測定値が 2 回目の測定では全体平均に近づくという「平均値への回帰現象 phenomenon of regression to the mean」を示したものである．この変化は，介入なしに生じる．いずれの変化もウィルコクソンの符号付順位検定で統計学的に有意である．
（著者の許可を得て改変）

きには，この現象のことをよく認識し，研究結果がその影響を受けないように研究をデザインしなければなりません．この現象を確かめたい人は，たとえば，患者の中から，ある時点の血圧値が上位 10％（≧180 mmHg）であった人々を選び，1 時間後にそれらの患者の血圧を測ってみてください．その間には何の介入も行っていないのに，血圧は有意に低下しているはずです．図 4.1 はその実際のデータを示したものです．77 人の患者のうち 1 回目の血圧値が 180 mmHg 以上だった患者の血圧値（群平均 193.8 mmHg）は，2 回目には平均 173.3 mmHg と 20.5 mmHg も低下し，統計学的にも臨床的にも有意な変化が認められています．逆に，血圧値が低かった群（≦110 mmHg）の平均血圧値は，1 回目の 105.4 mmHg から，2 回目の 127.7 mmHg と有意に上昇しています（$P<0.001$，図 4.1）．こうした現象を，研究者が介入効果と勘違いすることがあります．ランダム化された並行比較群がなければ，この現象の影響を完全に取り除くことはできません．

「平均値への回帰現象」は，偶然が作用する自然な現象であり，1877 年に Galton によって発見されたものですが，いまだにそれを知らずにいる研究者が少なくありません．医療現場においても，こうした現象を治療の効果と勘違いしないように注意が必要です．

INFORMATION
Barnett ら（2005），Friedman ら（2015），James（1973），Kahneman（2015）を参照してください．

文 献

1. *Merriam-Webster's Collegiate Dictionary*. 11th ed. Springfield, MA: Merriam-Webster; 2008.

第5章

データ収集/ケース報告票

データ収集票をデザインする

第31則　データ収集票は時間をかけて丁寧にデザインする。

　初心者がよく犯す過ちは，データ収集票 data collection form やケース報告票 case report form (CRF) の開発を安易に考えることです。それが患者に対する質問票であれ，リサーチナースが用いるデータ要約票 chart abstracting form であれ，その作成にかける時間を惜しめば，単純なミスや重大な問題の原因となります。以下に質問票を開発する場合の基本的原則を説明しますが，これは，他のタイプのデータ収集票にも当てはまる原則と考えてください。

　何よりも大切なことは，研究で取り組もうとする中心的課題と，その解決法を十分に考え抜き，その上で，測定すべき変数の種類を決定することです。質問票は短いほど回収率は高くなりますが，あまり短いと，十分情報が得られない恐れがあります。質問にはすべて番号をつけ，設問は，選択回答式 closed-ended question とし，自由回答式 open-ended question はなるべく避けるのが賢明ですが，どうしても必要な場合もあります。たとえば，医療の質向上を目的とするプロジェクトでは，「この医療サービスの質を向上させる上であなたが必要と考える改善策を3つあげてください」といった質問が必要となることがあります。また，何らかの選択式項目で，「問題がある」という選択肢が選ばれた場合に，その内容を詳しく知るためには，自由回答欄を設けなければなりません。

　質問票をデザインする際には，記入方法についての説明を付記するようにします。たとえば，小数点何桁まで書くか，どういう単位を用いるか，度量衡単位はメートル法か米国式(例：kg, ポンド)か，といったことです。

　選択式にする場合には，その選択肢にすべての回答の可能性が"網羅"されていなければなりません。質問の中には，包含基準 inclusion criteria や除外基準 exclusion criteria に用いる項目を加えておきます。選択肢は"縦に"ならべ，各選択肢には，後でデータ入力がしやすいように，コードをつけておきます(例：0＝いいえ，1＝はい)。そして，ケース報告票(CRF)からデータをデータベースに入力する場合には，変数名には，抽象的な名称ではなく，データ票の質問に近い名称にするのが後々便利です。たとえば，"outcome"ではなく"died"に，"gender"ではなく"male_gender"にするといったことです。そうすることによって，「1＝died, 0＝survived」，「1＝male, 0＝female」であることが一目瞭然となります。0-1コードの場合は，通常は，1をリスクの高いグループとしますが，それによって，オッズ比の意味が理解しやすくなります。質問票は，実際に使用する前に，質問票の開発に詳しい研究者に相談するようにしてください。それによって，分析に使えないような質問項目など，自分では気がつかない問題に対するアドバイスが得られるはずです。

> INFORMATION
> データ収集票については，Spilker ら(1991)の著書「Data Collection Forms in Clinical Trials」に数百の事例が収載されています。

第32則　自分のサンプルにどのようなバイアスがあるかを理解する。

サンプルを用いる調査では，回答者と非回答者との間にどのような違いがあるかを知ることが非常に大切です。郵送調査 mail survey の場合は，対象者のリストから，全対象者の年齢や性別などの情報がわかる場合がありますが，比較可能な場合には，出版された他の研究のサンプルと比較するという手もあります。

変わった方法としては，早く回答した人と遅く回答した人を比較する方法があります。非回答者の特性は，回答が遅かった人の特性と類似する傾向があることが報告されているからです(Babbie, 2015)。この方法を用いるためには，郵送した日と回答を受け取った日を各質問票ごとに記録しておかなければなりませんが，こうしたデータを集めておけば，応答バイアス response bias の偏りの方向や大きさをある程度見積もることができます。

第33則　質問票の明確性やわかりやすさを評価するために十分な予備テストを実施する。

本調査を実施する前に，その対象者と特性の似た少数の人を用いて予備テスト pilot test を行い，説明文やある種の設問文の言葉づかいにわかりにくいところがないかどうかを検討します。

選択肢は，対象者の特性に合った適切な範囲のものとし，また，あまり質問数が多すぎたり，特定の種類の質問，たとえば，自由回答式の質問が多すぎるといったことは避けなければなりません。質問の重複も避ける必要がありますが，対象者の回答の一貫性を確認する目的で，質問票の中にわざと位置を離して複数の類似した質問が設けられることもあります。

予備テストで多くの対象者が誤解したような質問は，削除するか，修正しなければなりません。抽象的な質問は，わかりやすくかつ回答に影響を与えないような例を示すことによって，具体的なイメージを与えるようにします。予備テストのときに，無意味に思われる質問がなかったかどうかを回答者に確認し，そのような質問は，回答者に時間の無駄という感覚を抱かせる恐れがあるため，削除します。また，ある特定の回答を誘導するような質問は禁物です。もし，予備テストで，ほとんどの人が，"ときどき"という項目に丸をつけている質問項目があれば，本調査ではもっと具体的な質問に変更するようにします(例：1日に1回，1週間に1回，1か月に1回)。

統計学的見地からは，データは連続変数として集めるのが理想的で，特にアウトカム変数の場合は，カテゴリー変数よりも連続変数でデータを集める方が，サンプルサイズが小さくて済みます。

ダミー質問 dummy question を含めるとさまざまなタイプのバイアスを減らすのに役立ちます。たとえば，アルコール摂取を特に調査したいときに，わざと喫煙，運動，食習慣などの質問をダミーとして加えておけば，研究の意図が知られることによるバイアス(例：社会的に望ましい回答 socially desirable answer)を減らせる可能性があります。

本調査を行う前に，1つに○をつけるべき質問に，回答者が複数に○をつけてしまうとか，全く回答しないといった，調査を台無しにしかねない事態が生じることを予想して，それに対する対処法を検討しておく必要があります(例："1つだけに○"と大きめにボールドで明記する)。また，どのような場合に質問票を無効とするかについても明確な基準を設ける必要があります。たとえば，80％以上の設問に正しく回答した質問票だけを分析に用いるといったことです。

質問票の開発とその予備テストに十分な時間をかければ，データの質は高まり，それだけ論文がアクセプトされる確率を高めることができます。しかし，現実には，質の高い質問票の開発に十分な時

問をかける研究者はあまり多くないのが実状です。質問票の開発に当たっては，必ず経験の豊かな研究者に相談するようにしてください。

> **INFORMATION**
> データ収集票に関する上記の問題を解決するのに役立つ例を，付録BとCに示したので，参照してください。

第34則　応答率(回収率)を高める。

郵送アンケートあるいはeメールによる調査の成否は，十分な応答率が得られるかどうかにかかっています(図5.1，図5.2)。応答率を高める方法については，表5.1と表5.2を参考にしてください。

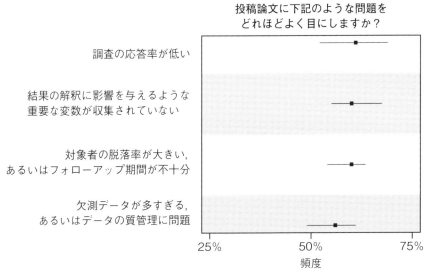

図5.1　投稿論文に見られるデータの質に関わる問題の頻度
査読者質問票(付録B)の質問25より。フリードマン検定で，$P = 0.026$

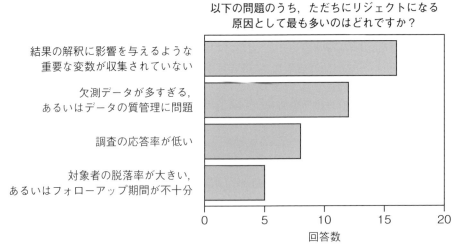

図5.2　リジェクトの原因となるデータの質に関わる問題
査読者質問票の問26(付録B)より。カイ二乗検定 $P = 0.082$

表 5.1　質問票調査への参加依頼レターに含めるべき内容

- 質問票に含まれる質問の概要
- 質問票の回答に要するおおよその時間（事前に何人かに回答してもらってできるだけ正確に見積もる）
- 相手の名前（様，先生など，相手に応じて適切な敬称をつける）[a]
- 対象者にとっての研究テーマの意義
- 予備テストの段階で出された質問に対する回答
- 研究の意義の説明
- 研究費の出所（企業よりも大学の方が望ましい［Fox ら，1988］）
- 調査協力に対するお礼（研究結果を還元することの方が小額の金銭を提供するよりもよい）
- 回答の締め切り日
- 対象者の年齢，識字レベル，ヘルスリテラシーに配慮した表現（例：フォントの大きさ，やさしい表現）
- 協力のお願い（手紙の最後に）

[a] https://redcap.vanderbilt.edu/redcap_v6.11.1/DataEntry/piping_explanation.php

表 5.2　応答率（回収率）を高めるための方法

- 調査協力に伴う参加者の利益感がコスト感を上回るような調査とする。つまり，対象者に「これなら参加しよう」と思ってもらえるものとする。
- 調査が学術的に重要であること，対象者の視点からの情報がそのために不可欠であることを説明する。
- 調査結果が何らかの社会的，医学的に重要な貢献につながることを説明する。
- 質問票を予備テストし，対象者の参加意欲を失わせるような質問や誤解を招きやすい質問がないかどうかを検討する。
- 質問票が長い場合や，内容がセンシティブな場合には，事前に，もうすぐ質問票が送られてくることをeメールもしくは郵便で通知する（Fox ら，1988）。人は知っている相手からの依頼には応じる傾向があるため，たとえ，こうした事前通知であっても，いきなりではなく事前に知らせることで，そういう効果を期待できる。
- 参加者から尊敬されている第三者（例：労働組合長，自治会長）と連絡を取り，対象者に調査への参加と協力を依頼してもらう。この場合，上司や管理職などは，ネガティブな影響（例：強制感）を与える可能性があるので避けるのが無難。ポイントは，調査への参加を強制されているという感覚を与えないこと。参加者が所属している組織のニュースレターなどで話題に取り上げてもらうことも効果的
- 対象者が，懸念や提案などを表明できるように，質問票の中に，大きめの自由回答欄を設ける。最初の依頼の1, 2週間後に督促リマインダー（督促状）を送る。これによって，回収率を2倍ほど高められることがある。
- 3, 4週間後には，全員に御礼の手紙を送り，その時点で回答をしていない人には，併せてリマインダーを送る。
- 調査に参加したくないと回答した人は，その後のリマインダー送付リストから削除する。間違ってリマインダーを送るとハラスメントとみなされることがあるので注意を要する。
- 紙の質問票を使う場合は，緑色の紙に印刷する。ある研究では，質問票を緑の紙に印刷した方が回収率が高かったと報告されている（Fox ら，1988）。他の文書（通常白い紙）よりも目立つ色であれば，おそらくより高い回収率が期待できる。ただし，記入した文字が判読しにくいような色の紙や，学術的でない印象を与えるような色は避ける。
- 研究の方法論に詳しい研究者に早い段階から相談する。
- REDCapを用いた調査の手技をマスターし，十分な時間の余裕を持って調査を開始する。この面では，Courseraコースの「Data Management for Clinical Research」が役に立つ。[a]

[a] https://www.coursera.org/course/datamanagement

> **INFORMATION**
>
> 質問票のデザイン法のより詳細については，米国マーケティング協会 American Marketing Association の「Handbook for Customer Satisfaction(NTC Business Books)」あるいは，Hulley ら(2013)（日本語訳「医学的研究のデザイン」第4版，木原雅子・木原正博訳，メディカル・サイエンス・インターナショナル，2014年）の第5章を参照してください。既存の質問票を用いる場合には，方法論に詳しい研究者や同じ質問票を使った経験のある研究者に相談してください。

　調査方法には，郵送法やeメール以外にも，たとえば，何らかの参加を義務付けられた研修の機会を利用することもできます。ただし，この方法を用いる場合には，従業員の秘密の保持に万全の注意を払い，従業員から信頼されている人に頼んで，従業員に参加協力を依頼してもらうようにします。コミュニティや地域の自治組織などがある場合には，相談すれば回収率をあげるための有効な方法についてアドバイスを受けられることがあります。

第35則　質問票の信頼性と妥当性を検証する。

　研究では常に信頼性と妥当性が重視されますが，それは質問票調査でも同じです。

　信頼性 reliability とは，測定の安定性(定度[精度]precision)の程度を表す概念で，それが高い場合には，その測定を同じ対象に同じ条件で繰り返した場合，ほぼ同じ測定結果を得ることができます。信頼性の高い研究とするためには，用いる測定の信頼性について丁寧な検討が必要であり，信頼性検討のための独立したプロジェクトを立てることも考える必要があります。そして，その結果を，論文の一部に記述するか，独立した論文として発表するようにします。これは，科学の水準や将来の研究への重要な貢献となります。

> **例5-1：データの信頼性**
> 　母乳哺育中の妊婦の受動喫煙に関して，信頼性の低い変数の例としては，自己申告による曝露期間の測定が，信頼性の高い変数の例としては，母乳中のコチニン濃度などのバイオマーカーによる測定があります。

　測定者間信頼性 interrater reliability：これは，異なる測定者が，同じ対象者に対して同じ測定を行ったときに，どれほど一致した結果を得られるか，その程度を表す概念です。たとえば，複数の人間が，カルテからの情報抽出を行う場合には，測定者間での判定の一致度を報告する必要があります。

　測定者内信頼性 intrarater reliability：これは，同じ測定者が，同じ対象者に対して同じ測定を繰り返したときに，どれほど一致した結果を得られるか，その程度を表す概念です。これは，カッパ係数(名義変数の場合)，重み付きカッパ係数(順序変数の場合)，Bland-Altman法(連続変数の場合)などで評価することができます。これらの方法に不慣れな場合は，医学統計家に相談してください。

　他の研究者の研究を評価する場合には，信頼性を確認したと書かれていても安易に信用しないことです。重要な変数(因子)の測定について，信頼性が検討されているかどうかが問題であり，その点を慎重に評価する必要があります。優れた研究であれば，そうした評価に必要な情報が提供されているはずです。経験が浅いうちは，自分の研究であれ，他の人の研究であれ信頼性の評価はそう簡単ではありません。

　妥当性 validity：これは，その測定によって，どれほど真値に近い測定値が得られるかを示す指標です。

例5-2：データの妥当性
栄養不良を評価する方法としては，患者自身に栄養摂取の程度を1〜10にスコア化してもらう方法もありますが，患者の血中アルブミン値を測定する方が妥当性の高い結果を得ることができます。

研究計画を立てる段階で，自分の開発した質問票あるいはデータ収集票の妥当性が，以前に発表された方法に比べて，劣ることがないかどうかの検討が必要です。そして，論文にも，実際の質問，あるいは少なくとも質問に用いた言葉使いの例を，論文中に含める，あるいはAppendixとして添付するようにしましょう。新しい質問票を用いたときには，なぜ既存のものを使用しなかったのかについての説明が必要です。

内的妥当性 internal validityとは，結論がその研究のデザインや結果を踏まえた適切なものかどうかを表わす概念です。たとえば，コレステロールレベルを自己申告に頼った研究では，その内的妥当性は低いと考えられます。なぜなら，対象者の間に，HDLコレステロール，LDLコレステロール，総コレステロールの認識に混同がある可能性があるからです。

一方，**外的妥当性** external validityとは，結論の一般化可能性 generalizability，つまり，研究に用いたサンプルから得られた結果の一般化がどれほど適切かを示す概念です。一般化 generalizationとは，特定の観察から，より一般性のある命題，法則，原則を導くことを言います。

例5-3：外的妥当性
都市の中心部にある大きな救急センターの患者は，貧しい都市内部（例：スラム）の患者に偏る傾向があるため，そのデータから導かれた結論（例：外傷予防のために必要な優先的対策）は，都市郊外や農村地域には当てはまらない可能性があります。つまり，その研究をそこまで一般化しようとすると，外的妥当性が失われることになります。

一致

ゴールドスタンダードとされている測定法と新しい測定法がいずれも連続変数の場合，その「一致 agreement」の度合の評価に，ピアソンの相関係数を用いる人がいますが，それは正しくありません。たとえば，血糖値を測る新しい携帯式の装置が作成されて，それによる値が常に病院の臨床検査部の値の半分であったとしましょう。このとき，両者の「一致」の評価にピアソンの相関係数を用いると完全な相関（$r=1.0$, $P<0.001$）が得られますが，明らかに一致はよくありません（常に半分なので）。正しい方法は，Bland-Altmanプロット（両測定の平均をX軸，差をY軸にとるグラフ）を作成することです。詳しくは，Blandら（1986）を参照してください（日本語訳「現代の医学的研究方法」，木原雅子・木原正博訳，メディカル・サイエンス・インターナショナル，2012年の第11章に解説があるので参照してください）。

第6章

再現性のある適格基準

第36則　包含基準と除外基準を厳格に定める。

　研究によっては，多様な人々を含む，社会集団を代表するサンプル representative sample が用いられることがありますが，治療介入を行う臨床研究では，リサーチクエスチョンへの解答を得るのにふさわしいできるだけ均一 homogeneous な患者群を設定するのが普通です。病気や処置が混在した患者群を用いた例をよく見かけますが，研究の妥当性が損なわれる恐れがあるため，単にサンプルサイズを増やすためだけに色々な患者を混在させるのは避けるのが賢明です。サンプルサイズは増えてもデータのばらつき（ノイズ）が増えるため，その分，統計学的パワーが減少し，結局何の得にもなりません。いわゆる「シグナル／ノイズ比」を大きくすること，つまり，データのばらつき（ノイズ：通常は標準偏差）に対して効果量 effect size（シグナル：介入群と対照群の間のアウトカムの差）を相対的に大きくすることが，研究の技術的目標となります。

　対象者の選択を誤ると研究自体の妥当性が損なわれてしまいます。それを避けるためには，選択基準 selection criteria（包含基準 inclusion criteria と除外基準 exclusion criteria）を研究立案の早い段階で作成し，他の研究者とも相談しながら，疑問や誤解が生じる余地がないほど明確なものにすることです。「この選択基準に従えば，他の研究者も同じサンプルを集めることができるだろうか？」と自問してみるとよいでしょう。もし確信を持って「イエス」と答えられるのであれば，「再現性のある研究 reproducible research」の関門の1つをクリアしたことになります。選択基準を正確に定義できれば，研究に伴う多くの問題の発生を防止することができます。

　介入を成功させるためには，最もリスクの高い人々を研究の対象とする必要があります。たとえば，Hansen ら（2011）は，病院への再入院を予防するための介入は，再入院リスクが最も高いグループにおいてのみ有効であったと述べています。リスクが最も高い患者グループではなく，リスクレベルが混在する患者グループを対象にした場合には，介入は失敗する可能性が高くなります。リスクの高い患者の選択は，再入院に関する予測モデルを電子カルテシステムの中に組み込み，既存のデータを用いて，再入院確率を計算することによって可能となります。そして，データを絶えず更新して最新の再入院率を計算できるようにしておくことです。

　医学文献の中では，介入の効果についてかなりの混乱がありますが，この原因の1つには，再入院確率をリアルタイムで計算できず，そのため必ずしもリスクの最も高い患者グループを研究対象にし得ていないという問題があります。リスクの高い均一な患者群を設定できれば，必要なサンプルサイズも小さくすることができます。

第37則　寄せ集めサンプルを用いる場合は要注意

　包含基準と除外基準については，研究チーム全体で，その統計上あるいは医学上の意味をよく検討し，慎重に決定しなければなりません。除外基準が不適切な場合には，研究自体が台無しになることさえあります。また，基準項目が複雑な場合には，表形式にしてわかりやすく提示するようにしま

しょう。その優れた例についてはEwigmanら(1993)の論文を参照してください。普通とは異なる条件が含まれている場合には、必ずそれをMethodsの中に記載するようにします。

> **アドバイス**
> 均一性の低いサンプルを用いて研究をする場合には、結論にかなりの慎重さが求められます。

研究によっては、重症度の異なる患者を含めたり、複雑な選択基準を設けなければならないことがありますが、そのような場合には、患者の重症度の分布を示した上で、なぜそのような患者群を研究対象としたのかを説明する必要があり、また事前に、そうしたバラツキを調整するための統計学分析法を計画しておく必要があります。小規模の臨床研究では、特定の病態の患者だけでは数が少なすぎて統計学的解析に耐えないという理由から、つい病態の異なる患者を加えて数を増やしたい欲求にかられがちですが、そうすると査読者から次のような批判を受けることになります。

- 著者らは、症例数を増すために、様々なアウトカムを「エンドポイント」と称して、ひとまとめにしているが、これでは予測因子と、エンドポイントとの関係が曖昧になってしまう。
- 病態の異なる患者を寄せ集めて1つのグループとすることには問題がある。これらの様々な病態が同じ原因に由来するとは考えにくい。

エンドポイント(アウトカム)が複数の病態を含む場合を、複合エンドポイントcomposite endpointと言います。できるだけ病態を均一化させるのが原則ですが、あえて複合エンドポイントを用いる場合には、上述した批判が来ることを覚悟しなければなりません。そして、複合エンドポイントを用いた場合と、個々の病態に分けた場合の結果の違いを示しつつ、複合することの合理性をデータや文献に基づいて論じる必要があります。詳しくはFriedmanら(2015)を参照してください。

結果の分析の仕方に複数の可能性がある場合には、感度分析の一種として、それらをすべて実施して、どの分析からも同じ結論が出ることを示せれば、結論の妥当性を高めることができます。たとえば、複合エンドポイントを用いる場合には、一部の病態を除いた結果を示すといったことです。

最後に、当然のことですが、スクリーニング検査を評価する研究には、複合エンドポイントを用いるよりも、エンドポイントは、そのスクリーニング検査から予測するのに最もふさわしい1つの病態に限定する方が結果はより妥当性の高いものとなります(Haynesら、2011)。

第38則　対象者の定義は、再現性の高いものとする。

サンプルの定義(選択基準)が決まったら、包含基準と除外基準のそれぞれについて、それが客観的なものであること、そして、その基準が、研究の中で一貫して用いられたことを明確に示す必要があります。病気の定義については、まず国際疾病分類International Classification of Diseases(ICD)のコードを参考にすることをお勧めします。そして、自分が研究対象とする病態がそのコードを用いて正確に定義できるかどうかを確認します。分類方法の詳細については、最新疾病分類用語Current Procedural Terminology(CPT)を参照してください。

すべての診断や選択基準は、分析に適するようにコード化されていなければなりません。付録Cのデータ収集票の質問45は、患者が罹っている疾患をICDコードで記録する欄ですが、いったんこのようにコード化すれば、コードを組み合わせて自由に変数を作ることができます。

例6-1：ICDによるコード化

疾患をICDによってコード化すれば、たとえば、ICD-9コードの820.00〜820.99の範囲のコード

を用いて，"hip_fx"という大腿骨頭骨折を表す新しい変数を定義することができます．また，ICD-9 コードの 800.00〜829.99 の範囲のコードを用いて，すべての骨折を含む変数を作ることもできます．ICD-10 では，大腿骨骨折は S72.0〜S72.2 にコード化されていますが，この場合，Methods のセクションでは，"the inclusion criteria were patients with a hip fracture as a primary diagnosis according to ICD-10 codes S72.0, S72.1, and S72.2." といった記載をすることになります．また，診断の大分類の下に，さらに細かい診断のチェックリストを作成することもできます．研究上，ICD コードよりもさらに細かい診断区分が必要な場合には，このチェックリストが役に立ちます．

ICD-9 から ICD-10 への変換については，下記の web サイトに変換ソフトが提供されているので活用してください．

http://www.icd10data.com/Convert

第 7 章

ランダム化，ブラインド化，および守秘性

> "最初の患者をランダム化せよ"
> ——Tom Chalmers

ランダム化，ブラインド化

第 39 則　研究デザインを強化し，バイアスを最小限にとどめるために，ランダム化とブランド化（盲検化）を実施する

　倫理上の問題がなく，また現実的に可能な場合には，極力ランダム化されたデザインを用いるようにします。ランダムに割り付けるということは，1 人の対象者が介入群に割り付けられるかコントロール群に割り付けられるかが，全く偶然に決められるということです。ランダム割り付け random allocation を行うとき，最もよく使われるのは，乱数表ですが，R などの統計ソフト（https://www.r-project.org）を用いて，自分の研究に合わせた割り付けを行うこともできます。ランダム化されたデザインで研究を行う場合には，ランダム化を保証するルール（表 3.2 の CONSORT チェックリストの 8-10 項目。Friedman ら，2015 も参照）を厳格に守る必要があり，それを論文に記載しなければなりません。

　対象者が，介入を受ける群と受けない群とにランダムに割り付けられる研究デザインをランダム化比較試験 randomized controlled trial（RCT）と呼びます。この研究デザインは，最も強力な研究デザインであり，アウトカムに対する介入の効果をあらゆるバイアスの影響を排除した条件下で評価することができます。

　「均衡 equipoise」とは，臨床試験において，研究者の側から見て，各群の治療上のメリット（利益と不利益）が不確かな状態のことを言います。臨床的均衡 clinical equipoise は，ランダム化比較試験の前提として最も重要なものです。現代の「学習する医療システム Learning Health Care System（LHS）」の発展のためには，新しい介入（治療）に対して，ランダム化をより頻繁にかつ早期から行う必要があります。あまり時間が経ってからランダム化しても，時期を逸してしまうことになるからです。ほとんどの新しい介入は病院で一部の患者を対象に行われますが，それをランダム化せずに行えば，そこからは何の「学習」も得られません。早期からランダムに割り付けることによってのみ，介入がアウトカムの改善につながるかどうかを「学習」できるのです。

　ランダム化を嫌がる医師もいますが，医療機関を受診する患者にはバラつき variability（重篤度など）があり，そのバラつきをコントロールできないと，治療が本当に有効だったかどうかを評価することはできません。逆に，ランダム化でそうしたバラつきをコントロールできれば，治療が有効であったかどうかを「学習」することができます。つまり，バラつきがあるかどうかが問題なのではなく，バラつきをコントロールし，そこから「学習」できるかどうかが問題なのです。

> "確信を持って始めれば，疑念で終わり，疑念を持って始めれば，確信に至る"
> ——FRANCIS BACON

　ランダム化比較試験（RCT）は，「平均値への回帰現象 regression to the mean」の問題を解決する上で最善の方法です。前述したように，これは，ある時点で平均値からかけ離れた測定値を示した人々では，次の測定値が平均値に近づく現象のことです。第4章で，ある時点で収縮期血圧が高かった患者群では，次の時点での測定では，血圧が低下して，全体の平均値に近づくことを示しましたが（図4.1参照），この場合，コントロール群が設定されていなければ，血圧の低下を介入の効果と勘違いする可能性があります。こうした現象は現実に病院などでよく生じ，これによって結論を誤った論文も少なくありません。たとえば，ある時点で症状の重篤な患者を選んで研究対象者にすると，これらの患者の症状は平均値への回帰現象のために次の時点では確実に低下し，逆に，ある時点で症状の軽かった患者を選んで研究対象者にすると，次の時点では症状が重くなってしまいます。このため，介入によって症状が改善した，あるいは悪化したという誤った結論を導く可能性があるのです。こうした問題を解決するには，症状の重篤な患者を，介入群とコントロール群の2群にランダムに分けて，介入を実施することです。そして半年後に，介入群とコントロール群を入れ替えて試験を行います（これをクロスオーバーデザイン crossover design と言います）。病院では厳密な研究計画もなく，急いで問題を解決しようとすることが少なくありませんが，それは重大な過ちの原因となります。

　研究の企画段階では，まずどのようにランダム化を行うかを決める必要があります（表7.1）。ラン

表7.1　ランダム化のタイプ

固定的ランダム割り付け fixed allocation randomization
- 単純 simple——ランダム割り付けの単純な継続（例：コイン投げ）
  - サンプルサイズが小さい場合や，割り付けの回数が少ない場合は，必ずしも 50：50 の割り付けにならない。
- ブロック化 blocked——参加者をブロック内で2群に均等に割り付ける（例：ABAB, ABBA）。
  - サンプルサイズが大きい場合（$n>200$）に有用
- 層化 stratified——患者をベースライン因子で層化し，各層の中でランダム割り付けを行う（例：病院，性別，喫煙歴）
  - 多施設研究の場合やサンプルサイズが小さい場合（$n<100$）

適応的ランダム化 adaptive randomization
ベースライン因子やそれまでの割り付け結果に基づいて，新しい患者の割り付け確率を変えていく方法で，予後因子の数が多く，かつアウトカムが比較的早く観察できる場合に有用
- ベースライン因子適応型 baseline covariate adaptive——ベースライン因子に基づいて割り付けの不均等を調整する。
  - バイアスコイン法 biased coin——最初は単純ランダム割り付けから始め，割り付けの50%からの偏りが事前に定めたある限度を超えた場合に，割り付け確率を，たとえば60%に変える。欠点は割り付けが複雑になること
  - 壺のモデル urn model——群間の不均衡の程度に応じて，たとえば，白い玉を引いた後に，その玉の代わりに黒い玉を壺の中に戻すといった具合に，壺の中の玉の色の割合を調整する。
  - 最小化法 minimization——ベースライン因子の群間の違いが最小になるように割り付けていく。
- 反応適応型 response adaptive——介入への反応（効果）に基づいて割り付け確率を変える。
  - 勝者優先のルール play the winner rule——最初の参加者が治療群に割り付けられ，かつ治療が有効であったら，次の患者の割り付けを治療群に選ばれる確率が高くなるように調整し，有効でなければ，コントロール群に選ばれる確率が高くなるように調整する。
  - 2アーム・バンデット方式 two-armed bandit——それまでに割り付けられた患者の治療成功率に基づいて，割り付け確率を調整する。

ダム化には1つしか方法がないと思っている研究者もいますが，それは正しくありません（Friedmanら，2015）。たとえば，ランダム置換ブロック法 random permuted blocks，最小化法 minimization randomization，バイアスコイン法 biased coin，その他の適応的デザイン adaptive design など，様々なランダム化の手法が工夫されて，医学研究の発展に貢献しています。

「ブロック block」とは，研究群（例：A群，B群）が均衡化される枠組みとなる単位のことを言います。たとえば，研究群数が2でブロックサイズが4の場合は，理論的に割り付けの組み合わせは，ABAB, ABBA, BABA, AABB, BAAB, BBAA の6通りとなります。この場合は，臨床試験がいつ打ち切られても，ブロック内の割り付けが終わっていれば，研究群の均衡は保たれることになります。ただこの例の場合，ブロックサイズを研究者が知っていると，4人目がどちらの群に割り付けられるかが研究者に自動的にわかってしまうという問題があります。この問題を避けるために，ブロックのサイズを複数，たとえば4〜6と幅を持たせ，かつブロックの順序を，たとえば，ABAB, AABABB, BAABBA といった具合に，ランダムに配置するという方法がとられることがあります。これを，ランダム置換ブロック法と言います。

一方，ラテン方格法 Latin square design とは，n人の被験者とn種の介入（治療）があるときに，全被験者が全種の介入を1人1回だけ受けるように配置する実験計画のことで，「ラテン」という名称は，A，B，Cといったラテン文字を用いることに由来します。これは，均衡ブロックデザインであり，行（例：個々の患者）と列（例：治験薬）の変動を除去するのがその目的となります。

患者	治験薬1	治験薬2	治験薬3
1	A	B	C
2	C	A	B
3	B	C	A

層別ランダム化 stratified randomization とは，ランダム割り付けが，ある重要な層（サブグループ）の中で行われる割り付けで，たとえば，がんのステージや病院などが「層 strata」とされることがあります。層別ランダム化は，アウトカムに影響を与える変数に対して行われ，さらにランダム置換ブロック法が用いられます。層別ランダム化は，小規模な研究でかつアウトカムに影響の大きい層化変数が存在する場合に特に有用です。ただ，この場合に，層の中で，ABABABといった割り付けを行ってはいけません。これはランダムではなく，大きな問題の原因となる可能性があります。Rソフトを使えば，以下のような単純なコマンドで，100例を，コントロール群と介入群にランダムに割り付けることができます。

```
> random_table <- data.frame(seq(1,100), sample(c(0,1),100, replace = TRUE))
> colnames(random_table) <- c("Case", "Random.Number")
> random_table
```

エクセルではもっと簡単に，下記のコマンドで，0から1の間での乱数を発生させることができます。

```
= rand()
```

統計学的目的には、エクセルはあまりお勧めできませんが、こうした単純な目的であれば十分役に立ちます。IBM の SPSS では、以下の順序で実行することができます。

> Transform（変換）→Compute Variable（変数の計算）と進み、出てきたウィンドウ中の Target Variable（目標変数）ボックスに、乱数が入る変数名を入力する（例：random_number）、次に Function Group（関数グループ）ボックスから Random Numbers（乱数）を選び、さらに Function and Special Variables（関数と特殊変数）ボックスから、Rv.Uniform を選び、上部の枠に出てくる、Rv.UNIFORM(?,?) の "?" に乱数を発生させる範囲（例：1,100）を入力し、OK をクリックする。

たとえば、http://www.randomization.com のようなオンラインのランダム化ソフトも提供されており、論文の中には、たとえば、

"The randomization scheme was generated by using the website Randomization.com (http://www.randomization.com)."

"Randomization was stratified according to study hospital with the use of variable-sized blocks."

のように記し、続いて、たとえば、ランダム化のタイプやその実施方法を読者が再現できるよう詳細に記述します。

臨床試験の論文では、介入（治療）の内容と、なぜその介入について比較試験を行う必要があったのか、その理由を詳細に記述する必要があります。そのためには、プロジェクトの骨組みとなる理論（概念）モデルを持つ必要があり、介入が複数の要素からなる場合には、それぞれの要素について、それを用いることの合理性を説明しなくてはなりません。ランダム化比較試験では、**表 3.2** に示された項目のすべてについて報告が求められます。ランダム化は、ランダム化比較試験以外にも、郵送質問調査、カルテ調査、臨床検査サンプルの処理など、他の研究にも活用することができます。

例 7-1：カルテ調査のランダム化

「ある研究者が、5 人のリサーチナースに 15 の病院の入院患者のカルテからデータ抽出を実施させる研究を計画している。研究者の懸念は、測定者間信頼性 interrater reliability で、パイロット研究の結果から、2 人のリサーチナースは、患者の合併症について特に綿密に調べ上げる傾向があることがわかっているとする。こうしたリサーチナース間の違いが研究結果に影響を及ぼすことを避けるために、15 の病院のカルテを月単位でブロック化し、そのブロックを 5 人のナースにランダムに割り当てることにした。」この研究は、ランダム化比較試験ではありませんが、ランダム化によって、バイアスの影響が減少するため、研究の内的妥当性を高めることができます。

例 7-2：臨床検査サンプルのランダム化

がん患者群とコントロール群の間で、あるバイオマーカーのレベルを比較する研究を計画する場合、検体の測定を、どれががん患者のものかがわからないようにランダム化しなければなりません。なぜなら、ランダム化せずに、ある日はがん患者群の検体、次の日はコントロール群の検体とまとめて検査を行うと、測定器のキャリブレーションが日によって異なる場合には、深刻なバイアスがもたらされることになるからです。

ブラインド化(盲検化)blinding とは，研究に参加する人(対象者，測定者，研究者)に，割り付け内容を知られないようにすることを言います。二重盲検法 double blinded design では，治験医に，どの患者に実薬 active drug が投与され，どの患者にプラセボが投与されているかがわからないようにします。三重盲検法 triple blinded design は，中間解析 interim analysis の際に用いられるもので，データ安全モニタリング委員会 data and safety monitoring board にも実薬群とプラセボ群の区別がわからないようにします。眼科医の間では，言葉上の問題として，"ブラインド化 blinding" よりも "マスク化 masking" という用語の方が好んで使われています。

ブラインド化の効果を評価する1つの方法は，研究期間が終了した時点で，参加者に自分がどの研究群に割り付けられていたと思うかを聞いてみることです。この場合参加者は，必ずどちらかを答える必要があり，「わからない」という回答は許されません。そして，答えた群と実際に割り付けられた群との一致率を，カッパ係数(95%信頼区間とともに)で評価するのです。参加者には，どの群に属していたかの推測への確信の程度と，なぜそう思うかその理由も答えてもらいます。論文ではこれらについて詳細に報告するようにします。詳しくは Friedman ら(2015)を参照してください。

[英文事例]

"The treatment was not effectively blinded. Study participants correctly judged the intervention vs. placebo greater than would have been expected by chance (kappa level of agreement of 0.85, 95% confidence interval 0.80 to 0.90, $P<0.001$) indicating inadequate blinding."
注：ブラインド化がうまくいった場合には，カッパ係数はほぼ0，$P>0.05$ となります。

三重盲検化を行った場合には，Methods の Statistical Analysis のところに，下記のように記載します。

"Data were analyzed without knowledge of treatment assignments."

守秘性

第40則　全参加者の秘密が守られなければならない。

倫理委員会 institutional review board(IRB)による承認とインフォームドコンセントは，現代の研究では，きわめて重要な要件になっています。たとえ倫理委員会の承認が必要とは思われないような場合でも，なるべく早い段階で審査を受けることをお勧めします。倫理委員会の審査では，守秘性 confidentiality が保たれているかどうかに重きが置かれます。患者，病院，医師の秘密を保持することは，単に倫理的というだけではなく，研究者自身を訴訟から守るという意味もあります。

データベースを構築するときには，患者，病院，医師については，実名ではなく連続番号で入力するようにします。患者名のかわりに番号を用いることで患者の秘密を保持することができ，これはセンシティブな問題を研究する場合には特に重要です。研究代表者は，患者番号と患者名の対応表を，研究ファイルやバックアップファイルとともに，パスワードで保護されたファイルに保管しなければなりません。

保護健康情報 protected health information は，(米国では)全部18種類ありますが(https://en.wikipedia.org/wiki/Protected_health_information)，データを統計解析担当者に渡すときには，それらの情報はすべて削除しておかなければなりません。守秘性を保つのにどのような手段を講じたか，いつ倫理委員会からの承認が下りたかについても，Methods のセクションに記載する必要があります。倫理員会の承認の有無は多くの学術誌で出版の条件となっています。

［英文事例］

"Patients who met the entry criteria were enrolled after providing written informed consent."

"This study was approved by the institutional review board at each participating center, and all participants provided written informed consent."

"The study was approved by the research ethics board at each participating center, and written informed consent was obtained from all participants."

"The study was approved by the independent ethics committee at each participating site and was conducted in accordance with the International Conference on Harmonization Good Clinical Practice guidelines."

注："patients were consented." という表現よりも，たとえば，「patients were informed about the risks and benefits of the research and then chose to give their consent to participate」といった表現が適切です。

INFORMATION

Hulley ら(2013)(Designing Clinical Research, 4th edition. 日本語訳「医学的研究のデザイン」第4版，木原雅子・木原正博訳，メディカル・サイエンス・インターナショナル，2014年)と Friedman ら(2015年)，米国食品医薬品局(FDA)の Web サイトを参照。FDA からは，"A Guide to Informed Consent" などの情報を得ることができます。ヘルシンキ宣言 Declaration of Helsinki(World Medical Association, 2013)や，ハーモナイゼイション国際会議 International Conference on Harmonisation も参考にしてください。また，小児対象の研究における同意については，Leibson ら(2015)を参考にしてください。

第8章

エンドポイントとアウトカム

分析のユニット

第41則　データ収集を開始する前に，分析に用いるユニットを決定する。

　分析対象とするユニットは個人であることが普通ですが，必ずしもそればかりではなく，研究によっては，ユニットが病院のことも，ある国の国民全体であることも，また膝関節置換術が施された1つの膝関節であることもあります。

> **例8-1：分析のユニット**
> 　胎児スクリーニング検査の真度（正確度）accuracyを評価する研究を実施する際には，以下のような問題についての検討が必要となります。すなわち，双子を出産した妊婦あるいは研究期間中に2回出産した妊婦を分析上どう扱うか，中絶や流産を除外すべきかどうか，分析のユニットを，(1)妊婦，(2)出生児，(3)妊娠，(4)28週を超えた単胎妊娠のうちどれにすべきか。

　分析対象とするユニットを選択するにあたっては，どのようなデータ分析を行うかをよく考え抜く必要があります。自信がない場合には，医学統計家，それも時間を厭わずにあなたの研究テーマを理解しようと努めてくれる医学統計家に相談するのが早道です。

> **アドバイス**
> データ収集を開始する前に，分析に用いるユニットを決定すること。スプレッドシート（例：エクセル）の行が分析のユニット（例：患者），列が変数になります。

交絡因子

第42則　交絡因子を想定する。

　交絡因子 confounding factor (confounder) とは，研究で得られた差や関連の原因となるあらゆる「第3の因子」のことです。正しい結論を導くためには，これらの交絡因子の影響を適切にコントロールしなければなりません。交絡因子は，予測因子 predictor（独立変数 independent variable）とアウトカム outcome（従属変数 dependent variable）の両方に関連を有します。

　交絡因子は，疾患と曝露との関連，もしくは曝露の効果の大きさを歪めてしまうことがあるため，重要な交絡因子の影響を調整できない場合（例：その交絡因子が測定されていない）には，研究結果の

解釈には注意が必要です。

「粗な率/比 crude rate/ratio」とは，層化などで交絡因子を調整することなく，単純に全サンプルを用いて計算された統計量のことで，これに対し，「調整された率/比 adjusted rate/ratio」とは，交絡因子の影響を統計学的に調整した統計量のことを意味します(Mausnerら，1985)。

ケースミックス case mix(患者ミックス patient mix)とは，ベースライン時点で様々な特徴(例：疾患や傷害の重症度，基礎疾患)を持つ患者が混在している状態を指して使われる言葉です。

例8-2：ケースミックス

ある術式の手術を受けた患者の生存率を病院間で比較するときには，粗生存率 crude survival rate はほとんど意味がありません。比較するためには，患者の違い(例：年齢)，術前の状態(例：糖尿病の有無)，その手術が緊急に実施されたかのかそうでないのかなど，交絡する可能性のあるさまざまな要因について調整する必要があります。これらの要因について患者間に多様性が存在する場合を"ケースミックス"，あるいは，"患者ミックス"と言います。

> **アドバイス**
> データ収集を開始する前に，できるだけ多くの交絡因子，特に，研究対象とするアウトカムに影響を与える可能性のある因子をコントロールする戦略を立てることが大切です。

交絡に対処するためには，まず文献をよく検索して，研究対象とするアウトカムに影響を与える可能性のある因子を調べ上げます。次いで，これらの因子を測定項目に加えて，文献で報告されている関連が，自分のデータにも存在するかどうかを検討します。過去の主な文献と同じ表やグラフを，自分のデータを使って再現してみるのもよいでしょう。

喫煙歴など，交絡する可能性がある因子は，データ収集のときに極力測定しておくことです。そうした因子を測定し忘れてしまうと，後からその情報を集めなければならないはめになり，時間と費用の無駄になるばかりではなく，データ自身の質まで損なわれる恐れがあります。

研究計画を立てるときには，交絡因子の影響をコントロールするための戦略や，それに伴う可能性のある問題点を考えておく必要があります。そして，予算と時間の許す限り最善の研究デザインを追求することです。そして，それぞれの戦略を記述し，関連する文献を引用しておきます。この手続きを怠ると，次のようなコメントを査読者からもらうはめになります。

"この研究は，概念的には興味深いが，研究の実施方法に問題がある"

変数の分類

第43則　独立変数と従属変数を区別する。

独立変数 independent variable(入力変数 input variable)とは，従属変数 dependent variable(出力変数 output variable)の値を決定する変数のことです(図8.1)。グラフでは通常，独立変数は X 軸(水平軸)上に表現され，一般に従属変数に時間的に先行するため，"予測因子 predictor"と呼ばれることも多く，また"リスクファクター"とか"曝露因子 exposure variable"などとも呼ばれますが，重要なことは，独立変数は先行する因子(例：喫煙)であり，従属変数はその結果と想定される事象(例：肺がん)だということです。

通常，従属変数はY軸(縦軸)上に表現され，"アウトカム変数 outcome variable"と呼ばれること

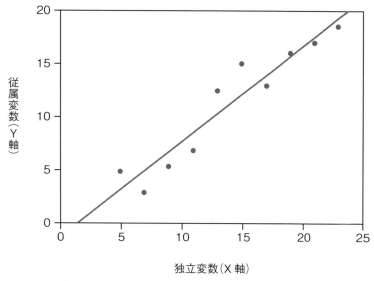

図 8.1　独立変数と従属変数

もあります。

例 8-3：アウトカム変数
肺炎発症リスクの高い患者を予測するための研究では，肺炎が，アウトカム変数つまり従属変数となります。肺炎になりやすさを予測するために，年齢，性別，喫煙歴などが分析に用いられますが，これらが独立変数に相当します。性別が，年齢とは独立に肺炎の発生リスクと関連するかどうかをみるためには，年齢をコントロールして分析する必要がありますが，このとき年齢は統計学的に調整されるべき共変数として扱われたことになります。

共変数 covariate とは，年齢，性別，喫煙歴などの患者要因で，アウトカム（例：肺炎）に影響を与える可能性のあるものを言います。共変数が，リスクファクターとアウトカムの両方に関連するときは，それを特に交絡因子 confounder と呼びます。たとえば，飲酒と肺炎の関係を評価しようとする場合には，喫煙歴が交絡因子となる可能性があります。なぜなら，喫煙は，飲酒と肺炎の両方に関連するからです。

> **INFORMATION**
> 交絡因子 confounder，媒介因子 mediator，修飾因子 moderator，共変数 covariates については，下記の URL を参照してください。
> https://significantlystatistical.wordpress.com/2014/12/12/confounders-mediators-moderators-and-covariates/

第 44 則　主要アウトカム以外に，複数の副次アウトカムを測定しておく。
　主要アウトカム（エンドポイント）を必ず事前に決め，それを解析計画に記載しておく必要があります。それに加えて，短期的もしくは長期的指標として用いることができる副次アウトカムを複数設定しておくようにします。そうすれば，ある従属変数の測定が技術的に難しい場合には，別の変数を用

表8.1 強い変数と弱い変数の例

弱い変数の例	強い変数の例
合併症 complication（病名のみ）	合併症 1（病名）（ICD-10 コード） 合併症 2（病名）（ICD-10 コード） ほか
貧血	ヘマトクリットやヘモグロビンの測定値
肥満	体格指数 body mass index，身長，体重
高血圧	収縮期血圧と拡張期血圧
運動をしますか？ （する／しない）	一回少なくとも 30 分続く中程度から高度の身体活動（例：速足歩き，サイクリング，エアロビクス，重労働）を毎週何日行いますか？：0, 1, 2, 3, 4, 5, 6, 7
その患者は再入院しましたか？ （はい／いいえ）	その患者は再入院しましたか？　はい／いいえ 再入院の期日 前回の退院から再入院までの期間は？ これは予定された再入院ですか？ 再入院の理由（表記）（ICD-10 コード）
ベースラインからの体重の変化（%）	ベースラインの体重，フォローアップ時点の体重，欠測データがあれば，その理由

ICD-10：国際疾病分類 第 10 版（International Classification of Diseases, Tenth revision）

いることができます。研究の成否が従属変数に左右される場合には，可能な限り統計学的に最も強力な従属変数を用いなければなりません（**表 8.1**）。理想的な従属変数とは，再現性があり客観的で，測定（判定）が標準化され，連続変数 continuous variable であるものです。

連続変数とは，測定値（例：ヘマトクリット）で，カテゴリー変数とは，区分（例：貧血）を表す変数です。2 区分変数（2 値変数）dichotomous variables とは，たとえば "生存" と "死亡" のように，区分が 2 つしかないものを言います。2 区分の従属変数を用いる場合には，両区分に，対象者が等しく分布するのが統計学的には理想的です。

査読者が，どういう場合に従属変数を不適切とみなす可能性があるかをよく考え，それに備えて，複数の従属変数を副次アウトカムとして，測定しておくのが賢明です。また，患者の側から考えてみることも大切です。たとえば，治療効果の有無が，患者側の実感とかけ離れたものになってしまっていないかどうかといったことです。なお，変化割合（例：ベースラインからの体重の変化，%）には，統計学的に多くの弱点があるため，そうした変数よりも，臨床的に意味のある実際の値（例：フォローアップ時点の体重）を用い，共分散分析 analysis of covariance（ANCOVA）などで，ベースライン調整して比較するようにしてください。

INFORMATION

生活の質 quality of life（QOL）を測定する場合には，データを集め始める前に，最近の評価方法について調べておくようにしましょう。Fayers ら（2016），Testate ら（1996）が参考になります。また，医療の質 quality of care については，1996 年に New England Journal of Medicine に掲載された 6 つの論文（Berwick, 1996; Blumenthal, 1996, part 1 and part 4; Blumenthal ら，1996; Brook ら，1996; Chassin, 1996; Kassirer ら，1996）が参考になります。ランダム化比較試験については，Bulpilt（2013）の第 15 章を参照してください。

データ入力の準備

第45則　一にも二にも定量化！

　研究計画の段階で，いくつかのポイントを踏まえることによって，データ分析を有利にすることができます。それには何よりもまず，定量化できる因子を選ぶことで，それによって統計解析のパワーを高めることができます。そして，そうした因子を選んだら，それをできる限り信頼性（再現性）と妥当性の高い方法で測定するようにしてください。

例 8-4：変数の定量化

　喫煙が最も重要な因子であるときには，患者を単純に喫煙者と非喫煙者に分けるのではなく，以下のような質問によって，喫煙を定量化します。

1. これまでに，100本以上の紙巻きタバコを吸ったことがありますか？*	0 □ いいえ 1 □ はい
2. いまタバコを吸っていますか？	0 □ 全く吸わない 1 □ 吸う日もある 2 □ 毎日吸う
3. 1日に何本タバコを吸いますか？	□□
4. 何年間タバコを吸っていますか？	□□
5. 以前タバコを吸っていた場合，禁煙したのは何年前ですか？	□□
6. 何歳から喫煙を始めましたか？	□□

＊質問1は，一見バカげた質問のように見えますが，これは，喫煙を"試してみただけの"人と，本当に喫煙をしていた人を区別するための質問で信頼性の高いことが知られています。

例 8-5：変数のカテゴリー化

　正確な年収を聞かれることを嫌う人も，$20,000，$20,000〜$39,999，$40,000〜$64,999，$65,000〜$99,999，≧$100,000 という具合に範囲で聞けば，多くの場合回答してくれます。ただし，この方法を用いる場合には，そのカテゴリーが，意味のあるものとなるような下調べが必要で，たとえば，年収の中央値や，対象者を4等分できるような年収の区分を予め調べて選択肢を作成するようにします。

　文字による回答を数字のカテゴリーに変換する場合には，必ず予備調査を実施することです。また，コード化する場合には，混乱を招きにくい工夫が必要です。たとえば，次のようなコード化は絶対に避けるようにしてください。

　　1＝なし，2＝1回，3＝2回
　　0＝1年生，1＝2年生，2＝3年生

以下の例は，コード化の優れた例です。

　　0＝いいえ，1＝はい

　0,1を用いてコード化する場合には，コードと回答内容が直感的にわかりやすくなるようにしてください。たとえば，質問が「この人は糖尿病にかかっていますか？」という場合，変数名は，「diabetes」とし，0=糖尿病なし，1=糖尿病ありとコード化します。

　データベースの同じフィールド(列)に文字とコードが混在するような入力の仕方は避け，必要な場合には，"その他"に該当するコードを設定し，別のフィールドにその内容を文字で記入するようにします。国，町，人種などもコード化します。統計的に解析しにくいようなデータ入力をしてはいけません。

　どうしても文字でデータを入力せざるを得ない場合には，たとえば米国の州名の略号(例：CA)のように，なるべく短く統一したものを用いるようにします。また，文字の途中に空白は入れてはいけません。値が欠測している場合には，特別なコード(例：−9)を用いるか，空白のままにし，"NA"とか"Not Doc.(記載なし)"などの文字は使わないようにしてください。例8-6に，統計解析にふさわしいコード化の例を示します。

例8-6：統計解析にふさわしいコード化

望ましくない例	望ましい例
使用されていた保護具名をあげてください。	搭乗者はシートベルトをしていましたか？ 0☐いいえ，1☐はい，9☐わからない
質問に対する回答の入力例	質問に対する回答の入力例
シートベルト わからない 何も使っていない 不使用 記載なし 空白	0 1 9

　変数をやたらと2区分(2値)化する人がいますが(2区分病 dichotomania)，それは賢明とは言えません。統計学的パワーの観点からは，間隔/連続変数の方が有利です。ただ，ある種の変数については，順序変数(表10.1)の方がより有利な場合があります。

第 9 章

サンプルサイズとパワー

> "我々に必要なのは，少数の研究，優れた研究，実施する意味のある研究だ"
> ——Douglas G. Altman（1994）

> "非常によく引用される動物実験でも，ヒトにおけるランダム化比較試験にまで至るのはその3分の1にすぎない。つまり，優れた臨床試験をデザインできるかどうかは，臨床試験に至る前のプロセスにその鍵がある"
> ——Daniel G. Hackam（2006）

サンプルサイズを推定する

第 46 則　リサーチクエスチョンに確実な解答を得るのに必要なサンプルサイズを計算する。

　残念なことに，サンプルサイズが不十分な論文が後を絶ちません。サンプルサイズが大きく，十分な統計学的パワーを持った研究がもっと実施される必要があります。最近では，ビッグデータへのアクセスが比較的低コストで可能となってきているため，状況の改善が期待されます。たとえば，Notoら（2015）は，電子化された健康データに，クラスターランダム化クロスオーバーデザイン cluster randomized crossover study design という現実的な方法を適用することによって，大きなサンプルサイズによる研究に成功しています。これは，重要なリサーチクエスチョンに，比較的低コストで大きなサンプルサイズでの研究を可能にするという意味で，現代の「学習する医療システム Learning Health Care System（LHS）」の優れた事例と言えるものです。

　データを集める前に，予定したサンプルサイズが適切なものかどうかを必ず確認するようにしてください。サンプルサイズの計算は，無料ソフトの PS か，nQuery Advisor のような有料のソフトを用いて行うことができます。

　　PS: biostat.mc.vanderbilt.edu/PowerSampleSize
　　nQuery Advisor: http://www.statsols.com

　サンプルサイズについては，こうした統計学的なサンプルサイズの計算だけではなく，たとえば，研究に要する費用や時間なども考慮する必要があるため，経験豊かな研究者から適切なアドバイスを受けることが大切です。質の悪いデータを大量に扱うより，少なくても質の高いデータを扱う方がよい場合もあります。

　また，サンプルサイズの計算には，経験に基づく統計学的判断が必要なこともあります。経験豊かな医学統計家に相談すれば，サンプルサイズの推定，データ収集票のデザイン，研究デザイン，解析

計画の立て方について，有益なアドバイスが得られるはずです。また優れた統計家であるほど親切で，用いるデータセットに適した研究デザインをアドバイスしてくれるはずです。ステレオタイプのアドバイスしかできないような統計家には近付かないのが賢明です。統計家にサンプルサイズについてのアドバイスを受ける場合には，想定している主要アウトカムについて予想される分布（平均や標準偏差）あるいは頻度や割合，脱落率，どれほどの有意確率で差を捉えたいと考えているかなどの情報を示す必要があります。

　サンプルサイズの計算の根拠として，「コーエンの効果量の基準値 Cohen's standardized effect size」を用いるのはお勧めできません。これは，もはや古く，現代の医学研究では厳格性を欠く方法と見なされています (Lenth, 2001, 2007; http://homepage.stat.uiowa.edu/~rlenth/Power/)。現在では，「医学的に意味のある指標の意味のある変化」をアウトカム（エンドポイント）として用いることが推奨されており，それが連続変数である場合には，パイロット研究もしくは文献から得られた標準偏差に基づいて，サンプルサイズを計算します。この場合，文献に見られた群間の"差"をサンプルサイズ計算の根拠として機械的に用いないように注意してください。その"差"が臨床的に意味のある差とは限らないからです。サンプルサイズの計算に用いる"差"は臨床的に意味のあるものでなくてはなりません。パイロット研究からは，研究の実施可能性やデータの分散 variability についての情報が得られますが，"差"つまり効果量についての情報は通常得られません。ただカテゴリー変数の場合は，パイロット研究や文献から，コントロール群におけるアウトカムの割合をある程度推定できる場合があります。

　テーマが似た先行研究の論文を検討して，予定しているサンプルサイズで意味ある結論が得られるかどうかを研究チームでよく検討してください。もし，小さすぎるという結論になれば，サンプルサイズを大きくするか，それが無理なら研究自体を再考する必要があります。

　自分でデータを集められない場合には，疾病登録，病院の電子カルテ，保健行政や医療保険に関連するデータベースの使用を考慮すべきです。大学病院はデータベースを用いた研究には長年の優れた実績があります。たとえば，バンダービュルト大学では，BioVU と Synthetic Derivative というデータベースを研究に用いることができます。BioVU は，ルーチンの臨床検査で残った血液試料から抽出した DNA バンク biorepository で，Synthetic Derivative の中にある個人を特定できないように配慮された診療情報とリンクされています。

　https://victr.vanderbilt.edu/pub/biovu/

　ただし，二次データ分析には，変数の信頼性や質などに限界がある可能性について十分な注意と検討が必要です。

第47則　研究計画の早い段階で，必要なサンプルサイズを検討する。

　研究計画において重要なことは，研究全体だけではなく，重要なサブグループについても必要なサンプルサイズを見積もることです。データをサブグループに分けると，サンプルサイズが小さくなりすぎて分析に耐えなくなるという問題にぶつかることがよくあります。つまり，全体のサンプルサイズが十分に大きく見えても，患者を疾患のタイプ別あるいは治療の種類別に分けていくと，サブグループが小さくなりすぎて，意味のある解析ができなくなってしまうという問題です。研究助成組織によっては，民族的あるいは社会経済的なマイノリティなどのサブグループについての解析を重視し始めているところがあります。サブグループ解析を実施すると，仮に全体としては治療が有効だという結果が得られたとしても，たとえば60歳以上と未満に分けた場合には，十分な解析ができないことがあります。後であわてないためにも，以下の例のように，どの変数についてサブグループ解析を実施するかを予め計画し，それに耐えるようなサンプルサイズを設定しておかなければなりません。

"We prespecified two variables to examine heterogeneity of treatment effects, following the approach proposed by Kent et al.(2010)—baseline age and stage of disease."

> **アドバイス**
> なるべくサンプルサイズを大きくし，コントロール群と重要なサブグループに十分なサンプルサイズを確保できるようにしましょう。

サブグループ解析は事前に決めておき，Wangら(2007)のアドバイスに従って実施するようにしてください。むやみやたらとサブグループ解析を行うと，偶然の悪戯で，たとえば，誕生日の星座とアウトカムの間に統計学的に有意の関連が生じたりすることがあることをよく念頭に置くことです (ISIS-2[Second International Study of Infarct Survival] Collaborative Group, 1988 を参照)。

統計学的パワー

効果的な研究計画を立てるためには，統計学的パワー(検出力)statistical power の概念を理解する必要があります。統計学的パワーとは，「差なし仮説(帰無仮説)null hypothesis が偽であるときに，それを棄却 reject する確率」のことを言います。言い換えれば，治療が有効であるときに，それを統計学的に有意であると示すことができる確率のことです。パワーは，$1-\beta$ で，β とは，β エラー(第二種の過誤 type II error)の確率のことです(第128則参照)。サンプルサイズを大きくするとパワーも大きくなります。ここで，P 値とは，差なし仮説が正しいときに，その研究で観察された差 difference あるいは関連 association が，偶然のみによって生じた確率を表すものです。

表9.1は，パーセントを群間で比較する場合に必要なサンプルサイズを示したものです。

例9-1：サンプルサイズと統計学的パワー

今，A薬の有効率 success rate を25%とし，B薬の有効率が50%以上になるかどうかに興味があるとします。そのために，患者をA薬とB薬にそれぞれ66人ずつを割り付けるランダム化比較試験を実施すると，両群の有効率の差(25%以上)を統計学的に有意($P<0.05$)に検出できる確率は80%になります。言い換えれば，この研究では，両薬間の差を有意に検出できず，有効性に差はないと誤って結論する確率が20%あるということです。こういう場合，この研究の統計学的パワーは80%であると言います。

注：表9.1ではこの例のサンプルサイズは65となりますが，PSで計算すると66となります。このように，計算方法が変わると，若干ですが，サンプルサイズが異なることがあります。

図9.1，図9.2，例9-1は，以下の手順によって再現することができます。

1. PSプログラムをダウンロードする。
   biostat.mc.vanderbilt.edu/PowerSampleSize
2. ダウンロードしたPSプログラムを開け，"Continue"をクリックする。
3. エンドポイントに"Dichotomous"を選択する。
4. "What do you want to know?"に対して，"Sample size"を選択する。
5. "Matched or Independent?"に対して，"Independent"を選択する。
6. "Case control?"に対して，"Prospective"(前向き研究)を選択する。
7. "How is the alternative hypothesis expressed?"に対して，"Two proportions"を選択する。

表 9.1　2 群それぞれに必要なサンプルサイズ[a,b]

	群II																	
群I	5%	10%	15%	20%	25%	30%	35%	40%	45%	50%	55%	60%	65%	70%	75%	80%	85%	90%
10%	474																	
15%	160	725																
20%	88	219	945															
25%	58	113	270	1,134														
30%	43	71	134	313	1,291													
35%	33	50	82	151	348	1,416												
40%	27	38	57	91	165	376	1,511											
45%	22	30	42	62	98	175	395	1,573										
50%	18	24	32	45	65	103	182	407	1,605									
55%	16	20	26	34	47	68	106	186	411	1,605								
60%	14	17	21	27	36	48	69	107	186	407	1,573							
65%	12	14	18	22	28	36	49	69	106	182	395	1,511						
70%	10	12	15	18	22	28	36	48	68	103	175	376	1,416					
75%	9	11	13	15	18	22	28	36	47	65	98	165	348	1,291				
80%	8	9	11	13	15	18	22	27	34	45	62	91	151	313	1,134			
85%	7	8	9	11	13	15	18	21	26	32	42	57	82	134	270	945		
90%	6	7	8	9	11	12	14	17	20	24	30	38	50	71	113	219	725	
95%	5	6	7	8	9	10	12	14	16	18	22	27	33	43	58	88	160	474

この表の推定値は、$\alpha=0.05$、$1-\beta=0.80$ の場合

[a] この表の使い方：サイズの等しい 2 群間を比較するのに必要なサンプルサイズの見つけ方：パーセンテージは，群II＜群I とする。
　1．群 I のパーセンテージを最左列に見つける。
　2．群 II のパーセンテージを最上行に見つける。
　3．1 と 2 の交点に当たる数字が，各群それぞれに必要なサンプルサイズとなる。

[b] 計算の詳細や計算に用いられた数式については以下の原著を参照

出典：Fleiss JL. Statistical Methods for Rates and Proportions. 2nd ed. New York, NY: Wiley; 2003, 260-280 and Fleiss JL, Tytun A, Ury HK. A simple approximation for calculating sample sizes for comparing independent proportions. Biometrics. 1980; 36(2): 343-346.

第 9 章　サンプルサイズとパワー　　**61**

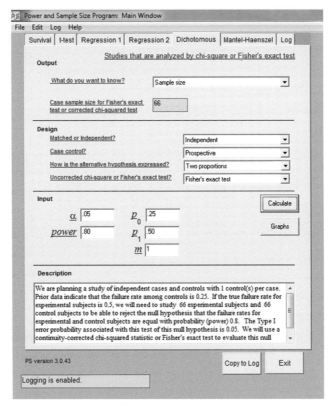

図 9.1　PS サンプルサイズ計算ソフトの入力画面。
例 9-1 の 1〜10 ステップを参照（Bill Dupont と Dale Plummer の好意による）

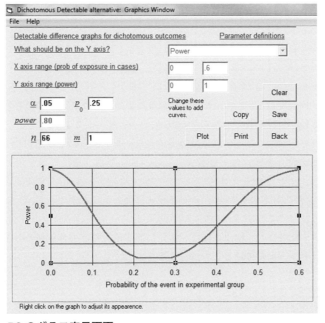

図 9.2　PS のグラフ表示画面。
例 9-1 の 11〜16 ステップを参照（Bill Dupont と Dale Plummer の好意による）

8. "Uncorrected Chi-square or Fisher's Exact-test?" に対して "Fisher's exact test" を選択する。
9. α に 0.05, power に 0.80, p_0 に 0.25, p_1 に 0.50, m に 1 を入力する(m は，両群のサンプル数の比)。わからない場合には，青色の help タグをクリックする。
10. 計算を行い，表示されたサンプルサイズを読む。
11. "What do you want to know?" に戻って，"Sample size" ではなく，"Detectable" を選択する。
12. 計算する。
13. グラフを表示する。
14. "What should be on the Y axis?" に対して，"Power" を選択する。
15. "X axis range" に 0 と 0.60 を入力する(注：X 軸は介入群におけるイベントの確率)。
16. Plot をクリックする。

例 9-2 は，表 9.1 の使い方を示したものです。

例 9-2：サンプルサイズの推定

今，新しい治療法が，治癒率を 75% から 85% に高めるかどうかを検証するのに必要なサンプルサイズを推定する場合を考えてみましょう(表では，パワーは 0.80，α は両側で 0.05 に固定されています)。この場合，表 9.1 の最上の行で 75%，最左列で 85% を見つけ，その交点を見れば，そこにある 270 という数値が各群それぞれに必要なサンプルサイズとなります。両群の治癒率の差が実際にその大きさであれば，その研究で，統計学的に有意($P<0.05$)な結果を得る確率は 80% であることになります。

サンプルサイズは，データの定度(精度)precision，つまり 95% 信頼区間の幅からも推定できます。この点では nQuery Advisor ソフトが有用です。これについては，Mitjà ら(2015)の例を参照してください。

最後に，回帰モデルに必要なサンプルサイズは，「15：1 ルール」で概算することができます。たとえば，重回帰分析では，「1 つの予測因子(独立変数)について，少なくとも 15 人のサンプル」，Cox の比例ハザードモデルでは，「1 つの予測因子について少なくとも 15 の死亡例(あるいはイベント)」，多重ロジスティック回帰では，「アウトカム保有者数あるいはアウトカム非保有者数のうち少ない方が，モデルに用いる独立変数の数の少なくとも 15 倍」が必要となります。

経験豊富な研究者であれば，どうすれば統計学的パワーを上げられるか適切なアドバイスをしてくれるはずです。たとえば，カテゴリー変数ではなく，順序変数，連続変数を用いればパワーは向上し，また，たとえば，デザインをクロスオーバー試験 crossover trial にすれば，検定を，対応のない検定 unpaired test から対応のある検定 paired test に変えることができ，パワーは大きく高まります。また，どのようにして，シグナル(効果)を大きくし，ノイズ(変動)を小さくするか，あるいは，サンプルサイズを変えた場合の，検出可能な "差" に関する表なども作成することができます。こうした表は，研究プロトコールの付録として添付するとよいでしょう。

INFORMATION

Designing Clinical Research(Hulley ら，2013) (日本語訳「医学的研究のデザイン」第 4 版，木原雅子，木原正博訳，メディカル・サイエンス・インターナショナル，2014 年を参照してください。

第10章

現代的な統計学的方法の立案

統計解析の立案

第48則　個々の変数について変数のタイプを考える。

適切な統計学的検定を用いるためには，まず，測定には以下の3つのレベルがあることを理解しておかなければなりません（表10.1）。

1. 名義/カテゴリー変数 nominal/categorical variables
2. 順序変数 ordinal variables
3. 間隔/連続変数 interval/continuous variables

これは競馬に例えればわかりやすいかもしれません。名義変数は，「その馬は1位だったか？ "はい"か"いいえ"？」，順序変数は，「その馬は何位だったか？　1位，2位，3位？」，間隔変数は，「その馬がゴールラインを横切るまでに何秒かかったか？」に相当します。順位を聞く場合，1位と2位あるいは2位と3位の間の秒数の違いは問題とされていないことに注意してください。順位変数の数値間には，こうした量的な違いは反映されません。これに対し，連続変数では，数値の間には定量的な意味があります。

第49則　変数を分類する。

事前の統計解析プランを立てるときには，変数を，包含基準に用いる変数，予測変数，アウトカム変数，交絡変数などに明確に分類する必要があります。同じ変数を2つ以上の目的に使う場合には注意が必要です。統計解析がうまくいくかどうかは変数の収集や分類がどれほどうまく計画できるかにかかっています。

臨床研究では，たとえば以下のような分類もあり得ます。

- 入院後24時間以内にルーチンに測られる変数
- 入院後24時間以降に測られる変数
- 費用がかからず入手が容易な変数
- 費用がかかり，あまりオーダーされることのない変数（例：高価な検査）

予測変数は，以下のようにも分類することができます。

- 短期間に修正できる変数（例：運動）
- 修正に長期間を要する変数（例：体格指数 BMI）
- 修正できない変数（例：年齢）

表 10.1　変数のタイプ

タイプ	説明
1. 名義変数 nominal variables（カテゴリー変数）	数字は単にカテゴリーの名前（名義）にすぎない。 〔例〕 0＝いいえ，1＝はい 0＝非喫煙者，1＝喫煙者 0＝女性，1＝男性 （注：リスクの高い方を1とするとわかりやすい） 1＝白人系，2＝アフリカ系，3＝ヒスパニック系，4＝アジア系，9＝その他 〈注〉 カテゴリーの番号はどのように入れ替えても，解析結果自体に影響はない。 例：1＝アフリカ系，2＝ヒスパニック系，3＝アジア系，4＝その他，9＝白人系
2. 順序変数 ordinal variables	数字は序列（順番）を表すために用いられる。 数字の決め方は主観的になることもある。 〔例〕 1＝1位，2＝2位，3＝3位 0～10のアプガールスコア 0＝非喫煙者，1＝軽度喫煙者，2＝中程度喫煙者，3＝高度喫煙者
3. 間隔変数 interval variables（連続変数 continuous variables）	隣接する数値間の距離はどこでも等しい。この種の変数は一般に最も客観的である。 〔例〕 年齢，ヘマトクリット，血漿アルブミン値，一日喫煙本数

第50則　研究群間が比較可能であることを示す。

すべての研究群に同じ選択基準を設ける必要があります。介入研究の場合は，研究群間の均一性は，以下のコメントに見られるように，査読者の大きな関心事の1つです。

研究群間で構成に偏りがないか？　病気の重篤度もしくは慢性的な疾患の割合に群間に偏りはないか？　年齢の平均に群間に違いはないか？

第51則　科学的に妥当なコントロール群を設定する。

介入研究において，コントロール群（対照群）は，治療効果を判定する際の比較基準となる群です。したがって，コントロール群の対象者は，治療以外は治療群と等しく扱われなければなりません。

研究チーム全体で，理想的なコントロール群を追求し，それが本当に適切かどうかについてよく議論する必要があります。いくらよく書けているように見えても，コントロール群に弱点があると判断されれば，論文はリジェクトされる恐れがあります。文献を検索するときには，同じようなテーマの研究でどのようなコントロール群が用いられているかに注意し，そこからよく学ぶことが大切です。コントロール群は，ランダムに割り付けるのが一番で，簡易サンプリング convenience sampling は避ける必要があります。ランダム割り付けによるコントロール群の設定が不可能な場合には，研究の種類によっては，定期的に行政的に実施される大規模調査のデータを利用することもできます。たとえば，米国の Behavioral Risk Factor Surveillance System などがその例です（Byrne ら，2011）。前後比較試験 before-after design では，コントロール群がないため，因果関係を証明することは非常に困難です。

フォローアップ計画の立案

第52則　患者にとって重要なQOLアウトカムには十分なフォローアップ期間を設ける。

　研究計画を立てるときには，フォローアップ期間を平均よりも長めに設定するようにしましょう。整形外科領域の学術誌の中には，2年のフォローアップ期間を求めているものもあります。フォローアップ期間をどれほどにすべきかはアウトカムによって異なるため，必ず専門家に相談するようにしてください。

　長期のフォローアップが必要な場合には，対象者の氏名，住所，生年月日，性別，社会保障番号，保険証番号，婚姻状態，eメール，電話番号に加えて，患者の主治医，友人，親族などの氏名，住所，eメール，電話番号などを記録しておく必要があります。フォローアップから脱落した対象者が死亡したかどうかを確認するためには，（米国の場合）全国死亡登録 National Death Index（http://www.cdc.gov/nchs/ndi.htm）を利用することができます。米国では，1979年以降，国家保健統計センター National Center for Health Statistics が米国における全死亡のデータベースを維持しています。

第53則　フォローアップ期間の違いの扱い方に注意する。

　データの解析計画を立てるときには，治療群とコントロール群（対照群）で平均フォローアップ期間が違う場合のデータの扱い方を考慮しておく必要があります。各研究群で，「リスク時間 time at risk」（研究の開始からアウトカム／イベント発生もしくは脱落までの期間）を測定し，解析においては，そのリスク時間で調整します。なぜならこのリスク時間が重要な交絡変数 confounding variable となることが多いからです。コックスの比例ハザード分析 Cox proportional-hazards analysis では，死亡までの期間，もしくは最初のイベント発生までの期間に関連する要因の分析を行うことができます。これに対し，ポアソン回帰分析 Poisson regression では，イベントの回数に関連する要因の分析を行うことができます。しかし，いずれの手法も，いくつかの仮定が置かれているので，医学統計家に相談して用いるのが賢明です。

例10-1：フォローアップとバイアス
　たとえば，産業的ストレスに関するデータを分析する場合には，個々の対象者の就業期間（ストレスに曝露されていた期間）や，フォローアップの過程で紛れ込みやすい様々な種類のバイアスを考慮する必要があります。

　論文の中では，脱落した対象者の数や割合を示し，それが，結果に及ぼす影響について，Discussion のセクションで論じる必要があります。フォローアップ期間の違いを調整するために生存分析 survival analysis を用いる場合には，前提となっている仮定についてよく理解しておかなければなりません。仮定の1つは，打ち切り例 censored case と非打ち切り例 uncensored case の間に特性の違いがないというものです。この「打ち切りの独立性 independence of censoring」と呼ばれる仮定が成り立っているかどうかを検討できるように，統計家とよく相談して事前に計画を立てておく必要があります。

　「打ち切り censored」とは，研究者が最後にコンタクトした時点で生存していた症例のことで，生存分析では，研究に参加はしたものの，研究期間の途中でデータが得られなくなってしまった症例のことを指します。生存分析では，「打ち切り例」もデータに含めて計算が行われます。

　「割り付け重視の分析 intention-to-treat（ITT）analysis」とは，一旦治療群とコントロール群に割り付けられた患者は，たとえ治療へのアドヒアランスが悪くても，また治療内容が変わっても（訳注：

治療群の患者が治療を受けなくなったり，もしくはコントロール群の患者が治療を受けることになっても），あくまで，最初に割り付けた群の患者としてデータ解析を行うことを言います。これに対し，治療を当初の予定通りに完了した患者だけを介入群として分析に供することを，「プロトコール重視の分析 per protocol analysis」（あるいは，actual on-therapy analysis, on-randomized treatment [ORT]）と言いますが，この場合はバイアスが問題となり，論文が一流誌にアクセプトされる確率は著しく低くなります。一般には，両方の分析が実施され，「プロトコール重視の分析」結果の方は，Appendix に含められます。

INFORMATION
Baker(1986), Bulpitt(2013), Friedman(2003), Hulley ら(2013), Last ら(2000), Mausner ら(1985), Morton ら(2001)を参照

第11章

よくある批判を避けるために

査読者のコメント

第54則　よくある批判を予想して研究をデザインする。

　表11.1は，これまで査読した論文に最もよく見られた問題についての質問に対する査読者の回答をリストしたものです。

　Kassirerら(1994)は，批判を4つのカテゴリーに分類し，最も多いのは研究デザインに関するものだと述べています(図3.1)。これらの批判のポイントをよくわきまえて，研究計画の段階で十分に対策をとるようにしてください。

エディターのコメント

　表11.2は，これまで査読した論文に最もよく見られた問題についての質問に対するエディターの回答をリストしたものです。

　エディターが最も問題するのもやはり研究デザインですが，査読者が研究結果の解釈を重視しているのに対し，エディターは研究テーマの重要性を重視していることがわかります。

表 11.1a 投稿論文において最もよく見られる問題（査読者の回答）

- (a)コントロール群の設定の不備，(b)結論を強めるための画像データの操作もしくは修正，(c)大して医学の進歩につながらないような研究 incremental advance
- 質が悪い。データの過剰解釈。結論とデータとの乖離。結果の重要性に乏しく，その分野の進歩に大した貢献をすると思われない研究
- (a)過去の研究との相違点が曖昧，(b)文献検索の不足，(c)解釈の偏りや，結論に都合のよいデータのつまみ食い
- 研究デザインの不備，解析のパワー不足，データに基づかない考察や結論
- 目的が曖昧，投稿前の推敲が不十分で文法的間違いが多い，データに基づかない考察
- 方法と結果の記載が不十分，方法が不適切，結論が過剰に楽観的
- 結果の記述が不十分，研究テーマや結果に重要性が乏しい，考察が不十分
- 文章に厳密さが欠ける，結果の過大解釈，医学的意義のない有意差の過大な強調
- (a)タイポエラー，フォーマットの乱れ，文法的間違いの多さ，(b)統計解析を含め，方法論の説明が不適切あるいは不十分，(c)先行研究との食い違いを含め，研究結果と先行研究との比較検討や，公衆衛生・臨床医学・患者のケア・政策の観点から見た重要性の考察が不十分
- (a)結果の過大解釈，(b)Background のセクションが長すぎる，(c)方法論の記述が不明瞭
- 新規性の欠如，方法が不適切
- Methods のセクションが，他の研究者がその研究を再現（もしくは理解）できるほど詳細に記述されていない。結果，特に統計学的モデルの記述が不必要に複雑。相対効果や P 値が不必要に強調され，効果量 effect size の大きさがよくわからない。Introduction や Discussion の論旨が不明確
- 方法論が研究仮説にマッチしていない。医学的な妥当性が明確でない。研究仮説への思い込みが強すぎる。
- 文章が不明瞭。研究デザインや分析方法に対する知識が不十分。科学的仮説の要件についての理解が不十分
- (a)研究デザインが不備，(b)バイアスの評価が不十分，(c)結論がデータに基づいていない。
- 投稿誌のガイドラインを守っていない―原稿が長すぎるものが多い。内容が乏しい，誇張的，投稿誌のスコープに合わない。コメントにまともに回答せずに再投稿された論文
- (a)統計学的解析の質が低い，(b)結果の外的妥当性が低い，(c)データの質が疑わしい二次データを分析した研究
- (a)データ解析の不備（特に交絡の調整），(b)文献検索の不足（特に古典的な論文），(c)もっとよいサンプリングが可能だったはずなのに，一般性や結論への影響を考慮することもなく，安易なサンプリング（例：簡易サンプリング convenience sampling）を用いた研究
- 統計学的解析が不十分，文章の完成度が低い。
- 統計学的解析の厳密性の不足，結論と考察の乖離，方法論的不備（例：コントロール群の設定が不適切）
- (a)方法論の不備，(b)統計学上の問題，(c)結果と結論の乖離
- (a)用いた方法の記述が不明瞭，(b)方法論の不備，(c)Introduction や Discussion で書くべき必要なポイントが抜けている。
- 方法論の記載が不明瞭，結果の重要性の過大解釈，大した進歩をもたらさない研究
- (a)データの不備（例：コントロールの不備あるいは欠如，対象者数が少ない，フォローアップ期間が短い，統計解析が不適切），(b)結論の過剰な拡張―証明していないことを証明したと主張，(c)読みづらいほどの英語の不備
- 文章が稚拙，有益な情報を含まない，方法論が不備
- 研究デザインが不備，仮説が不明瞭，対象者数が少ない。
- (a)文章が稚拙，(b)方法論の記述が不十分あるいは不明瞭で，他の研究者による再現が不可能と思われる研究，(c)結論が過度に楽観的あるいは誇張的
- データ報告の様式が，国際的なガイドライン（例：PRISMA, CONSORT）に沿っていない。仮説の立て方が稚拙。考察や結論がデータあるいは研究デザインにそぐわない。

表 11.1b　投稿論文において最もよく見られる問題（査読者の回答）[a]

研究デザイン
- 研究デザインの不備
- 方法論の記述が曖昧もしくは不適切
- データのバイアスもしくはサンプリングの不備
- コントロールが不適切あるいは欠如
- 研究方法の欠陥や不備
- Methods セクションの記載が不備でどのように研究が行われたかが不明
- 研究方法の記述が不十分あるいは不明瞭で，他の研究者による再現が不可能と思われる研究
- 仮説が明確でない，あるいは仮説の立て方が不備
- サンプルサイズが小さすぎる。
- サンプルがランダムに集められていない。
- 統計解析が不十分
- 多変量解析が必要なのに単変量解析しか実施されていない。

結果の解釈
- 結論がデータに基づかず，誤っている。
- 結果に基づかない結論
- 結論の過剰な拡張─証明していないことを証明したと主張
- 結論が過度に楽観的で些細な結果を過剰に誇張している。
- 不備なデータに基づく結論
- 推論が研究デザインにふさわしくない。
- データの過剰解釈
- 結果が実践や政策に結びつかない。
- 結果の解釈が一面的
- 考察が不適切

研究テーマの重要性
- 結果の重要性の過大解釈
- ほとんど医学の進歩につながらない incremental value
- 既存の研究の焼き直し
- リサーチクエスチョンの重要性が乏しい。
- 研究テーマの意義や得られた情報の有用性が乏しい。
- 読者にとって面白みがない。
- 医学的重要性が非常に乏しい。

結果の提示の仕方
- データ報告の様式が，国際的なガイドライン（例：PRISMA, CONSORT）に沿っていない。
- 焦点が不明確
- まとめ方が稚拙
- 文章が稚拙
- Introduction や Discussion で必要なポイントが抜けている。
- 読みづらいほどの英語の不備
- 結論が，データや研究デザインから乖離

[a] 査読者質問票（付録B）の質問1より。表11.1aは，この第2版のために実施した調査の結果で，表11.1bは，第1版の調査結果に基づく。

表 11.2a　投稿論文において最もよく見られる問題（エディターの回答）[a]

- 記述が不明瞭，情報が不十分，結果と結論の乖離
- 論文のまとめ方が稚拙，文献の検討が不十分，乱掘的統計解析 fishing expeditions（訳注：むやみやたらと検定を行うこと）
- (a)英語表現や文法の不備，(b)長い歴史のある先行研究のレビューを怠り，重要な文献を見落としたまま立てられた研究仮説，(c)結論の行きすぎ overreach あるいは控えすぎ under reach
- (a)結果の過剰解釈，(b)結果の示し方がわかりづらい，(c)方法論の限界の認識が不十分
- 測定された項目の一部しか含まれていない，フォローアップ中のデータの欠失，研究の限界に関する記述が不明瞭
- 研究の必要性についての説明が不十分，文献の引用が偏っている（例：米国の研究者は米国以外の文献を引用しない傾向がある），その結果を得るに至った経緯が説明されていない。
- (a)多変量解析における交絡の調整が不適切，(b)結論の行きすぎ，(c)データの小分け data splitting
- 投稿規定を全く無視，あるいは十分に守っていない。どのように研究が行われ，どのようにデータが解析されたかが判断できない，データの過剰解釈
- 結果の行きすぎた解釈，研究の強みの過大評価と弱みの過小評価，研究対象集団やデータ収集法の記述が不明瞭
- 方法論の不備，先行研究との関係が不明，リサーチクエスチョンが不明瞭
- (a)統計解析の事前検討の不足，(b)介入の効果量の過剰推定，(c)関連 association と真の因果関係の区別ができていない。
- 証明できていないのに証明したと主張，読者の興味をひかない研究テーマ，データに新規性がない。
- (a)新規性がない，(b)統計学的パワーの不足，(c)不適切なデータベースの使用
- 文献の扱い方の不備—文献のフォーマットの誤り，文献が孫引きで原著が引用されていない，文献がその内容とは違う意味で引用されている，表現が曖昧，記述が大雑把
- (a)新規性の過剰な強調，(b)文章が稚拙，(c)画像に修正が加えられた可能性
- (a)統計学的予測モデルの妥当性の検討が不十分，(b)不適切な統計学的モデルの選択，(c)欠測データの扱い方が不明瞭
- (a)リサーチクエスチョンの不備，(b)研究デザインの欠陥，(c)データ解析が研究者の思い込みで操作された可能性
- (a)データマイニング data mining（むやみやたらな検定の実施），(b)データの小分け salami slicing，(c)バイアスや交絡の検討の不備
- 研究のインパクトや意義が低い，データの十分な裏付けを欠く結論，研究デザインやデータの解釈の不備

表 11.2b　投稿論文において最もよく見られる問題（エディターの回答）

研究デザイン
- 統計解析の事前検討の不足，データマイニング data mining
- 研究デザインの不備もしくは欠陥
- 方法論が稚拙で，結果にも誤りがあると思われる研究
- 交絡因子の調整がなされていない。
- 方法論の厳密性の欠如
- プロトコールの不備
- 妥当性 validity や信頼性 reliability の欠如
- 適切な統計解析が用いられていない。
- 比較が適切に行われていない。
- まともな統計解析がなされていない，あるいは実施が不適切
- 意味のある結果が得られないほど症例数が少ない（統計学的パワーの不足）。

表 11.2b （つづき）

・研究テーマに不向きなデータベースが用いられている。

結果の解釈
・証明できていないのに証明したと主張
・介入の効果量 effect size の過大評価
・関連 association と真の因果関係の区別ができていない。
・結果と結論の乖離
・結果に基づかない結論
・統計解析の結果の機械的な解釈（意味のありなしを P 値だけで判断する姿勢）
・不適切な推論
・他の論文との食い違いについての説明や考察が不十分
・方法論的欠陥が認識できていない。
・結果の重要性の過大評価
・データに基づかない結果の解釈
・先行研究との関係における研究の位置づけが不明瞭，文献検索が不十分
・バイアスや交絡の検討の不備

研究テーマの重要性
・インパクトや意義の大きさに欠ける論文
・リサーチクエスチョンが取るに足らない。
・ほとんど医学の進歩につながらない incremental advance
・あまり読者の興味をひかない。
・データの新規性がない，新規性の過剰な強調
・オリジナリティの欠如
・何も新しさがない，新しい情報を十分提示できていない。
・一般化のできない研究
・単なる既存研究の模倣で，新しい情報を含まない論文
・リサーチクエスチョンが曖昧

結果の提示の仕方
・乱掘的統計解析 fishing expeditions（訳注：むやみやたらと検定を行うこと）
・記述がだらだらと冗長
・あまりに自己宣伝的
・文法，構文，スペリングなどの誤りが多い。
・十分なデータに基づかない考察や結論
・まとめ方が稚拙
・統計学的予測モデルの妥当性の検討が不十分
・統計学的モデルの選択が不適切
・欠測データの扱い方が不明瞭
・文章が稚拙，Abstract のまとめ方が稚拙
・何を言いたいのかがわかりづらい論文
・まとめ方が稚拙
・データを小分け salami slicing して書かれたと思われる論文
・画像に修正が加えられた可能性
・データ解析が研究者の思い込みで操作された可能性
・文献の扱い方の不備—文献のフォーマットの誤り，文献が係引きで原著が引用されていない，文献がその内容とは違う意味で引用されている。
・文章表現が曖昧で，詳細が不明な論文
・データを小分けにしたような論文

[a] 査読者質問票（付録B）の質問1より．表 11.2a は，この第2版のために実施した調査に基づき，表 11.2b は，第1版の調査結果に基づく．

第12章

出版されやすい論文を書く

手持ちの材料をどのように論文原稿にまとめあげるか

第55則　手持ちの情報をできるだけ早く論文の各セクションにまとめ上げる。

　データ収集を開始する前に，論文執筆に向けて明確な計画を立てておくことが大切です。そうすれば，手持ちの情報を効率的に文章化していくことができます。医学的論文の原稿の一般的構成は，表12.1に示した通りです。

　論文を書き出す前には，必ずアウトラインを書くようにしてください。優れたメンターなら必ずそうするように指導し，それを手伝ってくれるはずです。また，優れたメンターは，たとえば，「論文を書きなさい」といった指示ではなく，次の月曜日までに表1を仕上げて持ってきなさい」といった具合に，タイムフレームを明確にした指示を出してくれるはずです。

表12.1　論文原稿の構成とページ数の典型例

セクション	ページ数[a]
カバーレター	1～2
タイトルページ	1
Abstract（要約）とキーワード	1～2
本文	
Introduction（序文）	1
Methods（方法）	4～6
Results（結果）	3～4
Discussion（考察）（結論を含む）	3～5
Acknowledgments（謝辞）	1
References（文献）	3
表（タイトルと脚注を含む）	3
図の脚注 figure legend	1
図	4
合計	26～33

[a] ここでのページ数は，ダブルスペースでのページ数。ただし，カバーレターはシングルスペース

投稿誌を選ぶ

第56則　論文を書く前に，どの学術誌に投稿するかを決めておく．

　データの質や研究テーマに対する読者の興味を考慮した上で，最もふさわしいと思われる学術誌を決定します．その分野で最も権威のある学術誌が必ずしも最もふさわしいとは限りません．研究者の中には，とりあえず，まず一流誌に投稿するという人もいますが，こうした学術誌は採択率が低いのが普通で，あまりやりすぎると，明らかに不適切な論文を投稿してくる"常連"として不名誉な評判をとる危険があるので注意が必要です．投稿誌を選ぶにあたっては，以下のポイントを考慮する必要があります．

- 読者の興味
- インパクトファクター
- 読者数（発行部数）
- 採択率
- 出版までの期間の長さ

　表12.2から表12.5は，一部の学術誌について，発行部数，インパクトファクター，採択率を示したものです．出版までの期間とは，採用されてから出版されるまでの期間のことで，15年前は，平均7か月でしたが，最近では大幅に減少し，たとえば，New England Journal of Medicineでは3か月となっています．

　インパクトファクターは，学術誌間を比較するのに有用な指標で，その学術誌に掲載された論文が

表12.2　医学分野での主な電子ジャーナル

1. The New England Journal of Medicine
2. Nature
3. Proceedings of the National Academy of Sciences of the United States of America（PNAS）
4. Journal of Biological Chemistry
5. Cell
6. The Journal of Neuroscience
7. Circulation
8. Blood
9. Pediatrics
10. The Lancet
11. Nature Neuroscience
12. Nature Genetics
13. Neuron
14. Cancer Research
15. Nature Medicine
16. The Journal of Immunology
17. Nature Methods
18. Clinical Infectious Diseases
19. Nature Biotechnology
20. NeuroImage

注：Vanderbilt University Eskind Biomedical Libraryの2015年学術誌利用統計より

表 12.3　一部の医学誌のインパクトファクター

学術誌名	インパクトファクター
CA: A Cancer Journal for Clinicians	144.80
The New England Journal of Medicine	55.87
Chemical Reviews	46.57
The Lancet	45.22
Nature Reviews Drug Discovery	41.91
Nature Biotechnology	41.51
Nature	41.46
Annual Review of Immunology	39.33
Nature Reviews Molecular Cell Biology	37.81
Nature Reviews Cancer	37.40
JAMA (Journal of the American Medical Association)	35.29
Science	33.61
Cell	32.24
Nature Genetics	29.35
Nature Medicine	28.22
Journal of Clinical Oncology	18.44
Annals of Internal Medicine	17.81
BMJ (British Medical Journal) 17.45	17.45
Circulation	15.07
JAMA Internal Medicine	13.12
Proceedings of the National Academy of Sciences of the United States of America (PNAS)	9.67

注：最初の 10 誌は，インパクトファクターのトップ 10 で，それ以外は，著名な学術誌から選択
出典：ISI Web of Knowledge, Journal Citation Reports, 2014 JCR Science Edition, Thomson Reuters; あるいは，学術誌からの直接の情報

表 12.4　一部の学術誌における一般投稿論文の推定採択率

学術誌名	一般投稿論文の推定採択率(%)	インパクトファクター[a]
The New England Journal of Medicine	<5[b]	55.87
Nature Genetics	5[c]	29.35
The Lancet	5[d]	45.22
Science	<7[e]	33.61
Annals of Internal Medicine	7[f]	17.81
BMJ (British Medical Journal)	7[g]	17.45
Nature	8[h]	41.46
The Journal of Clinical Investigation	8.7[i]	13.26
JAMA (Journal of the American Medical Association)	9.5[j]	35.29
Circulation	11[k]	15.07
Gastroenterology	10〜12[l]	16.72
Journal of Bone and Joint Surgery British Volume	12.5[m]	3.31
Circulation Research	13[n]	11.02
JAMA Internal Medicine	13[o]	13.12
Diabetologia	<15[p]	6.67
Cell	10〜20[q]	32.24

表 12.4 （つづき）

学術誌名	一般投稿論文の推定採択率(%)	インパクトファクター[a]
Mayo Clinic Proceedings	15〜20[r]	6.27
Proceedings of the National Academy of Sciences of the United States of America（PNAS）	18[s]	9.67
JAMA Surgery	19[t]	3.94
Academic Medicine	20[u]	3.06
Emergency Medicine Journal	20[v]	1.84
The Journal of Pediatrics	22.8[w]	3.79
Journal of Ultrasound Medicine	26[x]	1.54
Diabetes	34[y]	8.10

注：採択率 acceptance rate は，学術誌の web サイト，もしくは学術誌のエディターやスタッフからの個人的情報による。
[a] ISI Web of Knowledge, Journal Citation Reports, 2014 JCR Science Edition, Thomson Reuters, あるいは学術誌からの直接の情報による。
[b] New England Journal of Medicine のスタッフからの情報
[c] http://schpubreviews.blogspot.com/2015/01/nature-genetics-with-abbreviation.html.
[d] http://www.thelancet.com/lancet/information-for-authors.
[e] http://www.sciencemag.org/site/feature/contribinfo/faq/#pct_faq.
[f] http://annals.org/public/press.aspx.
[g] http://www.bmj.com/about-bmj/resources-authors.
[h] http://www.nature.com/nature/authors/get_published/.
[i] https://acr.confex.com/acr/2011/recordingredirect.cgi/id/404.
[j] http://jama.jamanetwork.com/article.aspx?articleid=2110953&resultClick=3.
[k] http://circ.ahajournals.org/site/misc/stats.xhtml.
[l] http://www.gastrojournal.org/content/authorinfo.
[m] http://www.bjj.boneandjoint.org.uk/site/menubar/info_authors.xhtml.
[n] http://circres.ahajournals.org/site/misc/stats.xhtml.
[o] http://archinte.jamanetwork.com/public/About.aspx.
[p] http://www.diabetologia-journal.org/aboutthejournal.html#supplements.
[q] Based on an e-mail from the Editorial Operations Supervisor from January 2016.
[r] http://www.mayoclinicproceedings.org/content/aims.
[s] http://www.pnas.org/site/authors/authorfaq.xhtml.
[t] http://archsurg.jamanetwork.com/public/About.aspx.
[u] http://journals.lww.com/academicmedicine/Documents/Academic%20Medicine%20Frequently%20Asked%20Questions%20for%20Authors.pdf.
[v] http://emj.bmj.com/site/about/.
[w] http://journalinsights.elsevier.com/journals/0022-3476/acceptance_rate.
[x] http://www.jultrasoundmed.org/site/misc/about.xhtml.
[y] http://diabetes.diabetesjournals.org/site/misc/stats.pdf.

他の研究者からどれほど引用されたかを示すもので，その学術誌に掲載された論文が過去2年間に他の研究者の論文に引用された回数を，その期間にその学術誌に掲載された論文の数で割った値のことです。たとえば，ある学術誌に2014年と2015年に掲載された論文数が400で，それらの論文が2016年に出版された他の論文に2万回引用されたとすれば，インパクトファクターは，50.0（20000/400）となります。

　学術誌のインパクトファクターを知るには，Science Citation Index/Journal Citation Reports を参照するか，大学の医学図書館の司書に相談してください。Web of Science, Journal Citation Reports では，医学の領域ごとに，インパクトファクターによって学術誌がランク付けされています。
　たとえば，以下の手順で見ることができます。

表12.5 著名な医学・生物医学関係誌の一部

学術誌名	インパクトファクター[a]	採択率(%)
1. The New England Journal of Medicine	55.87	<5[b]
2. Science	33.61	<7[c]
3. Nature	41.46	7.8[d]
4. JAMA (Journal of the American Medical Association)	35.29	9.5[e]
5. The Lancet	45.22	5[f]
6. Cell	32.24	10〜20[g]
7. Annals of Internal Medicine	17.81	7[h]
8. Proceedings of the National Academy of Sciences of the United States of the America (PNAS)	9.67	18.0[i]
9. The Journal of Clinical Investigation	13.26	8.7[j]
10. Nature Genetics	29.35	5[k]

注:一般投稿誌の推定採択率
[a] 2014年のインパクトファクター。Thomson Reuters Journal Citation Reports あるいは,学術誌のエディターやスタッフからの個人的情報による。
[b] New England Journal of Medicine のスタッフからの情報
[c] http://www.sciencemag.org/site/feature/contribinfo/faq/#pct_faq.
[d] http://www.nature.com/nature/authors/get_published/.
[e] http://jama.jamanetwork.com/article.aspx?articleid=2110953&resultClick=3.
[f] http://www.thelancet.com/lancet-information-for-authors/how-the-lancet-handles-your-paper.
[g] E-mail communication from the Editorial Operations Supervisor, January 2016.
[h] http://annals.org/public/about.aspx.
[i] http://www.pnas.org/site/authors/authorfaq.xhtml.
[j] https://acr.confex.com/acr/2011/recordingredirect.cgi/id/404.
[k] http://schpubreviews.blogspot.com/2015/01/nature-genetics-with-abbreviation.html.

・Subject Category で目的とする雑誌が含まれるカテゴリーを指定する(例:Endocrinology & metabolism)
・Impact Factor でソートして目的とする雑誌のインパクトファクターを見つける。

その学術誌が PubMed に含まれているかどうか,MEDLINE にリストされているかどうかは,http://www.ncbi.nlm.nih.gov/nlmcatalog/journals を参照してください。こうしたリストの存在を気に留めない研究者も少なくありませんが,自分の論文をできるだけ多くの読者の目に触れるようにするには,こうした情報も知っておく必要があります。

せっかく投稿しても,多くの投稿論文がリジェクトされています。しかし,だからと言って,同じ論文を同時に複数の学術誌に投稿すること(二重投稿)は,倫理的に許されないことです。何が二重投稿にあたるかについては,明確なガイドラインが,New England Journal of Medicine に掲載されているので参照してください(Kassirer ら,1995)。ただし,投稿前の問い合わせ presubmission inquiry(訳注:論文がその学術誌のスコープ合うかどうかの問い合わせ)を同時に複数の学術誌に行うことは認められています。

論文執筆者のためのガイドライン

第 57 則　投稿予定誌の投稿規定をよく読み，それに従うこと。

　一般的事項は，「生物医学雑誌への統一投稿規定(Uniform Requirement for Manuscripts Submitted to Biomedical Journals)」(付録 A 参照)に従わなければなりませんが，もっと重要なことは，投稿予定誌の投稿規定をよく読みそれに従うことです。エディターと査読者からは，ほとんどの著者が投稿誌のフォーマットや方針を守っていないというクレームが寄せられています。たとえば，ある査読者は，「権威ある学術誌にアクセプトされようと思えば，その学術誌のスタイルをきちんと踏まえたものでなければならない」と述べています。

論文の長さを考える

第 58 則　論文は投稿予定誌に掲載されている論文の平均長よりも少し短めとする。

　図 12.1 は，おそらく本書で一番重要なグラフかもしれません。この図を頭に入れながら，投稿予定誌に掲載されている原著論文を，いくつか読んでみてください。第 1 章の基本 20 原則の中で指摘したように，論文の長さは，投稿予定誌の論文の平均長に近いか，できれば少し短めに書くようにし，逆に，最初の投稿のときは，表や図は，平均より少し多めにするようにします。もちろん，ガイドラインに従うことは非常に重要ですが，図やグラフは例外で，(訳注：論文をわかりやすくする限りにおいて)若干多めでも許されます。

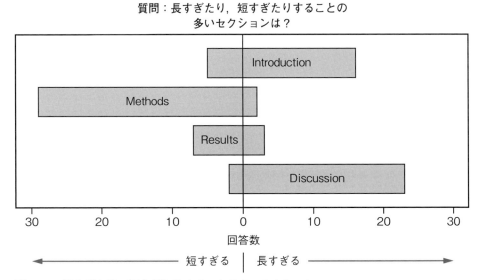

図 12.1　長すぎたり，短すぎたりすることの多いセクション
査読者質問票(付録 B)の質問 5 と 6 より。カイ二乗検定で，$P<0.001$

> **アドバイス**
> （長くすべきか短くすべきかと）迷ったら，短めに。

　文章やパラグラフは短くまとめましょう。よい論文の条件は簡潔であることです。短すぎることが多いのはどのセクションかというアンケート調査に対して，あるエディターは，「どれも長すぎる！」と回答しています。

　学術誌は，一般に，論文の長さを単語数で制限しており，New England Journal of Medicineは，論文の長さを2700語以内とするように求めています。また，British Medical Journalは，今は単語数による制限は設けていませんが，約4000語程度を推奨しています。

　論文の長さを調節するには，2つの方法があります。その1つは，チームの誰かがまず最初の原稿を書いて共著者のコメントを求め，それらをすべて参考にしながら，余計な部分をそぎ落とすという方法，もう1つは，あらかじめ各セクションにページ数（表12.1）を設定してから書き始めるという方法です。一般には，後者の方がはるかに効率的です。

　あらかじめ，論文の執筆の仕方について詳しい計画を立てておくようにしましょう。各セクションで書くべき内容の見出しを詳しく作成しておけば，長すぎたり，複雑すぎたり，あるいは引用文献が多すぎるなどといった問題を避けることができます。

　論文に，学位論文 dissertation（訳注：冊子のように分厚い学位論文のこと）のように，あまりに多くの変数，仮説，文献を盛り込むのは賢明とは言えません。論文は極力簡潔なものにするよう心がけてください。重要なことは，エディター，査読者，そして最終的には，その学術誌の読者に，研究結果の確実さや有用性を納得させることであることを，忘れないことです。あの有名な病理学者ルドルフ・ウィルヒョウ（Rudolf Virchow）は，「読者の関心を引き付けるには，何よりも簡潔に書くことだ」と述べています（Familiar Medical Quotations, 1968）。

査読者やエディターとのやり取り

第59則　査読者のご機嫌を損ねないこと

　図12.2は，アンケートの回答から，投稿論文がただちにリジェクトとなる原因を多い順にならべたものです。20年前には，結論や考察の甘さが，リジェクトの最も多い理由としてあげられていましたが（Abbyら，1994），現在では，研究方法や統計解析の不備が最も多い原因であることがわかります。

　また表12.6は査読者が悩ましく感じる論文の特徴とそれに対する対策をまとめたものです。

第60則　エディターのご機嫌を損ねないこと

　エディターも査読者同様，多くの問題に悩まされていますが，エディターは統計学上の問題をより重視する傾向があります。表12.7にエディター対策のポイントを示したので参考にしてください。

　あるエディターは，次のように述べています。「私はこれまで，外国から投稿されたたくさんの論文を査読してきて，そうした論文には忍耐をもって接してきたが，英語を母国語とする著者がひどい原稿を送り付けてくるのだけはどうにも我慢ならない」。

　図12.3に見られるように，最もよく見られる問題は，データのまとめ方/書き方 presentation の拙さと考察の甘さです。

　臨床試験の場合，エディターは，統計解析が事前に計画されているか，しかるべきレジストリー（例：ClinicalTrials.gov）に登録されているかどうかをチェックし，また，注目度の高い論文となる

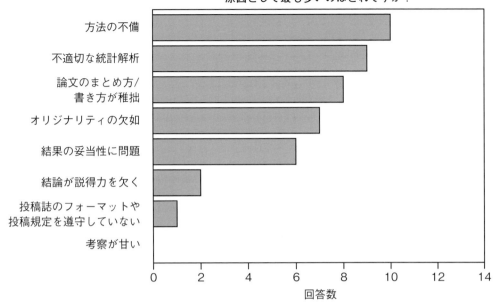

図 12.2 投稿論文がリジェクトとなる原因として多いもの
査読者質問票(付録 B)の質問 16 より。カイ二乗検定で，$P = 0.073$

表 12.6 査読者を悩ませないために

査読者が最も悩ましく思うこと
- 抄録の切れ味が悪く，方法の記述が不明瞭な論文。こうした論文は査読者の頭痛の種となる。「頭痛」を起こすような論文は困る。
- 稚拙な論文を読むのは苦痛。若い研究者は論文の書き方を知らないことが多いので，論文の丁寧な事前チェックはシニアオーサーの義務だ。私が研究を始めたころ，シニアオーサーが論文を改善するために徹底的に指導してくれた。指導はかなり厳しかったが，そのお陰で，その後論文は常にアクセプトされるようになった。
- 数値(特に表)の計算が合わない。議論やデータのまとめ方が稚拙
- 文法的な間違いの多い論文。論理の運びが稚拙な論文
- 文法的ミスの多い論文(構文 syntax や句読点)，あるいは研究の妥当性を判断できないほどMethodsの記述が不十分な論文。こうした論文は，リジェクトもしくは再投稿の扱いとなり，それらが修正された時点で漸く査読の対象となるが，その後それ以外の様々な問題が指摘されることになる。
- 記述や概念化が稚拙；冗長；副詞の使いすぎ
- 自分の過去の論文をやたらと引用した論文
- 語数制限を大幅に超過した論文；社会的(臨床的)意義についての議論が不十分な論文
- 文法的の誤りが多い論文。新規性のない論文—似たような先行研究が多いのにろくに文献検索もされていない論文。表のまとめ方が稚拙もしくは不適切な論文。"More research is needed..."で終わるような考察
- シニアオーサーがろくに事前チェックもせずに，英語が間違いだらけで投稿されたような論文
- 方法論が弱い論文
- データのまとめ方が稚拙で明らかな間違いを含む論文
- 自分の論文ばかりをやたらに引用した自己宣伝的 self-promoting な論文

表 12.6 （つづき）

査読者を悩ませないための対策

Methods セクション
・適切な方法と研究デザインを用い，かつそれらを明確に記述する。
・リサーチクエスチョンを明確に示す。

Results セクション
・重要な内容で表で示せるものは表で示す。
・単純明解でわかりやすい表と図を用いる。
・複雑な表は避け，なるべく単純化する。

論文のまとめ方/書き方
・データは客観的に提示し，Discussion のセクションを読まなくても，読者自身が自分でデータの解釈ができるようにする。
・論理的に記述する。
・標準的な英語表現を用いる。
・簡潔にまとめる
・スムースに読み進められるように記述する。
・原稿は細心の注意を払って書く。
・タイプミスがないようにする。
・不必要に複雑にしない。
・情報を選択して適確に要約する。

統計解析
・適切な統計解析を用いる。
・明らかなバイアスは事前に避けるか統計学的に調整する。
・用いたすべての統計学的手法を説明する。
・ことさら難しい統計学的手法を用いて一見科学的に見せるような "粉飾 snow job" をしない。

Discussion セクション
・得られた知見の臨床的意義を説明する。

オリジナリティ
・オリジナリティのある研究成果だけを投稿する。

結論
・研究成果にどのような実用性があるかを説明する。

投稿規定の遵守
・投稿誌の投稿規定を守る。
・著者の数が対象者数よりも多いといった愚を避ける。

表 12.7　エディターを悩ませないために[a]

エディターが最も悩ましく思うこと
・自誌のフォーマットや投稿規定を守らない。他の学術誌のスタイルで投稿する。
・研究の重要性を誇張しすぎること，わざと目立つような書き方をすること
・何のために（＝どういう知識のギャップを埋めるために）研究を実施したかが不明瞭な論文
・書き方が稚拙で，すぐには理解できないような Abstract
・主要エンドポイントが明確でない論文
・ジャーゴン jargon（不要な専門用語，勿体ぶった表現など）や文法的間違いが多い論文
・ページ番号が打っていない，ダブルスペースになっていない，文法的間違いが多い論文
・概念化が不十分な論文
・書き方が稚拙：文法の間違いやミスタイプが多い，書き方がずさん

表 12.7 （つづき）

- 英語の学術誌に投稿したいのなら，適切な英語力を持った人が論文を書くべき
- 投稿規定を守っていない論文
- 何が言いたいのか理解し難い論文，ミスタイプ，スペルミス，文法の間違いの多い論文は，査読に回せない。
- 記述が詳細を欠くため，その価値が判断し難い論文
- 何が言いたいのかを理解するのにかなりの努力がいる論文

エディターを悩ませないための対策

Methods セクション
- 研究デザインが適切であることを示す。
- 研究テーマを明確にし，それを論理的に証明するのにふさわしい研究方法をとる。

Results セクション
- 表や図の数を適度にとどめる。
- 表や図に適切な説明を加える。
- 表や図の内容と本文の間に食い違いがないようにする。

論文のまとめ方/書き方
- 結果を正確に要約し，適切な推論を行い，偶然誤差や系統誤差について適切に論じる。
- 明快かつ簡潔で興味深い内容とする。
- 研究が論理的かつ緻密に行われたことを示す。
- 記述を論理的に組み立てる。
- スペルミスや文法上の誤りがないようにする。
- 投稿原稿は丁寧にかつ誤りがないように仕上げる。
- 記述の重複を避ける。
- 明快で正確な言葉を用いる。
- 投稿する前に，原稿を綿密にチェックする。

統計解析
- 適切な統計解析を実施する。
- 不必要に難解な統計学的手法を用いるという愚を犯さない。
- 自分自身がその統計解析を理解できていることを示す。

Discussion セクション
- Introduction, Discussion, 結論で，同じ内容を繰り返さない。
- 研究結果の重要性を誇張なく説明する。
- 研究結果の意義を理解できていることを示す。

オリジナリティ
- 研究結果の科学的(医学的)意義を説明する。
- 研究結果の医学的意義とフォローアップ後の結果を示す。

結論
- 結論は Results と Methods に書かれた内容の裏付けのあるものとする。
- 結論は，適切な研究デザインに裏付けられた，説得力のある，かつ科学的にバランスのとれた内容とする。

投稿規定の遵守
- 投稿予定誌の投稿規定に従って原稿を作成する。
- 文献の記載法は，投稿予定誌のフォーマットに完全に従う。
- 投稿予定誌のスタイルを正確に守る。

[a] 査読者質問票(付録B)の質問 29

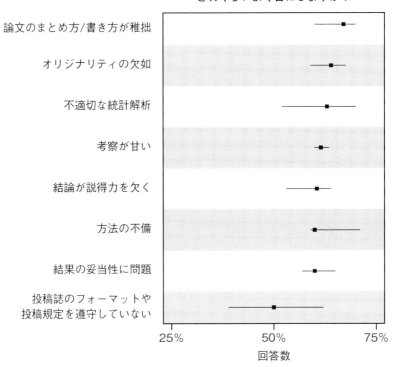

図 12.3 投稿された論文によく見られる問題の頻度
視覚アナログ尺度(VAS)法による回答(0%＝全くない～100%＝常にある)の中央値でランク付けし，ブートストラップ法で算出した95%信頼区間を示した。査読者質問票(付録B)の質問15より。フリードマン検定で$P=0.073$

ほど研究テーマが重要でデータの質が高い論文かどうかに注目します。

　さあ，ここまでで，研究計画(Planning)の段階が終りました。それでは，"POWER"の次の段階，つまり，研究の実施と分析(Observing)の段階に進むことにしましょう。

第II部 研究の実施と分析

OBSERVING

研究の実施と分析の段階でのキーポイント

・研究が予定通りにいかない場合にはどうしたらいいか？
・データをどのように分析したらいいか？
・臨床試験は登録されているか？
・事前の解析計画や中間モニタリング計画 interim monitoring plan が記述されているか？

第13章

データの収集と
欠測データの扱い方

データを収集する

第61則　科学的に厳密で再現性のある方法でデータを集める。

　研究テーマを決め，仮説を設定し，研究デザインを決めたら，次に行うのは，データの収集，言い換えれば，「観察 observation」です．この段階では，研究者はデータを集め，それを記録します．実験的研究や，ランダム化比較試験 randomized controlled trial などの場合には，介入（治療など）を実施して，データを収集しますが，どのような研究デザインを選ぶにしろ，重要なことは観察に伴いやすい問題点を認識しておくことであり，そうすればアクセプトされやすい論文を書くことができます．

　研究を成功させるためには，定期的にその進捗状況をモニターする必要があり，研究がプロトコール通りに進んでいるかどうか，完全かつ正確にデータが集められているかどうかを，毎月もしくは毎週，研究チームの会合を持って確認しなければなりません．

　研究参加者のリクルートが鍵となる研究の場合には，ResearchMatch.org（図13.1）を活用するという方法もあります．これは，研究参加者を探している研究者と臨床研究に参加したいと考えている個人とをマッチングさせるサービスを行っている web サイトです（Harris ら，2012, http://www.researchmatch.org）．

丁寧に記録をつける

第62則　研究上の取り決めはすべて記録しておく。

　記録様式を決めておけば，研究上の取り決め research decision の内容やその理由を，研究チーム全員が理解し，それに従うことが可能となります．そして，そのためには，研究の実施や解析のたびごとに記録を取り，それを時間的順序にしたがって整理し，プロトコールの付録として添付するようにします．

　以下の情報を電子ファイルに保存しておきます．

1. 研究上の取り決めに関する記録
2. プロトコールと，データのコード化や要約の仕方についての取り決め
3. データ収集票やケース報告票の見本
4. 引用文献にする予定の全文献のコピー
5. 投稿予定誌の投稿規定
6. 投稿予定誌に最近掲載された論文の例（見本として）

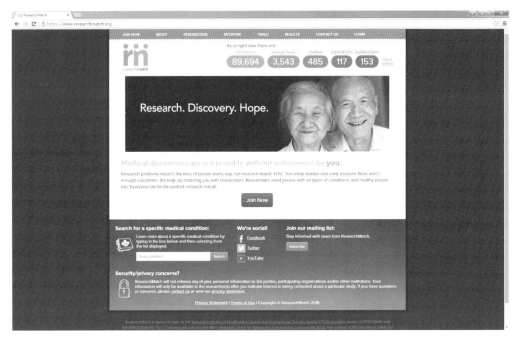

図 13.1　ResearchMatch.org.
臨床研究者が研究対象者を探すのを支援し，また研究への参加を望んでいる人々に適切なプロジェクトを紹介するための web サイト（Harris ら，2012，Paul Harris の好意による）

　これらの情報をきちんと整理して，いつでもアクセスできるようにしておけば，時間の節約にもなり，また，これらの情報は医学統計家 biostatistician がデータ解析をする際にも必要となります。研究チームの会議では，全員が研究プロトコールや取り決めに従って研究を実施しているかどうかを定期的に確認し，新たな取り決めを作成した場合には，その日付と理由を記録しておきます。そうすれば，研究の経過を明確に論文に記述することができます。

　論文を書くときには，取り決めがどのように適用されたかを時間的順序に沿って記述しなければなりません。さもないと，査読者から取り決めの合理性について疑念を抱かれる恐れがあります。たとえば，除外基準は包含基準の後に来るべきで，その逆はあり得ないはずです。記述には論理性が必要で，そうでなければ読者は混乱してしまいます。

　研究に，普通あまり用いられない化学物質を用いるときには，その出所，純度，力価，ロットナンバーを記録し，動物の場合は，その種や育種業者などの細かい情報を記録しておきます。

　論文の構成 (Introduction, Methods, Results, Discussion, Reference) に沿ったワードファイルを作成し，メモや文献などを，その都度そこに記録しておくようにしましょう。そうすれば，無駄な作業の繰り返しを省くことができ，データの分析が終わる前に，論文の一部がすでに完成していることになります。こうすれば，その都度問題を発見し修正することができるため，全体の整合性の高い論文を作成することができます。また，データセット，論文原稿，グラフ，表，研究プロトコールをきちんと記録・整理しておけば，次の研究者が論文を書く上でも非常に役立ちます。

第 63 則　適格基準を厳格に守る。

　研究の実施中には，予め取り決められた包含基準 inclusion criteria と除外基準 exclusion criteria をプロトコール通りに厳格に守るようにしなければなりません。これらの基準が，恣意的に変更されることがあってはならず，また変更する場合にはその理由を明確に記録し，かつそれがもたらす可能性のある統計学的あるいは医学的な影響について慎重に検討する必要があります。適格基準 eligibility criteria（包含基準と除外基準の総称，選択基準 selection criteria ともいう）を満たしているのに対象に加えられなかった人の数と，その理由についても記載しなければなりません。こうした情報を用いて，CONSORT チェックリスト（表3.2）を1つひとつ確認していくようにしてください。

第64則　用いたランダム化とブラインド化の方法を記述する。

ランダム化の実施方法については詳細かつ正確に記述しなければなりません。たとえば，ランダム化と治験内容の決定はどちらを先に行ったかといったことや，またブロック化（性別あるいは医療機関など，ある層内でランダム化を行うこと）を行った場合には，たとえば以下のように，その事実を記述します。

> "Randomization was performed with the use of permuted blocks with stratification according to hospital center."
>
> "A permuted, block-randomization plan was created with varying block sizes, with stratification according to hospital unit."

ブラインド化（盲検化）についても，どの対象者が，どの段階で，またどのような情報に関してブラインド化されたかを記述する必要があります。また，参加者は往々にして，自分がどの研究群に属しているかに気づくことがあり，そのためにブラインド化が損なわれることがありますが，それについても正直に記載しなければなりません。倫理的に問題がなくまた研究の向上につながる限り，極力ブラインド化を行うのが原則です。アウトカムが主観的なものである場合には，特にそれが大切です。

可能な限り，二重盲検法を用い，後に，それがどの程度計画通りに実施されたかを評価し，それに基づいて慎重に結果を解釈します。ランダム化をした場合には，試験の最後に，対象者に，自分がどの群に属していたかを必ず尋ね，実際の割り付けとの一致率を，カッパ係数で評価し，その結果を報告する必要があります。

生じる可能性のある問題を把握する

第65則　介入や対象者のアドヒアランスの詳細を逐次記録しておく。

アドヒアランス adhererance（コンプライアンス compliance）とは，研究参加者がプロトコールにどれほど忠実に従ったか，その度合を示す概念です。アドヒアランスが悪いと，研究結果に深刻なバイアスが生じる危険があります。したがって，読者が研究結果を正しく判断できるように，アドヒアランスの程度を正確に記録しかつ記述しなければなりません。ランダム化比較試験では，各研究群のアドヒアランスをどのようにモニターしたかについて説明することがとりわけ重要です。

手術手技に関する研究では，手術の適応 indication，術前，術後の状態について，正確に記載する必要があります。

プロトコールやデータ収集票の変更に関する調整や記録については，経験に富むリサーチナースの役割が極めて重要です。

第66則　欠測データを現代的な手法で扱う。

欠測データ missing data と，「なし」回答は，質的に異なるものであり，区別しなければなりません。何らかの事象（例：喫煙）の有無を測定するときに，「あり」だけを記入するような記録をしていると，データ分析をする際に，空白が，「なし」を意味するのか，欠測を意味するのかがわからなくなるという深刻な事態が生じてしまいます。こうした問題を避けるためには，「なし」は「なし」，

「あり」は「あり」と明確に記録することです．たとえば，質問の選択肢に「わからない」「まだ決めていない」「ない」といった項目を用意しておけば，欠測と混同することはありません．

　欠測データを取り扱う統計学的手法はありますが，それよりも，欠測データを生まない努力をすることの方が"はるかに"大切です．欠測を生まないような計画段階の配慮や研究実施中の監視といったわずかな努力をするだけで，欠測の量を大きく減らすことができます．欠測の最大許容数を予め定めておいて，それを超えないように監視するというやり方もあります．そして，研究チームのメンバーに，欠測を減らすことの重要性を十分教育することが大切です．チームの会合では，欠測の割合をグラフなどでリアルタイムで表示し，研究の質管理の一環として，全員で，絶えず欠測を減らす意思を確認するようにしましょう．対象者のフォローアップ状況を絶えず更新して，脱落を最小限にとどめる努力が必要です．重要なデータが欠測した場合には，必ずその理由を記録しておいてください．そして，論文に事前の解析計画について記述する際には，欠測を減らすためにどのような努力を行ったか，欠測をどのように扱ったかについて必ず記載するようにします．データが完全なケースだけを解析に用いる場合 complete-case analysis や，LOCF 法（last observation carried forward，訳注：欠測データを直近の先行観測値で補完する方法）や BOCF 法（baseline observation carried forward，ベースラインの観測値で補完する方法）などの単純な補完（代入）法 imputation method を用いる場合には，その正当性を説明できなければなりません．多重補完（代入）法 multiple imputation や尤度に基づく方法 likelihood-based method など，データから欠測値を推測するより最新の方法の使用も考慮の価値があります．その他にも，ベイズ統計学を用いた方法や，逆確率重みづけ法 inverse probability weight method などがあります．これらの方法を用いる場合には，医学統計家に相談してください．欠測のあるケースを削除するという方法はあまりお勧めできません．なぜなら，この方法で多変量回帰分析を行うと，1つでも欠測のあるケースはすべて解析から除外されてしまうことになり，深刻なバイアスがもたらされる恐れがあるからです．重要な変数については，欠測データのパターンを調べ，結論が欠測データに影響を受けない頑健なものであることを示すために，論文の付録に，感度分析やティッピングポイント分析 tipping-point analysis を含めるようにします．

INFORMATION
Donders ら（2006），Little ら（2012），Ware ら（2012）を参照

第 67 則　アダプティブ（適応的）デザインを用い，サンプルサイズをモニターする．

　研究の実施中に，サンプルサイズを再評価する必要があります．データ収集がある程度進むと，存在率（有病率）prevalence や効果量 effect size の現実的な推定値が明らかになってくることが多く，また，当初のサンプルサイズの推定値は，過大に見積もられていることが多いため，こうした新しい推定値に基づいてサンプルサイズを再計算すれば，研究の質を落とすことなく，効率化を図ることができます．アダプティブ（適応的）デザインは，予めルールを決めて行われますが，時間の節約になることが多いため，もっと多用されてよいと思われます（Lorch ら，2012）．アダプティブ（適応的）割り付け法 adaptive allocation methods は，研究実施中のアウトカムデータに基づいて割り付けを変更する方法で，この方法も臨床試験の効率を高めるのに役立ちます．こうした方法を用いた場合には，たとえば以下のように表現します．

　　"We used a group-sequential adaptive treatment-assignment design to minimize the number of participants exposed."

アダプティブ(適応的)デザインの詳細については，次の書籍を参考にしてください。Practical Considerations for Adaptive Trial Design and Implementation(He ら，2014)

第14章

データの解析:「再現性のある研究」のための統計解析

統計解析のための下準備

あるエディターから,統計解析について,以下の3つのアドバイスが寄せられています。

1. John Tukey はかつて次のよう述べている。「間違ったクエスチョンに対する正確な(再現性が高い)答えよりも,正しいクエスチョンに対する推論的な答え(しばしば曖昧)の方がよほどましだ」。
2. 医学統計家のアドバイスは,研究を始める前,研究の実施中,データを解析するとき,そして,論文を書く時,つまり,常にそのアドバイスを受けるのが望ましい。
3. 自分の研究に伴うバイアスを認識し,データの解釈にその影響を受けないようにしなければならない。

第68則　再現性のある統計解析を念頭においてデータベースを構築する。

　データ入力を行う場合には,適切で効率的なデータベースを用いる必要があります。データをスプレッドシートに入力する人もいますが,ほとんどの場合,それは非効率的であり,なるべくデータベースソフトや,Research Electronic Data Capture(REDCap)(Harris ら,2009)(図14.1)などのようなwebベースのデータ入力ソフトに入力するようにしましょう。こうしたソフトを用いると,入力が簡単なだけではなく,様々な種類の入力エラーを防止することができます。ただ,サンプル数が25未満で,変数が10に満たないような小規模の研究であれば,スプレッドシートでも事足り,あるいは統計ソフトのテーブルに直接入力することもできます。

　データは,極力客観的なものとし,再現性の低い主観的なデータは避けるべきですが,どうしても主観的データを集めなくてはならない場合には,少なくとも回答を数値化する必要があります(例:0=いいえ,1=はい)。主観的な質問の例としては,「その患者は入院中に転倒の危険がありましたか?」といった質問があります。また,ある段階を含むカテゴリー(例:患者の重症渡)などは,それぞれの段階を別々の変数にする(例:Stage 1 から Stage 4 をそれぞれ独立した2区分[2値]変数とする)のではなく,1つの変数として,1~4などの数値を入力するようにします。

　データ入力の原則は,MECE(mutually exclusive and collectively exhaustive[相互に排他的かつ網羅的]),つまり,回答間にオーバーラップがなく,かつ回答の選択肢がすべての場合を含んでいることです。

　いかに慎重に計画しても,ときに文字データが生じることがあります。そういうデータも,入力するときには,極力数値に変換しますが,その際には,判定(定義)を明確にしておかなければなりません。たとえば,ある患者の褥瘡の程度が Grade 2 あるいは 3 と思われる場合,それを 2~3 などと入力するのではなく,判定(定義)がはっきりするまで入力を見合わせます。

　データを文字で入力したり,無計画に入力することは避けましょう(図14.2)。後からデータの再コード化を行うはめになり,時間や費用の無駄になります。コンピュータのメモリや演算速度の格段

第14章 データの解析:「再現性のある研究」のための統計解析

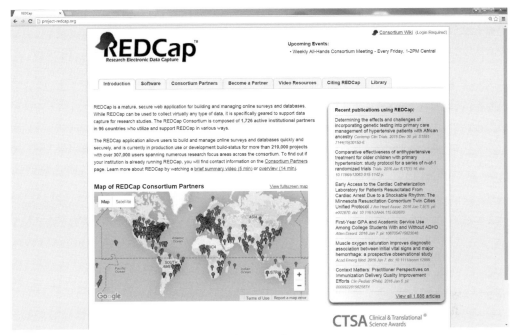

図14.1 Research Electronic Data Capture (REDCap).
これは,米国のバンダービュルト大学が開発した医学研究用のデータベースソフトで,契約した学術機関には,無料で提供される。
Harris ら (2009) を参照 (Paul Harris の好意による)

データ入力の10の鉄則

1. すべてもしくはほとんどのデータを数値で入力する。文字,言葉,文字列(例:NA,22%,<3.6),あるいは,絵文字 grawlix(例:*&#%!@?!,)などによるデータ入力は避ける。Excelでは,すべての列は,名前やコメント以外は,数値(もしくは日付)にフォーマットしなければならない。
2. 各列の最初の行には,文字で始まり8桁以下(スペースなし)の単純な列名を記入する。
3. 1つの列には1つの変数のみを記入する。
4. 2行目からは各行を1人の対象者に対応させ,データを記入する。
5. 各対象者の行の最初の列にはケース番号(例:1, 2, 3...)を記入し,医学統計家にデータを送る際には,対象者名や社会保障番号など,本人の特定につながる情報を削除する。スプレッドシートを保存する際には必ずパスワードを設ける。
6. ケースとコントロールは同じスプレッドシートに入力し,ケースとコントロールを区別する変数を設ける(例:ケース=1, コントロール=2)。
7. データはできる限り定量的なものとし,連続変数で入力する。
8. Word などのファイルに,列名や入力コードの意味,欠測の入力の仕方などをメモし,スプレッドシートと一緒に保存しておく。
9. データを集める前に,解析計画を十分に練り上げておく。
10. データを入力する前の時点と10例ほどを入力した時点で,医学統計家あるいは方法論に詳しい研究者にコーディングが適切かどうかを確認してもらう。

図14.2 データ入力のためのガイドライン

の進歩によって,現在では以前のようにデータを極力省スペースで入力するという必要はなくなりました。それよりも,後から多変量解析で自分の見たい関連を分析できるようなフォーマットでデータを入力しておくことの方がずっと大切です。

よくある間違いは，データ解析の経験のないプログラマーや医学生に手製のデータベースの作成を依頼することで，こうしたプログラムは，見てくれをよくするために，音が出るなど不必要な工夫が凝らされている反面，データベース自体は全く分析に向かないことが少なくありません（図 14.3）。

　一番良いのは，データ解析の経験豊かな研究者に，変数の入力の仕方や，データベースのデザインについて，最初から指導してもらうことです（図 14.4）。そして，プログラマーを雇ってデータベースを作ってもらうよりも，データベース管理ソフトや web ベースのソフト（例：REDCap）を用いる方が効率的です。

　変数名 variable name（フィールド名 field name）は，論理的で，覚えやすく，かつ統計ソフトで使えるものにしましょう（例：8 桁以下，スペースなし，最初は文字。たとえば，age, male_gender, bmi, diabetes など）。こうした変数名を用いれば，データベースから統計ソフトへのデータの移行が簡単になります。最近では，多くの統計ソフトで 8 桁以上の変数名が使えるようになっていますが，できるだけ短い変数名にするようにしましょう（表 14.1）。データベースへのデータ入力が完了したら，データ解析のために，データを統計ソフトに移行します。その際には，データベースソフトのレポート機能を用いるか，あるいは "File, Save As" のコマンドを用いて，統計ソフトがインポートできるファイルを作成します（例：CSV［comma-separated values］ファイル，あるいは Excel。表 14.2 を参照）。

　データベースから統計ソフトへの変換がうまくいかないときは，Stat/Transfer ソフト（Circle Systems）を用います。このソフトを用いれば，データベースと統計ソフトの種類を問わず，データを変換することができます。ほとんどの統計ソフトの最新バージョンでは，"File, Open, Data, and Files of type" とか "File, Save As . . . , Save as type." とかいった単純なコマンドで，様々なデータをインポートしたりエクスポートすることができるようになっています。

　データ変換は，以下のアドバイスに従えばより簡単に行うことができます。

・データはできる限り，1 枚のフラットファイルかスプレッドシートに保存する。
・1 行には，1 症例のデータ（1 レコード）のみが含まれるようにする。
・1 変数に 1 列を割り当てる（例：収縮期血圧と拡張期血圧を同じ列に入力するといったことは避ける）。
・科学的記数法を用いない（例：3.2×10^{-4} ではなく，0.00032 と入力する）。
・極端に小さい数値あるいは極端に大きい数値は，1～1000 の範囲の数値に変換する（例：0.0000023 グラムは，$2.3\,\mu g$ に直す。
・（各症例をその）属するグループに正しく振り分ける。また，範囲を示すようなデータ（例：25～50%）や不等号で示されたデータ（例：<65）は扱えないので，実際の値を用いる。後からカテゴリー化はできるが，カテゴリー化したものを後から実際の値に戻すことはできないので，入力時には，カテゴリー化した値よりも，実際の値を入力する。
・初めから体格指数 body mass index や肥満かどうか（はい／いいえ）で入力するのではなく，身長と体重を別々に入力する。
・欠測値には，特別のコード（例：999）を代入するか，空欄のままにしておく。
・コード化は一定のルールに従って行う。もし，ある質問で，"いいえ" を 0 とコード化したら，他の質問の "なし" も同じく 0 とコード化する。たとえば，

　　死産の経験はありますか？
　　　　いいえ：0　　はい：1
　　糖尿病の罹患
　　　　なし：0　　あり：1

・各症例のレコード番号には，常に固有の連続数字を用いる。

第14章 データの解析：「再現性のある研究」のための統計解析

	A	B	C	D	E	F	G	H	I	J	K
1	Comparison of Drug A and Drug B										
2	Drug A	Age of	Patient	Height	Weight	24hrhct	Blood pressure	Tumor	Race	Date	Complications
3		Patient	Gender	(inches)	(pound)			stage		enrolled	
4											
5	1	25	Male	61"	>350	38%	120/80	2-3	Hispanic	1/15/99	no
6	2	65+	female	5'8"	161	32	140/90	II	White	2/05/1999	yes
7	3	?	Male	120 cm		12	>160/110	IV	Black	Jan 98	yes, pneumonia
8	4	31	m	5'6"	obese	40	140 sys 105 dias	?	African-American	?	
9	5	42	f	>6 ft	normal	39	missing	=>2	W	Feb 99	
10	6	45	f	5.7	160	29	80/120	NA	B	last fall	n
11	7	unknown	?	6	145	35	normal	1	W	2/30/99	n
12	8	55	m	72	161.45	12/39	120/95	4	African-American	6-15-00	y
13	9	6 months	f	66	174	38	160/110	3	Asian	14/12/00	y
14	10	21	f	5'							
15											
16	Drug B										
17	1	55	m	61	145	normal	120/80 120/90	IV	Native American	6/20/	3
18	2	45	f	4"11	166	?	135/95	2b	none	7/14/99	n
19	3	32	male	5'13"	171	38	140/80	not staged	NA	8/30/99	n
20	4	44	na	65	?	40	120/80	2	?	09/01/00	n
21	5	66	fem	71	0	41	140/90	4	w	Sep 14th	y, sepsis
22	6	71	unknown	172	199	38	>160/110	3	b	unknown	y, died
23	7	45	m	?	204	32	140 sys 105 dias	1	b	12/25/00	n
24	8	34	m	NA	145	36	130	3	w	July 97	n
25	9	13	m	66	161	39	166/115	2a	w	06/06/99	n
26	10	66	m	68	176	41	1120/80	3	w	01/21/58	n
27											
28	Average	45		65	155	38					

図14.3 落第点のスプレッドシート—不適切なデータ入力の例

	A	B	C	D	E	F	G	H	I	J	K	L	M
1	CASE	GROUP	AGE	SEX	HT	WT	HCT	BPSYS	BPDIAS	STAGE	RACE	DATE1	COMPLIC
2	1	1	25	1	61	350	38	120	80	3	3	1/15/1999	0
3	2	1	65	2	68	161	32	140	90	2	1	2/5/1999	1
4	3	1	25	1	47	150	38	160	110	4	2	1/15/1998	1
5	4	1	31	1	66	161	40	140	105	2	2	4/1/1999	0
6	5	1	42	2	72	177	39	130	70	2	1	2/15/1999	0
7	6	1	45	2	67	160	29	120	80	1	2	3/6/1999	0
8	7	1	44	1	72	145	35	120	80	1	1	2/28/1999	0
9	8	1	55	1	72	161	39	120	95	4	2	6/15/2000	1
10	9	1	0.5	2	66	174	38	160	110	3	4	12/14/2000	1
11	10	1	21	2	60	155	40	190	120	2	2	11/14/2000	0
12	11	2	55	1	61	145	41	120	80	4	5	6/20/1999	1
13	12	2	45	2	59	166	39	135	95	2	1	7/14/1999	0
14	13	2	32	1	73	171	38	140	80	1	1	8/30/1999	0
15	14	2	44	2	65	155	40	120	80	2	2	9/1/2000	0
16	15	2	66	2	71	145	41	140	90	4	1	9/14/1999	1
17	16	2	71	1	68	199	38	160	110	3	2	1/14/1999	1
18	17	2	45	1	69	204	32	140	105	1	2	12/25/2000	0
19	18	2	34	1	66	145	36	130	75	3	1	7/15/1997	0
20	19	2	13	1	66	161	39	166	115	2	1	6/6/1999	0
21	20	2	66	1	68	176	41	120	80	3	1	1/21/1998	0

図14.4 合格点のスプレッドシート—適切なデータ入力の例

表14.1　固定長ファイルの例

Case	Group	BPs	Sex	Race	Age	LOS	ICU
1	3	120	1	1	24.6	22	9
2	2	80	2	3	0.5	15	1
3	3	130	1	5	−99.9	10	0

表14.2　可変長ファイルの例

1, 3, 120, 1, 1, 24.6, 22, 9
2, 2, 80, 2, 3, 0.5, 15, 1
3, 3, 130, 1, 5, −99.9, 10, 0

BPs = systolic blood pressure(収縮血圧)，LOS = length of stay(滞在期間)，ICU = intensive care unit(集中治療室)

データクリーニング

第69則　データ分析に入る前に，データを十分クリーニングし，そして"凍結"する。

　データの解析を行う前に，統計ソフトを用いて，データの度数分布の描出やクロスチェックを行い，データを綿密に調べて，問題がないかどうかをチェックします(例：男性の妊婦など)。新しい変数を作ってチェックする方法もあります。たとえば，収縮期血圧から拡張期血圧を差し引いた変数を作れば，収縮期血圧から拡張期血圧が逆に入力されていないかどうかをチェックできます。データには，必ずといっていいほど，人的あるいは技術的なエラーが伴うため，こうしたデータクリーニングのプロセスを欠かすことはできません。締め切りに追われたり，時間が十分取れないこともあるでしょうが，この作業を省いていきなり解析に入ると，間違いを1つ発見するたびに，計算をやり直さなければならないはめになります。したがって，データクリーニングには，十分な時間と手間をかけることが大切です。

　締め切りがある場合には，そこから逆向きに時間配分を決定します。論文の執筆，グラフの作成，統計解析の実施，データクリーニング，データの収集，研究計画にどれだけの時間が配分できるかを決定します。10人の患者データを入力し終わるごとに，正確に入力されているかどうかをチェックするようにしましょう。そして，何か問題があれば，研究チーム全体で協議し，最低守るべき基準を設定します(例：どのケースにも，年齢と性別が入力されていること)。長期のプロジェクトの場合には，定期的にデータをチェックして，エラーや不合理なデータがあれば修正し，将来の監査に備えて，そうした修正はすべて記録しておくようにします。

　研究計画を作る段階で，たとえば，データ入力画面で年齢の上限値と下限値を設定するなど，エラーの発生を防ぐ手だてを講じておかなくてはなりません。しかし，いかに注意深く計画しても常にエラーはつきものであり，その心づもりが必要です。エラーは，極端な値を見るだけではすべてを発見することはできません。たとえば，ヘモグロビンやヘマトクリットのように，相互に強く相関するデータの場合には，プロット図 scatter plot を作成して，直線関係から離れた値を見つけるという方法があり，あるいは，連続的なレコード番号(例：1, 2, ……, n)と他の変数との間の相関(関連)を調べて，もし相関(関連)が認められれば，その原因を探って，必要な修正を行います。たとえば，臨床検査ラボが研究の途中で変わり，最初のラボと次のラボの間で検査値の単位が変わったりすると，あるレコード以降で値が大きく変わるために，関連が生じることになります。

　データが異なる単位で入力されている場合(例：年齢が，年，月，あるいは週などで記入されている場合)には，データのクリーニングが必要です。年齢を年で記入するときは，普通，小数点1位まで記録すれば十分です(たとえば，6か月齢の幼児の年齢は0.5歳，7か月齢の幼児の場合は0.6歳)。しかし，データベースソフトを用いてプログラムすれば，誕生日と受診日から自動的に正確な年齢を計算することができます。

クリーニング作業を楽にするためには，データ収集票，臨床検査記録などに，共通の症例番号をつけるようにします。そして，これらの記録票を症例番号順にファイリングしておけば，おかしいと思われるデータのチェックが非常に楽になります。

欠測しているデータがあればそれを埋め，わからないものには"不明"とコードします。修正は必ず原ファイル（データベースあるいはスプレッドシート）上で行い，それを再び統計ソフトに移します。そして，基本的なデータが欠測しているケースがあれば，それを削除すべきかどうかを，研究チームで話し合って決めるようにします。こうしたデータの変更は，監査証跡 audit trail を作成するために，すべて研究ノートに記録しておかなければなりません。これは，研究の再現性を高める上でも必要です。監査時に必要となるこうした変更の情報は，研究プロトコールもしくは論文の付録として添付しておくようにしてください。

データベースのクリーニングが完了したら，研究チームの合意をとった上でデータを凍結 freeze します。この「データ凍結」とは，もうそれ以降，新しいデータの追加やデータの修正を行わないことを意味します。これは，時間や経費の節減につながりますが，クリーニングの完了していないデータを凍結するのは逆に時間の無駄となるだけです。

> **INFORMATION**
> Hulley ら（2013）（日本語訳「医学的研究のデザイン」第4版，木原雅子，木原正博訳，メディカル・サイエンス・インターナショナル，2014年）の第15章を参照してください。

よくある間違いを避ける

第70則　よくある統計学上の間違いを避ける。

誰かの言葉に，「自然はただ1つの言葉を話す。それは数学だ」という言葉があります。しかし，残念ながら，医学研究者には，数学とくに統計学が苦手な人が多いのが実状であり，また，統計学が教育カリキュラムの中に公式に組み込まれていることが少ないため，多くの保健医療関係者は，統計学を独学で学ばなければならないのが実状です。ただ，幸いなことに，最近はパソコンや統計ソフトが発達し，統計学を学ぶことは，以前に比べればずっとやさしくなりました。

> **INFORMATION**
> 以下に，優れた統計の入門書を紹介しておきます。
> Study Design and Statistical Analysis: A Practical Guide for Clinicians Public Health Researchers（Katz, 2011），Practical Statistics for Medical Research（Altman, 1991），Basic & Clinical Biostatistics（Dawson ら，2005），Basic Statistics for the Health Sciences（Kuzma ら，2004），Essential Medical Statistics（Kirkwood ら，2003），Basic Statistical Analysis（Sprinthall, 2011）．

UCLA Statistical Consulting Group's Institute for Digital Research and Education（IDRE）（http://www.ats.ucla.edu/stat/）も，統計ソフトに関して，優れた解説を提供しており，"Data Analysis Examples"には，SAS, IBM SPSS, Stata, R について，よく使われる統計学的検定の手順が説明されています。

http://www.ats.ucla.edu/stat/dae/

Rソフトを勉強したい人は，Mike Marin が非常にわかりやすい優れた YouTube video シリーズを提供しているので参照してください。

https://www.youtube.com/user/marinstatlectures/playlists

第15章

データを解釈する

データ解析の準備をする

第71則 データを解釈する。

　データの入力とクリーニングが済み，データを"凍結"したら，いよいよデータ分析とその解釈のステップに入ります。データの解釈は科学的方法の第5番目のステップにあたります(第3章)。この過程はまだ"観察"の段階であり，先入観を排して虚心坦懐にデータ自身に真実を語らしめる(let the numbers reveal the truth)という姿勢で臨まなければなりません。自分の証明したいことをデータから無理矢理引き出そうとする(force the numbers to prove your point)のは禁物です。臨床研究のデータ分析は複雑なことがあるため，経験と知識に富む医学統計家に相談するのが賢明です。かのアインシュタインでさえ，数学者に相談したのですから。

　重要なことは，経験に富み，統計学について幅広い知識を持ち，時間に余裕があり，喜んで相談にのってくれるような医学統計家を見つけることです。そのためには，論文を書き慣れた同僚に相談してみるとよいでしょう。可能ならそうした専門家と長く良い関係を築くことです。研究者がよく犯す過ちは，データ分析に十分な時間や費用を投入しないことです。最近の統計ソフトは，かなり使いやすくできていますが，それでもデータ解析には，かなりの時間と思考を要します。論文の筆頭著者は，統計の専門家が行った分析を，理想的には別の統計ソフトを用いて，自分で再現できなくてはなりません。そして，筆頭著者は，同僚に，どのように統計解析が行われたか，結果にどのような意味があるかについて，平易な言葉で説明できなくてはなりません。

　以下に，統計解析上の注意点を説明します(表15.1)。

よくある間違いを避ける

第72則 よくある統計解析上の問題を避ける。

　ガートルード・エリオン Gertrude Elion(米国の生化学者，薬理学者。1988年にノーベル生理学・医学賞を受賞)は，ほとんどのデータ解析の間違いは，以下のような場合に生じると述べています。

・常識を働かせない場合
・実験の再現性を確かめようとしないとき
・適切なコントロールが設定されていないとき

表 15.1　医学研究で最もよく見られるデータ解析上の誤り

- 適切な統計学的手法が用いられていない。あるいは，結論を裏付けるのに必要な統計学的方法が提示されていない。
- 医学的意義を無視して統計学的有意差（P 値）のあった結果だけを強調する。
- 結果の一般化可能性 generalizability の限界が理解できていない。
- バイアスやサブグループ解析の意味を理解していない。
- 統計学的有意差ばかりに囚われそれをむやみに探し回り（データマイニング data mining），見つけたら鬼の首をとったかのように強調する。
- P 値に囚われ，効果の大きさ（効果量）を考慮できていない。
- 先行研究の文脈の中に自分の結果を位置づけられていない。
- 統計学的有意差のあった結果の過剰解釈
- 結果の解釈が稚拙
- 医学的にあまり意味のない統計学的有意差の過剰な強調
- パワー不足で P 値が有意になっていないのに，関連がないと結論してしまう（医学的重要性と統計学的有意性の混同）。
- メタ分析の限界を理解していない。
- 統計学的指標（例：OR, RR）の意味の解釈が間違っている。
- 統計学的手法の選択の誤り
- 統計学的有意差の誤った解釈
- データの打ち切り censoring が行われているのに，生存時間分析 time-to-event analyses が用いられていない。
- 横断的相関研究から，予測や因果関係などを論じてしまう。
- 妥当性が確認されていない測定手段の使用
- 方法論的限界を評価できていない。
- 医学的な重要性を正確に評価できていない。
- 他の論文の結論の完全な無視，もしくは盲目的な受け入れ
- 割り付け重視の原則 intention-to-treat principle を遵守できてない。
- フォローアップ中の大量のデータの欠失
- 研究の限界について明確に記載されていない。
- 自分たちの研究仮説に都合のよい文献を偏って引用している。
- 分析計画が事前に立てられておらず，"有意差探し fishing expedition" をしているよう見える解析
- 交絡 confounding が調整されていない。
- 交絡の調整に用い得る変数が存在するのに，それで調整することなく結論を下している。
- 統計学的に有意でない結果は重要でないと考える傾向―実際には意味のあるものが見過ごされてしまう。
- 医学研究の参加者には，選択バイアスが伴いやすいことを理解できていない。
- 欠測データの扱い方が理解できていない。
- 交絡している可能性のある要因を十分考察できていない。
- 交絡やバイアスについて十分に説明できていない。
- 測定誤差について十分考慮できていない。
- 欠測データの取り扱いが不適切
- 関連 associations と因果関係 cause-effect を混同した議論
- 結果の一般化可能性 generalizability に限界がある。
- 統計学的方法に根本的問題
- 高度な解析に進む前の記述的分析が適切になされていない。
- 表や図がわかりにくい。
- 結果の意味の過剰解釈
- 不適切な統計学的モデルの使用
- 回帰モデルの過剰適合 overfitting（訳注：サンプル数に比して変数が多すぎる場合に生じる問題。こうしたモデルは真の関連よりも偶然誤差を反映するようになり，モデルの一般化可能性も損なわれる）

表 15.1 （つづき）

- データ測定の限界を理解していない（訳注：特に二次データの場合）。
- 基本的な統計学的誤り
- 結果の過剰解釈
- 重要なデータを後から出版するために，データを小出し（salami slicing）にしている。
- 結論を統計学的有意差（P 値）だけに頼りすぎている。
- 十分な考慮もなく多変量モデルが用いられている。
- 欠測値の問題が考慮されていない。
- 研究デザインによって結論できる範囲を理解せずに，誤った結論を導いたり，結果の過剰解釈に陥っている。
- P 値が 0.05 未満であれば意味があり，0.05 以上は意味がないといった解釈
- 本来のリサーチクエスチョンを忘れて，有意な P 値を得るために分析を操作している。
- P 値ばかりに囚われて，全体像が見えていない。
- 結論がデータに裏付けられていない。
- 交絡する可能性のある変数について考察されていない。
- カイ二乗検定や t 検定などの基本的検定しか用いず，それなのに，結果を過剰解釈している。
- 研究の限界を理解していない論文
- サンプルサイズの限界をわきまえていない。
- P 値が 0.05 未満なので，観察された効果は「真実」と断言する。
- 対象となった集団を超えて結論を一般化する。
- 関連 association を因果関係のように論じている。
- 交絡の可能性についての考察がない。
- P 値に囚われすぎ
- 適切な統計学的検定やその限界に関する理解不足
- 方法論のセクションの記載が不備。その研究の目的とは全く異なる，あるいはその研究からは決して言えないような結論
- 統計学的手法やその結果の提示の仕方が理解できていない。
- 絶対的ベネフィットではなく相対的ベネフィットにすぎないのに，その結果を過大解釈する傾向
- サンプルサイズが小さすぎる。
- 結論を正当化できるほど方法が頑健ではない。
- コントロール群と実験群の患者の特性に違いがある。
- 研究デザインや統計解析の不備，結果の過剰解釈
- 研究デザインを踏まえない解析
- バイアスの原因が考察されていない。
- 1つの臨床的テーマに関する研究データを複数の論文に小分けにしようとしている。
- 適切なコントロール群が用いられていない。フォローアップが不十分。観察の回数が不十分
- 結果の一般化のしすぎ
- 結果の意味の考察が十分できていない。
- データの整合性に不備（計算をチェックすべし！）
- データが不完全
- サンプルに問題（サイズや特性）
- 変数間の調整の不備
- 二次データの限界をわきまえない議論
- 統計学的手法や研究デザインに関する知識の不備・欠落
- 統計学的の予測モデルの妥当性が適切に評価されていない。
- 採用した統計学的モデルの適切性が他のモデルと比較検討されていない。
- 欠測データをどう扱ったかが不明
- 相対的リスク/ベネフィットと絶対的リスク/ベネフィットの混同。NNT と NNH の混同
- 統計学的有意性と医学的重要性の混同
- 統計学的手法の選択の誤り
- 多仮説（多重）検定 multiple hypothesis testing についての考察やその調整ができていない。

表 15.1 （つづき）

- データの限界を超えた結論の一般化
- 関連を因果関係であるかのように論じる。
- 適切なサンプルサイズを算出するのに必要なパワー計算が行われていない。
- 重要な交絡要因やバイアスが調整されていない。
- 欠測の存在や扱いについて説明がない。
- 使用した統計的手法に伴う可能性のあるバイアスが考慮されていない。
- サブグループ解析が事前に計画されていない。
- コホートが小さすぎる。
- 選択バイアス selection bias あるいは不適切なコントロール
- 不適切な統計学的解析の使用
- 関連の計算に誤った統計学的手法が用いられている。
- 交絡因子や修飾因子 modifier が適切に評価されていない。
- 説明変数やアウトカム変数についての十分な情報が提示されていない。

OR＝odds ratio（オッズ比），RR＝relative risk（リスク比），NNT＝number needed to treat（必要治療数），NNH＝number needed to harm（害必要数）．査読者質問票（付録B）の質問2より

第73則　"2区分(2値)病"を避ける。

体格指数のような連続変数を，たとえば，「肥満/肥満でない」といった具合に2区分(2値)変数化 dichotomization することは，あまりお勧めできません。なぜなら，こうした区分の間には，真の非連続性がないからです。しかし，実際には2区分化はよく行われています。なぜなら，研究者は，カテゴリー変数に基づく統計学的手法については多少知識があるものの，連続変数や非線形的変数を扱う高度な統計学的手法には不慣れなことが多いからです。恣意的なカテゴリー化をすると他の研究者が研究結果を再現することができないため，標準的な区分を用いるか，もしくは連続変数のままオッズ比（傾き）を計算するようにしてください。"2区分(2値)病 dichotomania"に陥らないためには，制限付きスプライン関数 restricted cubic spline function の用い方やスプライン関数グラフの作成法を学ぶ必要があります。

Rソフトの習得は簡単ではありませんが，スプライン関数のグラフを作成する上で優れたツールです。以下のステップで実施します。

Rソフトをダウンロードする。
　https://www.r-project.org/
Rソフトのインターフェースとして作られたRStudioをダウンロードする。
　http://www.rstudio.com/products/rstudio/
Hmiscパッケージをインストールする。
3つの疾患グループ（図15.1）の血中ヘモグロビン濃度と再入院リスクとの関係に関するスプライン関数を作成するには，Rの以下のコマンドを用います。
plsmo(hgb, readmission, group = group, datadensity = TRUE)
　（注：plsmo = plot smoothed estimates）
さらに高度な機能を利用するには，"?plsmo"というコマンドを用います（図15.1）。

第74則　データのプレゼンテーションと分析の質を高めるために疫学的方法を用いる。

疫学 epidemiology とは，人間の集団における疾病や傷害の分布や原因を研究する学問分野です。当初は疾病の流行の記述や分析がその目的でしたが，現在では，臨床研究，予防，集団の健康に焦点

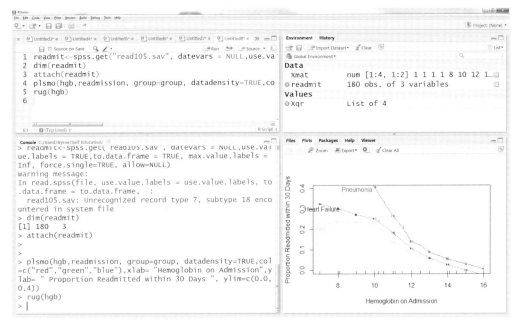

図 15.1　スプライン関数のグラフを作成する際の RStudio の利用の仕方の例
（RStudio 社，Bill Carney 氏の好意による）

が移っています．多くの疫学的手法が医学的研究の質を高めるのに役立っており，以下の3つはその例の一部です．

1. 人年
2. 生存分析
3. 量-反応関係

人年 person-years とは，集団の各メンバーがある状態（例：ある薬物による治療）に曝された年数のことです．

生存分析 survival analysis は，フォローアップ期間の異なるグループ間の比較を可能とする統計学的手法で，生存だけではなく，様々な医学的イベントに対して用いることができます．この分析法では，フォローアップ途中で追跡不能となった患者をも含めて，様々なフォローアップ期間の長さの違いを調整でき，研究で得られた情報を最大限に活用することができます．生存分析をする必要のあるデータを集める場合には，その手法に精通した医学統計家に事前に相談するのが賢明です．

生存分析を行うには，以下の情報が必ず測定されていなければなりません．

・研究対象とするアウトカム（例：死亡）が発生したかどうか（未発生＝0，発生＝1）．
・最初に診断がなされた日
・ランダム化がなされた日
・死亡した日
・最後のフォローアップが行われた日
・患者が追跡不能 loss to follow-up となったかどうか．

そして，以下のような形式でデータベースを作成します．

case	died	date_diagnosis	date_randomized	date_death	date_last_follow-up	time_days	lost_follow-up
1	0	06/21/1995	07/15/1995	—	01/29/2006	3851	1
2	1	12/14/1996	01/15/1997	05/13/2007	—	3770	0
3	1	03/04/1997	05/14/1997	06/03/1998	—	415	0

疾患の重症度を表す複数の指標と，交絡する可能性のある因子についての情報は極力収集する必要があります。文献を十分に検索して，リサーチクエスチョンに対する解答を得るのに必要なあらゆる変数を確認し，それらを測定しなければなりません。追跡不能 lost to follow-up となった対象者については，その理由の詳細を記録し，追跡可能だった患者とどのように特性が異なるかを分析します。これは，論文の査読者に対して，自分たちのデータがバイアスのないものであること，あるいはバイアスの影響を認識していることを示す上で不可欠の情報となります。

量-反応関係 dose-response relationship は，あるアウトカムのリスクの変化に伴って，ある要因への曝露の量，強度，期間が比例して変化することを意味します。こうした量-反応関係を示すことができれば，関連が因果関係である可能性が高まります。

例 15-1：量-反応関係
2 型糖尿病の発生率は，一週間にエアロビクスをする日数に比例して減少する。

第16章

単変量解析

医学的研究で用いられる最も一般的な単変量解析(表16.1)

第75則　カイ二乗検定とスチューデントのt検定をマスターする。

　単変量 univariate とは，"ただ1つのランダム変数を扱う"[1]という意味で，単変量解析 univariate analysis とは，1つの独立変数 independent variable と，1つの従属変数 dependent variable の間の関係を評価する数学的手法を意味します。たいていの医学的研究では，2つの単変量解析，つまりカイ二乗検定 chi-square test とスチューデントのt検定 Student's t-test で十分なため，まずはこれらの手法の勉強から始めるとよいでしょう。図16.1に，統計学的検定の選び方を図示したので参考にしてください。

　単変量解析は，一度に1つの予測因子しか評価することができないので，たとえば年齢などを調整して検定するなどということはできません。したがって，複雑な研究では，単変量解析だけでは間に合わなくなりますが，それでもこれらの検定が分析の基本であることには変わりありません。

> **アドバイス**
> 決して，いきなり多変量解析を行わないこと。まず，単変量解析の結果を十分に吟味して，その後に複雑な多変量モデルの検討に進むようにしましょう。

　2変数 bivariate とは，"2つの変数を関連させる，あるいは2つの変数を含む"[1]と定義されていますが，この用語は誤用されることが多く，用いない方が無難です。これ以降本書では，単変量解析と多変量解析という用語だけを用いるようにします。

　カイ二乗検定とスチューデントのt検定をマスターするには，統計検定量 statistic test value，自由度 degree of freedom，P値の関係を理解しなければなりません。つまり，ほとんどの統計学的検定は，シグナル(効果)とノイズ(ランダムなバラつき)の比を検定量とするという概念に基づいています。こうして作られた統計検定量は，自由度と呼ばれる，サンプルサイズあるいはカテゴリー数に基づいて決まる変換係数 conversion factor と組み合わされ，そして，最終的にP値，つまり，観察された差(あるいはそれ以上)が差なし仮説(帰無仮説)の前提のもとで，偶然で起こる確率に変換されます。

　　　統計学的検定量(シグナル／ノイズ)＋自由度→P値

表 16.1　現代の医学研究で最もよく用いられる統計学的手法トップ 30

順位	検定法
1.	カプラン-マイヤー法 Kaplan-Meier method
2.	ロジスティック回帰分析 Logistic regression
3.	コックスの比例ハザード分析 Cox proportional-hazards
4.	ログランク検定 Log-rank test
5.	カイ二乗検定 Chi-square (Pearson χ^2)
6.	フィッシャーの正確検定 Fisher's exact test
7.	ウィルコクソンの順位和検定 Wilcoxon rank-sum test/マン-ホイットニーの U 検定 Mann-Whitney U test
8.	スチューデントの t 検定(対応のない t 検定)
9.	マンテル-ヘンツェル法 Mantel-Haenszel method
10.	線形回帰分析 Linear regression analysis
11.	ポアソン回帰分析 Poisson regression
12.	混合効果モデル Mixed-effects models
13.	共分散分析 Analysis of covariance (ANCOVA)
14.	一般化推定方程式 Generalized estimating equations (GEE)
15.	傾向性のカイ二乗検定 Chi-square test for trend
16.	順位に基づくクラスカル-ウォリスの一元配置分散分析(H 検定) Kruskal-Wallis one-way analysis of variance (ANOVA) by ranks procedure (H test)
17.	対応のある t 検定 Paired t-test
18.	一元配置分散分析 One-way ANOVA
19.	ウィルコクソンの符号付き順位検定 Wilcoxon signed-rank test
20.	2 元配置分散分析 ANOVA (two-way)
21.	カッパ係数 Kappa statistic/重み付きカッパ係数 weighted kappa
22.	マクネマーのカイ二乗検定 McNemar's chi-square test
23.	尤度比カイ二乗検定 Likelihood-ratio chi-square test
24.	順序ロジスティック回帰分析 Ordinal logistic regression
25.	条件付きロジスティック回帰分析 Conditional logistic regression
26.	ピアソンの積率順位相関 Pearson's product-moment correlation
27.	一般化線形モデル General linear model/generalized linear model (GLM)
28.	繰り返し測定の分散分析 Repeated measures ANOVA
29.	併合ロジスティック回帰分析 Pooled logistic regression
30.	二項検定 Binomial test

出典：2015 年に New England Journal of Medicine の第 372 巻 1～26 ページのオンライン補足付録として掲載された文献とそのプロトコールをレビューした論文から

> **アドバイス**
> 常に両側検定 two-sided test の P 値を用いること。片側検定 one-sided test を用いるのは，非劣性試験 noninferiority trial など，特別な場合のみ。

カイ二乗検定

第 76 則　カテゴリー変数の検定には，通常カイ二乗検定を用いる。

　カテゴリー変数とは，定量的な測定値(例：1 日喫煙本数)ではなく，分類値(喫煙者数と非喫煙者数)であるため，分析は単純で，カイ二乗検定がよく用いられます。この検定は 2 つ以上の群間での

研究のタイプ Q1	差/関連 Q2	マッチング/ペアの有無 Q3	従属変数 変数の種類 Q4	分布 Q5	比較する群の数 Q6	サンプル総数 Q7	適切な統計学的手法
単変量	差	マッチングなし/独立	間隔変数	正規	2		スチューデントのt検定
			間隔変数	正規	≥2		一元配置分散分析
			順序変数	非正規	2		マン-ホイットニーのU検定/ウィルコクソンの順位和検定
			順序変数	非正規	≥3		クラスカル-ウォリスのH検定
			名義変数		2	<20	フィッシャーの正確検定/尤度比検定(LRT)
			名義変数		≥2	≥20	カイ二乗(χ^2)検定
			名義変数	時間に依存	≥2		カプラン-マイヤー法、ログランク検定
		マッチングあり/ペアあり	間隔変数	正規	2		対応のあるt検定
			間隔変数	正規	≥2		混合効果モデル、繰り返し測定の分散分析
			順序変数	非正規	2		ウィルコクソンの符号付き順位検定
			順序変数	非正規	≥2		フリードマン検定
			名義変数		2		マクネマー検定
	関連/相関		間隔変数/順序変数	正規			ピアソンの相関分析(r)
			順序変数	非正規			スピアマンの順位相関(r_s)
			名義変数/順序変数				傾向性のカイ二乗(χ^2)検定
			名義変数/名義変数				カッパ検定
多変量	関連	マッチングなし/独立	間隔変数				線形回帰
			間隔変数				分散分析(ANOVA)/一般化線形モデル(GLM)
			間隔変数				共分散分析(ANCOVA)
			順序変数		≥2		順序ロジスティック回帰
			名義変数		≥2		ロジスティック回帰分析
			名義変数		≥2		マンテル-ヘンツェル検定
			名義変数	時間に依存	≥2		コックスの比例ハザードモデル
	差	ペアあり					条件付きロジスティック回帰分析

ANOVA = analysis of variance, LRT = likelihood ratio test, GLM = generalized linear model, ANCOVA = analysis of covariance

図 16.1 よく用いられる統計学的手法のフローチャート

この図の用い方：表中のQ1〜Q7に対応する質問に答えながら、チャートを左から右に向かって進む。

1. どのタイプの検定を行いたいか？（単変量解析か多変量解析か？）（まずは単変量解析を行い、それから交絡因子の調整や回帰モデル作成のために、多変量解析に進む）
2. 検定したいのは群間の差か、変数間の関連か。（関連の例：入院期間の長さと年齢の間の関連）
3. データはマッチング（ペア化）されているかどうか？
4. 従属変数（アウトカム変数）の種類は？ 名義（カテゴリー）変数か、順序変数か、間隔（連続）変数か？
5. 従属変数（アウトカム変数）は正規分布しているか？ ヒストグラムが釣鐘型であればアプローチは正規分布とみなし、そうでなければ非正規分布とみなす。すべての変数を非正規分布と考えて、ノンパラメトリック検定を用いる（第17章参照）。注：これは統計学的検定を選択する際の古い方法で、最近のより頑健なアプローチでは、すべての変数を非正規分布とみなす。死亡（もしくはその他のイベント）が発生するまでの時間を分析する場合には、生存分析を用いる。
6. 比較する群の数は？
7. サンプル総数は？

割合 proportion の差が，偶然で生じ得る範囲を有意に超えているかどうかを検定するために用いられるもので，典型的には2×2表の検定に用いられます。図16.2，図16.3，図16.4は，2×2表の分析によく用いられる概念と用語を示したものです。

スクリーニング検査の結果

	陽性	陰性
疾患の有無 あり	a	b
疾患の有無 なし	c	d

図16.2　2×2表にまとめられたスクリーニング検査の結果

感度 sensitivity	$\dfrac{a}{a+b} \times 100$	疾患を有する人の中で，陽性の検査結果を示した人の割合（%）
特異度 specificity	$\dfrac{d}{c+d} \times 100$	疾患を有しない人の中で，陰性の検査結果を示した人の割合（%）
陽性予測力 positive predictive value	$\dfrac{a}{a+c} \times 100$	陽性検査結果を示した人が実際に疾患を有する割合（%）
陰性予測力 negative predictive value	$\dfrac{d}{b+d} \times 100$	陰性検査結果を示した人が実際に疾患を有しない割合（%）
陽性結果の尤度*比 likelihood ratio for positive results	$\dfrac{a/(a+b)}{c/(c+d)}$	疾患を持った人における陽性検査結果の割合を疾患を有しない人における陽性検査結果の割合で割ったオッズ
陰性結果の尤度*比 likelihood ratio for negative results	$\dfrac{b/(a+b)}{d/(c+d)}$	疾患を持った人における陰性検査結果の割合を疾患を有しない人における陰性検査結果の割合で割ったオッズ

尤度*＝尤（最も）らしさ
（*訳注：カイ二乗検定使用のガイドラインについては，教科書間で記述に微妙な差があるので注意して下さい。Cochranは，"80%のセルの期待値が5以上であり，かつすべてのセルの期待値が1以上であること"としており［Altman, 1991のp248参照］，本書の記述はそれを2×2表に近似して表現したものとなっています。）

図16.3　予測力（適中率）の判定

HIV検査の結果

	陽性	陰性
HIV感染の有無 あり	真陽性 true-positive	偽陰性 false-negative
HIV感染の有無 なし	偽陽性 false-positive	真陰性 true-negative

図16.4　スクリーニング検査の例

カイ二乗検定を，2×2表の検定に用いる場合には，以下の3つの前提がすべて満たされる必要があることに注意が必要です。①サンプル総数が＞20，②すべてのセルの"期待数"(実数ではないことに注意)が1以上，③4つのセルのうち最低3つで，期待数が5以上。統計ソフトの中には，この前提が満たされない場合にも自動的にカイ二乗検定を行うように作られているものがあるため，統計ソフトを使用する場合には，その点に常に注意し，前提が満たされない場合には，フィッシャーの正確検定 Fisher's exact test や尤度比検定 likelihood ratio test を用いなければなりません。

イェーツの連続調整 Yates continuity's correction は，カイ二乗検定の変法で小規模の研究に適合するように修正されたものです。この方法では，P値が大きく出るため，統計学的有意差が出にくくなります(Sprinthall 2011)。イェーツの調整の妥当性については批判も多く，あまり用いない方が無難です(Conover 1974)。したがって，普通は，イェーツ法ではなく，通常のカイ二乗値を用いるようにしてください(図16.5)。

注：R統計ソフトでは，"chisq.test"というコマンドでは，自動的にイェーツの連続調整を行うようになっているので，"correct＝FALSE"というコマンドを加えて，連続調整されていないカイ二乗検定を行う必要があります。

カイ二乗検定は，3段階以上の"順序"のあるカテゴリー変数(例：年齢の4分位区分)には不適切で，この場合には，傾向性のカイ二乗検定 chi-square test for trend，あるいはマン-ホイットニーのU検定 Mann-Whitney U test の方が適切です。

統計ソフト

第77則　すべての機能が揃った最新の統計ソフトを使いこなす。

現代の医学的研究で最もよく使われている統計ソフトは，SAS, R, Stata, IBM SPSS[*]です(表16.2)。医学統計家がよく用いるのは，RかSASで，Rは学術領域で，SASは製薬企業でよく用いられています。日常的に統計ソフトを用いる人でなければ，これらのソフトのプログラムのコマンドを覚えておくのは非常に難しいため，IBM SPSS や Stata のように，直感的にわかりやすいインターフェースが整備され，柔軟性と使いやすさを備えたソフトがお勧めです。

質の高い「再現性のある研究 reproducible research」を実施するためには，少なくとも2人の医学統計家とチームを組み，異なるソフトを用いて，研究で行ったあらゆる分析を行いかつチェックしてもらうのがベストです。

そして，論文の Methods のセクションには，"All analyses in this paper were independently verified by an independent biostatistician." と記載します。

---

[*]SPSS Inc. は2009年10月にIBMに買収されました。

Death × Sex Crosstabulation

			Sex		Total
			Female	Male	
Death	Survived	Count	678	192	870
		Expected count	665.8	204.2	870.0
		% within death	77.9%	22.1%	100.0%
		% within sex	95.0%	87.7%	93.2%
		Residual	12.2	−12.2	
	Died	Count	36	27	63
		Expected count	48.2	14.8	63.0
		% within death	57.1%	42.9%	100.0%
		% within sex	5.0%	12.3%	6.8%
		Residual	−12.2	12.2	
Total		Count	714	219	933
		Expected count	714.0	219.0	933.0
		% within death	76.5%	23.5%	100.0%
		% within sex	100.0%	100.0%	100.0%

Chi-Square Tests

	Value	df	Asymptotic Significance (two-sided)	Exact Sig. (two-sided)	Exact Sig. (one-sided)
Pearson chi-square	14.133[a]	1	.000		
Continuity correction[b]	12.999	1	.000		
Likelihood ratio	12.447	1	.000		
Fisher's exact test				.001	.000
Linear-by-linear association	14.118	1	.000		
N of valid cases	933				

[a] 0 cells (0.0%) have expected count less than 5. The minimum expected count is 14.79.
[b] Computed only for a 2×2 table.

図 16.5　カイ二乗検定の結果

この出力によれば，男性における死亡率は女性の 2.5 倍高い (12.3% vs. 5.0%)。通常のカイ二乗検定の P 値は "Pearson chi-square" の行の "Asymptotic Significance (two-sided)" のところに出力されている。実際の P 値は，0.000170 だが，".000" と打ち出されている。こうした場合，論文には，$P<0.001$ と記載する。男女全体としての死亡率は 6.8% で，これに基づいて期待数 Expected counts が計算されている。"Residual" は，観察数と期待数の差のこと。"continuity correction"（イェーツの連続調整）の P 値は用いないこと。常に，以下の前提が満たされているかどうかに注意する。①総サンプル数が>20かどうか（この例では，933なので満たしている），②最低3つのセルで期待数が最低5以上あるかどうか（この例では，すべてのセルで5以上），③すべてのセルで期待数が1以上（この例では100%）。これらの前提のいずれかが満たされない場合には，フィッシャーの正確検定 Fisher's exact test の両側の P 値 ($P=0.001$)，あるいは，尤度比検定 likelihood ratio test の P 値 ($P<0.001$) を用いる。"linear-by-linear association" は，傾向性のカイ二乗検定 chi-square test for trend の結果で，たとえば，四分位の年齢区分における死亡率の増加傾向などの比較などに用いることができる。
(IBM Corp. Copyright IBM Corp の許可を得て掲載)

表 16.2　医学的研究で最もよく用いられる統計ソフト

順位	ソフト名	会社名
1	SAS	SAS Institute, Inc.
2	R	The R Foundation for Statistical Computing(http://www.r-project.org)
3	Stata	StataCorp LP
4	IBM SPSS Statistics	IBM Corp.
5	StatXact	Cytel

出典：2015年に New England Journal of Medicine の第372巻1~26ページのオンライン補足付録として掲載された，文献とそのプロトコールをレビューした論文から。このリストには，少なくとも3つの論文で使われていたソフトが含まれている。もっと完全な調査にするためには，学術誌のエディターは，使われたすべての統計ソフト名を Methods セクションに記載するように求める必要がある。
注：分析に他の統計ソフトが使われた論文でも，グラフ作成には R が用いられることが多い。

統計ソフトにデータをインポートする

コンマで区切られたデータファイルは，下記の方法で統計ソフトにインポートすることができます。

R の場合："my.data<-read.csv(file.choose(),header＝T, sep＝","）"
IBM SPSS の場合：File(ファイル)→Open(開く)→Data(データ)と進み，Files of type(ファイルの種類)で，読み込みたいファイルの種類を選び(例：text(*.csv))，開きたいファイル名を選び，Open(開く)をクリックする。
Stata の場合：File(ファイル)→Import(インポート)と進んで，インポートするファイルのタイプを選び，該当するファイルを選んで，OK をクリックする。

ヒストグラム

第78則　連続変数(間隔変数)については，ヒストグラムを作成してみる。

ヒストグラムとは，変数の数値(あるいは区分)ごとに，それに該当するケースの数を示した単純な棒グラフで，その変数の度数(頻度)分布 frequency distribution の形を知ることができます。統計ソフトを用いれば簡単に作成できます。

連続変数(間隔変数)を分析するときの最初のステップは，それぞれの変数について，ヒストグラムを作成することです。それによって，その変数が正規分布をしているのか，歪んだ分布をしているのか，あるいは二峰性の分布をしているのかを知ることができ，分布の性状がわかれば，適切な検定法を選択することができます。正規分布とは，左右対称な釣り鐘(つりがね)型をした分布で，この場合はパラメトリック検定が適し，分布が左右対称ではない(分布が歪んでいる)場合は，ノンパラメトリック検定が適しています。二峰性の分布とは，文字どおり，山が2つある分布のことです(図24.4)。ただし，最近では，分布の形状にかかわらずノンパラメトリック検定が用いられるようになっています。また，医学統計家に相談して，残差 residual の分布についても評価するようにしてください。

各ソフトによるヒストグラムの書き方は以下の通りです。

R の場合："hist(variable_name)."
IBM SPSS の場合：Graphs(グラフ)→Legacy Dialogs(レガシーダイアログ)→Histograms(ヒストグラム)と進んで，変数を選び，→OK でグラフが表示される。
Stata の場合：Graphics(グラフ)→Histogram(ヒストグラム)と進んで，変数を選び，→OK でグラフが表示される。

スチューデントの t 検定

第 79 則　スチューデントの t 検定の利用法をマスターする。

　最近では，上述したように，変数の分布の形状に関わらずノンパラメトリック検定が頑健な手法としてよく用いられるようになっていますが，古典的なパラメトリック検定を理解しておくことは依然重要です。パラメトリック検定では，度数分布が正規分布(釣り鐘型)に近ければ，2 つの平均値の比較に，スチューデントの t 検定を用います(図 16.6，図 16.7)。スチューデントの t 検定(対応のない t 検定 unpaired t-test とも言われる)は，2 つの互いに独立した群の平均値の間に差があるかどうかを検定する方法です。もし，2 群がマッチング，つまり同じ患者の"前"と"後"の測定値を比較する場合には，対応のある t 検定 paired t-test が用いられます。

　スチューデントの t 検定には，比較する 2 群の分散の違いに応じて 2 つの方法があります。

1. 2 群の分散がほぼ等しい場合：2 群をプールして分散の推定値を求める(分散は標準偏差の平方)。
2. 2 群の分散が異なる場合：一方の群の標準偏差が他方の群よりもかなり大きい場合

　F 比の P 値が 0.05 よりも小さい場合には，分散が有意に異なると判断し，後者の方法を用います。図 16.7 に例をあげておきましたので，参照してください。

　統計ソフトによっては，この P 値は，"Levene's Test for Equality of Variance(Levene の等分散検定)"(図 16.7)と表示されることもあります。この検定の P 値(図 16.7 中 "Sig")が 0.05 より小さい場合には，"等分散が成立しない場合"の結果を採用します。

　幸いなことに，これらの統計学的手法について，細かいことまで理解しておく必要はありません。たいていの統計ソフトでは，簡単に t 検定を実行することができます。2 つの群の値が真に異なる場合には，通常いずれの方法でも有意になります。

INFORMATION
R でスチューデントの t 検定を行う方法については，下記の web サイトのビデオを参照してください。
https://www.youtube.com/watch?v=RlhnNbPZC0A

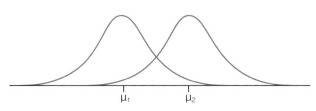

図 16.6　2 つの正規分布

Group Statistics

	Death	N	Mean	Std. Deviation	Std. Error Mean
Age at admission	Survived	870	75.0342	13.16537	.44635
	Died	63	82.1124	7.16893	.90320

Independent Samples Test

		Levene's Test for Equality of Variances		t-Test for Equality of Means						
		F	Sig.	t	df	Sig. (two-tailed)	Mean Difference	Std. Error Difference	95% Confidence Interval of the Difference	
									Lower	Upper
Age at admission	Equal variances assumed	13.502	.000	−4.221	931	.000	−7.07820	1.67697	−10.36928	−3.78713
	Equal variances not assumed			−7.026	95.574	.000	−7.07820	1.00747	−9.07813	−5.07828

図16.7　IBM SPSSで独立した(対応のない)2群の比較にスチューデントのt検定を用いた場合の結果
この検定では，「死亡した患者群と生存している患者群の間で年齢が有意に異なるか」というリサーチクエスチョンが検討された．死亡した63人の患者の平均年齢は82.1歳で，生存している870人の患者の平均年齢は75.0歳である．スチューデントのt検定には等分散を前提とするものと等分散を前提としないものの2つの方法があるが，この例では，両群の標準偏差は，1つが13.2，他が7.2と大きく異なるため，等分散を前提としない方法を用いるのが適切である．仮に，Levene's testのP値("Sig."の欄)が，＜0.05であれば，等分散を仮定しない方法(表最下行)を用いることになり，スチューデントのt検定のP値は，$P<0.001$.と報告することになる("Sig.[two-tailed]"の欄)．これは，古典的な統計学的アプローチで，現在では，分布の形状にかかわらず，すべての連続変数の分析にノンパラメトリック法を用いるのが普通となっている．マン-ホイットニーU検定 Mann-Whitney U testは，スチューデントのt検定に対応するノンパラメトリック法である．
(IBM Corp. Copyright IBM Corp. の許可を得て掲載)

第80則　どのような場合にスチューデントのt検定を用いてはならないかを理解する．

3つ以上の群を比較する場合(例：白人，アフリカ系アメリカ人，ヒスパニック系アメリカ人の患者間で入院期間を比較する)には，スチューデントのt検定を用いるのは適切ではありません．その場合には，一元配置分散分析 one-way analysis of variance(ANOVA)を用います．一元配置分散分析は，連続変数(間隔変数)のデータを3群以上で比較する場合に用いる手法で，P値が0.05よりも小さい場合には，ある1つの群の平均値がそれ以外の群の平均値より有意に大きいことを意味します．しかし，どの群が異なるのかを同定するためには，多重比較法 multiple comparison procedureと呼ばれる手法を用いなければなりません．多重比較法には，いくつかの手法が開発されていますが，シェッフェ法 Scheffé's procedureが頑健でほとんどの場合に適用することができます．

多重比較の調整を行わない場合に何が起こるかは，"The dead salmon study"(下記のURL)に面白く描かれています(訳注：偶然によって，磁気共鳴機能画像法[fMRI]で死んだ鮭の脳が人間に反応したかのようなシグナルが生じてしまった例)．

http://blogs.scientificamerican.com/scicurious-brain/ignobel-prize-in-neuroscience-the-dead-salmon-study/

変数が正規分布(釣り鐘型)をしていないときは，スチューデントのt検定は適さないため，ノンパラメトリック検定を用いなければなりません(第17章)．典型的なノンパラメトリック検定では，測

定値自体を用いるのではなく，測定値の大きさの順番にデータを並べ替え，その"順位"を用いて検定を行います。したがって，データの分布の歪みに左右されることはありません。データが正規分布をしていない 2 つの群を比較する場合には，マン-ホイットニー U 検定 Mann-Whitney U test（別名：ウィルコクソン順位和検定 Wilcoxon rank-sum test）を用い，分布の歪んだ 3 群以上を比較する場合には，クラスカル-ウォリス検定 Kruskal-Wallis test を用います。

> **アドバイス**
> 最近では，データの分布に関わらず，ノンパラメトリック検定が用いられるようになっています。この方法はデータ分布の仮定が設けられておらず，より頑健です。

文 献

1. *Merriam-Webster's Collegiate Dictionary*. 11th ed. Springfield, MA: Merriam-Webster Inc; 2008.

第17章

ノンパラメトリック検定

第81則　ノンパラメトリック検定をバックアップとしてではなく，ファーストチョイスとして用いる。

"ノンパラメトリック nonparametric"とは，「統計学的なパラメータ(平均値，分散など)の推定を伴わない」という意味です。言い換えれば，ヒストグラムが左右対称な釣り鐘型をしているという仮定を置く必要がないということです。データが正規分布をしていない場合や，変数がある"順序 ranking"を表わすものである場合には，ノンパラメトリック検定が適しています。しかし，ノンパラメトリック検定は，データが正規分布をしている場合にも完全に適用が可能です。順序というのはランク(序列)のことです(例：心理学的ストレスのレベル：0＝なし，1＝少し，2＝中程度，3＝かなり，4＝高度)。

医学的研究では，ノンパラメトリック検定を用いなければならないときに，パラメトリック検定を用いるといった，検定選択の誤りが少なからず見受けられます。従来は，正規分布するデータには，パラメトリック検定を，分布が歪んでいる場合には，ノンパラメトリック検定を用いるとされてきました。しかし，最近では，データの分布の形状に関わらず，ノンパラメトリック検定を用いることが普通となっています。表17.1は，それぞれ対応するパラメトリック検定とノンパラメトリック検定を並べて示したものです(図16.1も参照)。

マン-ホイットニー U 検定 Mann-Whitney U test(Mann ら，1947)は，2つの独立した群同士を比較するのに用いられ(例：男女間での入院期間の違い)，パラメトリック検定で言えば，対応のない t 検定 unpaired t-test(通常の t 検定)に相当します。ただ，Wilcoxon が先にほぼ同じ検定法を開発していたため(1945)，ウィルコクソン順位和検定 Wilcoxon rank-sum test，もしくは，ウィルコクソ

表17.1　パラメトリック検定とノンパラメトリック検定の対応

パラメトリック	ノンパラメトリック
スチューデントの t 検定 Student's t-test	マン-ホイットニー U 検定／ウィルコクソンの順位和検定 Mann-Whitney U test/Wilcoxon rank-sum test
一元配置分散分析 One-way ANOVA	クラスカル-ウォリス H 検定 Kruskal-Wallis H test
対応のある t 検定 Paired t-test	ウィルコクソンの符号付き順位検定 Wilcoxon signed-rank test
繰り返し測定の分散分析 Repeated-measures ANOVA	フリードマンの順位に基づく分散分析 Friedman ANOVA by ranks
ピアソンの積率相関 Pearson correlation	スピアマンの相関 Spearman correlation
線形回帰 Linear regression	ノンパラメトリック回帰 Nonparametric regression

以前は，データが正規分布している場合にはパラメトリック検定を用いることになっていたが，最近では，データの分布の形状を問わず，ノンパラメトリック検定が用いられることが多い。
ANOVA = analysis of variance.

ン-マン-ホイットニー検定 Wilcoxon-Mann-Whitney test と呼ばれることもあります。

クラスカル-ウォリス検定 Kruskal-Wallis test は，3つ以上の独立した群間で順序データあるいは分布の歪んだデータ（例：健康保険のタイプ別の入院期間）を比較するためのノンパラメトリック検定で，パラメトリック検定で言えば，一元配置分散分析 one-way ANOVA に相当します。

ウィルコクソンの符号付き順位検定 Wilcoxon signed-rank test は，2つの群が何らかの形（例：年齢や性など）でマッチングされている場合や，同じ対象者で時期を変えて測定したデータ（例：糖尿病予防プログラム実施前後の体重）などの検定に用いられるもので，パラメトリック検定の，対応のある t 検定 paired t-test に相当します。この検定と，ウィルコクソン順位和検定を混同しないように注意してください。

フリードマン検定（フリードマンの順位に基づく分散分析 Friedman ANOVA by rank）は，パラメトリック検定の「繰り返し測定の分散分析 repeated measures ANOVA」に対応するもので，時期を変えて同一個体で測定された順序データもしくは分布の歪んだデータを3群以上で比較する場合（例：3時点で測定された血圧値）に用いられます。

アドバイス
データの分布の形状にかかわらず，常にノンパラメトリック検定を用いるようにしましょう。

研究者の中には，ノンパラメトリック検定は，パラメトリック検定ほど強力ではないと懸念する人が少なくありません。確かに，検定効率は4%ほど低下すると見積もられますが，ノンパラメトリック検定の頑健さにはそれを上回るメリットがあります。実際，データが正規分布をしていない場合は，一般に，マン-ホイットニー U 検定の方がスチューデントの t 検定よりも強力です。ほとんどの医学的研究の対象者は異常を抱えた患者であり，これらの患者から得られるデータも正常ではないことが多いと考えるのが合理的です。また，サンプルサイズが大きくない限り，データが正規分布をしているかどうかを証明することは不可能です。パラメトリック検定を用いる限り，常に査読者から，正規性の前提が満たされているかどうかが問われることになります。

ノンパラメトリック法を用いる場合には，中央値 median とブートストラップ法 bootstrap method による95%信頼区間を記載するようにします。変数に多くの同値やゼロ値を含む場合には，中央値とブートストラップの95%信頼区間を用いる方が適切です。ホッジス-レーマン推定量 Hodges-Lehmann estimator は，統計学的にはより適切かも知れませんが，研究によっては複雑すぎるかも知れません。中央値や平均値ではうまく要約できない場合には，医学統計家に，ホッジス-レーマン推定量について相談するとよいでしょう。

英文例：

"We used the Hodges-Lehmann method to display the point estimates of absolute difference. These are the medians of all paired differences between observations in the two groups(Lehmann, 1963)."

> **アドバイス**
> 特別の理由がない限り，両側検定と両側の P 値を用いるようにしてください。

文 献

1. *Merriam-Webster's Collegiate Dictionary*. 11th ed. Springfield, MA: Merriam-Webster Inc; 2008.

第18章

マッチングと傾向スコア

第82則　マッチングを用いよう，しかし慎重に

　マッチング matching とは，患者群と1つないし複数の交絡因子 confounding factor について一致させてコントロール群を作る，研究上重要な手法の1つです。マッチングは，他の方法では，交絡が十分除去できない場合に用いられます。

　ただし，いったんある因子（例：飲酒歴）についてマッチングを行ってしまうと，アウトカムに対するその因子の効果を分析することはできなくなるので注意が必要です。したがって，マッチングを行う前に，その因子とアウトカムとの関連を見る必要がないことをよく確認しておかなければなりません。慎重に考えることもなく，年齢と性別でマッチングしてしまう研究者がいますが，年齢や性別の影響を見る必要が本当にないのか，事前によく考えることが大切です。

　マッチングはデータを収集する前に計画しておくのが最も効率的です。データを収集したあとからマッチングすることもできますが，マッチングできないサンプルが生じることが多く，時間や経費の無駄になってしまいます。

　2つの群を比較した研究結果を発表するときには，マッチングを行ったどうかを明確に記載しなければなりません。なぜなら，マッチングをしたかしないかで，使用する統計学的手法が全く異なるからです。図16.1に示したように，マッチングをした場合には，たとえば，対応のある t 検定，条件付きロジスティック回帰分析 conditional logistic regression など，特別な手法が用いられます。

第83則　方法の組み合わせを検討する：マッチングと多重ロジスティック回帰分析

例 18-1

　外傷ケアの分野では，"予防可能な死 preventable deaths" は，重要な課題です。予防可能な死がなぜ生じるのかを分析するためには，外傷の重症度や原因をコントロールして分析しなければなりません。しかし，通常の数学的方法による重み付けでは，原因と重症度を同時に調整することができません。そこで，患者を原因別（例：刺傷，バイク事故，転落）にグループ分け（層化 stratification）して，各グループ内で重症度を調整するという分析が行われることがありますが，この方法では，各グループの人数が小さくなりすぎて，統計解析に耐えなくなってしまいます。

　このような問題を解決する方法の1つに，統計学的手法を組み合わせるという方法があります。つまり，マッチングと多重ロジスティック回帰分析を組み合わせる方法で，確かな分析結果を得ることができます（Rothman ら，2012）。この方法では，原因と重症度を同時に統計学的に調整することができ，したがって，多くのタイプの外傷患者を同時に扱うことができます。

　マッチングを行うときには，マッチングができなかった症例の特徴を把握しておくことが大切で

す．もし，バイアスがあれば，それを記載し，かつそれが研究結果にどのような影響を及ぼす可能性があるかを論じなければなりません．マッチするコントロールが見つけられなかった患者が存在する場合には，それがバイアスの原因とならないことを説明する必要があります．マッチングを行うと，マッチング後のサンプルは，元々のサンプルとかなり異なったものになることがありますが，それが，バイアスの原因となっていないことを説明しなければなりません．たとえば，バイク事故で死亡した人の中に，頸部切断のケースが含まれていたとしましょう．こうしたケースにマッチングする生存例(コントロール)を見つけることは不可能ですが，これは研究の支障とはなりません．なぜなら，頸部切断は即死的な傷害であるため，予防可能な死の分析に役立つ情報がそもそも存在しないからです．

マッチングは，時間のかかる方法ですが，真の関連を見出す手段として優れた方法であり，また，交絡調整には，回帰分析を凌ぐ多くの利点を有しています．実際，マッチングを回帰分析や傾向スコア propensity score と組み合わせることは，分析を強化する上で優れた方法と言えます．これらの3つの手法はそれぞれに弱点を有していますが，同じ結論でも，これらの3つの方法を用いた場合は，エディターや査読者への説得力も強く，論文がアクセプトされやすくなります．マッチングは労力がかかるため，最近ではあまり用いられなくなっていますが，そのメリットは明らかであり，もっと頻繁に用いられるべきと思われます．

第84則　観察研究における差を調整するために，傾向スコアを用いる．

治療をランダム化できない観察的な研究に，傾向スコア propensity score が使われることが多くなってきました．傾向スコアとは，観察された共変数に基づいて計算された治療群(もしくは曝露群)に属する確率のことで，非ランダム的な治療(曝露)の割り付けを調整するために用いられます．たとえば，低用量のアスピリンの毎日摂取が，あるアウトカムのリスクを減らす可能性があるかどうかを検討する場合を考えてみましょう．こういう研究で，ランダム化比較試験を行うことは恐らく困難ですが，逆に，大量の観察データを利用することができます．今，教育歴が高い人ほどアスピリンを服用し，アウトカムもいい傾向があるとしましょう．これを，「適応による交絡 confounding by indication」と言い，ランダム化されていない臨床試験によく見られるバイアスです．こうした場合には，たとえば，教育レベルなどの患者の特性を独立変数，アスピリン服用の有無(0か1)を従属変数とするロジスティック回帰モデルを作成して，個々の患者がアスピリンを日常的に服用する確率を計算します．この確率を傾向スコア propensity score と呼び，アウトカム(例：心筋梗塞)を従属変数とする多変量モデルにアスピリン服用とともに独立変数として投入し，アスピリン服用が，傾向スコアとは独立した有意な関連を有するかどうかを評価します．実際には，傾向スコアのモデルには，たとえば，年齢，性別，健康保険の種類，併存疾患など，もっと多くの変数が投入されます．傾向スコアには以下の4つの利用法があります．①マッチング，②層化，③調整用の共変数，④傾向スコアの逆数を用いた患者の予後に与える影響度の重み付け(周辺構造モデル marginal structural model)．

INFORMATION

Armitage ら(2005)，Austin(2011)，Rosenbaum(2010)を参照

第19章

多変量解析とモデルの
バリデーション

> "モデルは本来不完全なものだが，中には役に立つものもある"
> ——GEORGE E. P. BOX

第85則　研究を再現性の高いものとするために現代的多変量解析を学ぶ。

"多変量 multivariate"とは，"独立変数が多い"という意味です[1]。"多変数 multivariable"という用語もほぼ同義に用いられますが，研究者の中には，後者は，アウトカム変数(従属変数)が1つで独立変数が複数の場合に，前者は，アウトカム変数が複数の場合に用いるべきだと主張する人もいます。しかし，現実にはそうした厳密な区別がされることはないため，本書では，アウトカム変数(従属変数)が1つで独立変数が複数の場合にも，"多変量 multivariate"という用語を用いることにします。

単変量解析と違って，多変量解析では複数の独立変数(予測因子 predictor variable)を同時に扱い，それぞれの独立変数のアウトカム変数に対する寄与の大きさを見積もり，どの独立変数の寄与が最も大きいかを評価することができます。また，多変量解析では，患者間の特性の違いを統計学的に調整して比較することもできます。

例19-1：ランダム化比較試験における交絡の調整

今，薬物Aを投与された患者と薬物Bを投与された患者の間で，患者の治癒率に違いがあるかどうかを調べる研究で，ランダムに割り付けたにもかかわらず，2群の間には有意な年齢の差があったとします。こういう場合には，多変量解析を用いることによって，2群間の治癒率の違いに対する年齢の影響を調整することができます。単変量解析では，粗オッズ比 crude odds ratio を計算できますが，多変量解析(例：ロジスティック回帰分析)では，年齢の影響を調整したオッズ比(調整オッズ比 adjusted odds ratio)を算出できます。こうした多変量モデルは，ランダム化比較試験においても，もっと使われるべきと思われます。

INFORMATION

Kleinbaum ら(2010)，Kleinbaum ら(2013)，Steyerberg(2010)を参照

第86則　交絡因子を調整するのに，どのように多変量解析を用いたかを正確に記述する。

交絡因子 confounding factor とは，リスク要因とアウトカムの両方に関連を有する因子で，リスク要因とアウトカムの因果関連の解釈を歪める可能性がある因子のことを言います。極端な例は，ライターを所有する人ほど肺がんに罹患する確率が高いという場合です。ライターが肺がんの原因でな

いことは明らかですから,これは,実際には喫煙が肺がんの原因で,喫煙者はライターを所有することが多いという事実から生じた関連associationで,この場合は,喫煙が交絡因子になったわけです。

交絡因子を考慮しない解析をよく目にしますが,これは,研究にとって致命的な欠陥となります。多変量解析を用いれば,交絡を調整することができますが,読者にその妥当性を理解してもらうためには,どのように交絡を調整したかを,平易な言葉で説明しなければなりません。査読者は,投稿者が当然文献を十分に検索し,適当な論文を読み込んでいることを前提に査読します。したがって,最近の論文の中に出てくる因子の中で,自分の研究結果に交絡しそうな因子がないかどうかに絶えず注意を払う必要があります。不幸にして,その因子が多変量解析の中に含まれていない場合にも,その因子の存在を知っていることを論文の中で触れ,その意味での結果の限界を論じておく必要があります。

> **INFORMATION**
> https://significantlystatistical.wordpress.com/2014/12/12/confounders-mediatorsmoderators-and-covariates/

第87則　ロジスティック回帰分析をマスターする。

ロジスティック回帰分析は,医学的研究の分野で現在最も多用(もしくは誤用)されている多変量解析法の1つで,アウトカムが,たとえば,糖尿病と非糖尿病という具合に2つにカテゴリー化できる場合に,そのアウトカムに対する,複数の予測因子predictor variableの独立した寄与を算出することができます。ロジスティック回帰分析は,将来さらにその重要性が増すものと思われるため,その使用法や解釈の仕方を十分にマスターしておくことが大切です。

ロジスティック回帰分析についての細かい説明は,Hosmerらの著書(Hosmerら,2012)に詳しく書かれており,また,Kleinbaumらも,ロジスティック回帰分析に関する自習書を出版しています(Kleinbaumら,2010)。ロジスティック回帰の手法の中には,非常に複雑で長い説明を要するものがありますが,そうした記述が統計学的側面の査読に必要と思われる場合には,投稿論文のAppendixとして添付するようにしてください。また,モデルに投入する変数をどのように選択したかも記載する必要があります。ステップワイズ変数選択法stepwise variable selectionは,その欠点のために,最近ではあまり使われなくなっていますが,この点については,Steyerberg(2010)やKatzの著書(日本語訳:「医学的研究のために多変量解析」,メディカル・サイエンス・インターナショナル社,2008年)が非常に役に立ちます。

研究では,しばしば,ロジスティック回帰分析から得られる重要な情報,つまり「外れ値outlier」のことが無視されがちです。ロジスティック回帰分析では,それぞれの予測因子に数学的な重みを付けた回帰モデルが算出されますが,しばしば,明らかにその回帰モデルに合わない患者(outlier)が見つかることがあります(例:モデルからは,アウトカムはよいと予測されるのに,実際にはアウトカムが悪い患者)。こうした場合には,そうしたケースを無視するのではなく,カルテを調べたり,患者あるいはその家族をインタビューするなどして,その原因となっている何らかの要因がないかどうかを検討することが大切です。科学の歴史では,「外れた」観察がしばしば新たな発見につながってきました。そのことを忘れてはなりません。

例19-2:コーネリアスプロジェクト

バンダービュルド大学では,「コーネリアスプロジェクトCornelius project」と呼ばれるプロジェクトが開始されています。これは,どの入院患者が,30日以内の再入院,褥瘡の発生,病院内での転倒,血栓の発生,院内感染の発生などのリスクが高いかを予測するロジスティック回

帰モデルを構築するプロジェクトで，できたモデルの数式は，病院全体の患者からランダムに選ばれた半数の患者の電子カルテシステムの中に組み込まれ，これらの合併症の確率がリアルタイムで算出され，表示されます。そして，これらの合併症のリスクが最も高い患者に対しては，病院の予防専門家が，タイムリーかつ確実な方法で必要な予防措置を講じ，他の半分の患者には，標準的なケアが引き続き提供されます。こうした全入院患者を対象としたランダム化比較試験を行うことによって，予防措置がいつどのように患者のアウトカムの向上につながるかを確かめることができます。これは，いわゆる「学習する医療システム learning health care system（LHS）」の典型的な例です。従来は，まず一部の患者で研究としてランダム化比較試験を行い，その結果を実地に応用するというアプローチが一般的でしたが，この新しいアプローチでは，何が有効かを，病院の日常業務の一部として知ることができます。患者のケアの質は，病院，診療科，医師，看護師などによって様々で，また時間によってもバラツキがあるため，このバラツキがコントロールされなければ，有益な情報は得られませんが，バラツキがランダム化（制御）されれば，何が有効で何が有効でないかを確実に知ることができます。こうしたトランスレーショナル研究をルーチンに取り入れるように病院環境を変えることは簡単ではありませんが，提供する医療の質と払われる医療費が連結されるようになる将来を見越して考えれば，こうした「学習する医療システム（LHS）」の考え方を取り入れられないような医療機関はその存続が危うくなる可能性さえあります。その意味でも，ロジスティック回帰分析をマスターすることは非常に重要です。

例 19-3：ロジスティック回帰モデルによるリスク予測
仮想の例：「ある研究者が，従業員が将来，2型糖尿病，高血圧，心臓発作などを発症する確率（リスク）を予測するための一連のロジスティック回帰モデルを開発した。このモデルで高リスクと判定された従業員は，無料の予防プログラムに参加することができ，参加を促進するために，最初の導入セッションに参加した人にはインセンティブが提供され，予防プログラムを完了した人には，さらに大きいインセンティブが提供された。」

こうしたシステムは，現在の米国の医療システムの向上につながる可能性があります。現在の米国の医療では，ほとんどの患者が心臓発作を起こして初めて，自分が心疾患を有していることを知り，そしてその3分の1が，その日のうちに死亡してしまいます。生き残った人でも，その後にかかる医療費等のコストは膨大なものとなります。ここにあげたアプローチでは，インセンティブが，慢性疾患の予防のための投資として使われていることになります（訳注：日本語訳「健康行動学」，メディカル・サイエンス・インターナショナル社，2018年の第20章「行動経済学」を参照してください）。

第88則　研究群間に差がないと結論する前に，セカンドオピニオンを得る。

　医学的研究では，有意の結果は，通常データの奥に潜んでいることが多いため，それを引き出すためには，多変量解析の手法を用いて，さまざまな交絡因子の影響を制御しなければなりません。ランダム化された研究であっても，単変量解析だけで，有意差がないと結論するのは危険です。

　研究テーマも統計学的方法も理解できていないような人が分析を行うと，"有意差なし"という誤った判断が少なからず生じます。また，重要なサブグループを分析し忘れたり，多変量解析法を適切に使用できない場合にも，結論を誤ることがあります。

　「交互作用 interaction」というのは，複数の因子によるアウトカムに対する複合的効果のことで，臨床的に重要な交互作用を見逃してはなりませんが，事後にやたらと統計学的に交互作用を探すような，データマイニング的アプローチは慎む必要があります。

例19-4：交互作用（1）

「ある研究で，脊髄損傷の患者では，糖尿病と喫煙がそれぞれ褥瘡の軽度のリスク要因であることが明らかにされたが，糖尿病でかつ喫煙者の患者には全例に褥瘡の既往があった。」このように，2つの因子が組み合わさった場合に，それぞれの因子単独の効果とは異なる効果が生じることを"交互作用"と言い，統計学的に検定することができます。

例19-5：交互作用（2）

年齢は，女性においては褥瘡の有意な予測因子ですが，男性ではそうではありません。こういう場合には，年齢×性別の交互作用項を導入すると，モデルの予測力を有意に高めることができます。

第89則　用いた多変量解析法を明確に説明すること

　交絡を調整するために複雑な多変量解析法を用いることがありますが，その場合も，読者が理解しやすいように，結果は常に簡潔に記述するようにしてください。そして結果を明確に説明し，重要なポイントは，グラフ化して示すようにします。これは決して簡単な作業ではなく，時間もかかりますが，これを行わないと，査読者が，その論文における重要な因子の意義正しく理解できない恐れがあります。

> **アドバイス**
> 多変量解析の結果は常に平易な表現で記述するようにし，できるだけ，フォーレストプロット（図24.8）やスプライン曲線などの洗練されたグラフを用いるようにしましょう。

> 何事も，"より"簡潔にではなく，"極力"簡潔にしなければならない。物事を大げさに，複雑に，そして難しく見せようとするのは，知的な愚者のすることだが，それと逆方向に進むには，多少の才能と大きな勇気を必要とする。
> ——ALBERT EINSTEIN

　ほとんどの査読者やエディターは，統計学の専門家というわけではないので，彼らが理解できないような書き方は百害あって一利もありません。極端な場合には，そのために論文がリジェクトされることさえあります。査読者やエディターを納得させるためには，以下の点に配慮が必要です。

- 交絡の影響を除くために，どのように多変量解析を用いたかを説明する。
- 多変量解析に用いた変数をどのように選択したかを説明する。もし，単変量解析でアウトカムと関連があった因子を変数に用いない場合には，その理由を説明する。
- ある交互作用を分析したときには，なぜその交互作用を選択したのか，また，他の交互作用の可能性についても検討したかどうかを説明する。
- すべての予測因子が線型であると頭から仮定せず，制限付き3次スプライン関数 restricted cubic spline などの非線型項の可能性を検討してみる。
- 変数の選択に，ステップワイズ選択法ではなく，もっと現代的な方法を用いたことを示す。
- 統計学的解析が複雑な場合には，詳細を記した Appendix を付け，統計学分野の査読者に，用いた手順を明示する。

　ロジスティック回帰モデルの妥当性を示す最も強力な方法は，全く異なるデータセットでも有効で

あることを示すことで，これを外部検証 external validation と言います。外部検証に耐えれば，得られたモデルの有効性を示す頑健なエビデンスとなります。

キャリブレーションプロット calibration plot や新しい統計指標など，モデルの適合度に関するより詳細な検討結果を示したい場合には，論文の Appendix に添付します。適合度判定法 goodness-of-fit method には色々なものがありますが，ホスマー-レンショー検定 Hosmer-Lemeshow test などのような弱い方法ではなく，ブライアスコア Brier score（平均二乗誤差 mean squared error）やスピーゲルホルター・キャリブレーション検定 Spiegelhalter calibration test などのようなより新しい方法を用いるのがお勧めです。総一致率 overall proportion classified correctly は，あまり適切な指標とは言えないため，使用しないのが無難です。この方法では，分類表に「Overall Percentage Correct」が表示されますが，アウトカム（イベント）が稀な場合は，"アウトカムなし" の予測ケースが多くなるため，モデルが無意味なものであっても，総一致率は高くなってしまいます。c-インデクス c-index や ROC 曲線 receiver-operating characteristics curve における曲線下面積 area under the curve (AUC) とその 95% 信頼区間を用いる方がモデルの適合度についてより多くの情報を示すことができます。切片 intercept を評価する場合には，ノンパラメトリック・キャリブレーション曲線 nonparametric calibration curve を用いてください。

サンプルサイズが大きい場合には，データセットを，導出セット derivation set と検証セット validation set にランダムに分ける分割法 split group validation を，サンプルサイズが小さい場合には，ブートストラップ法 bootstrap method が頑健な方法として推奨されます。

第90則　多変量解析の結果を，医学的にも有用な形にまとめ，グラフで示す．

多変量解析の結果を表にまとめるときは，医学的意味をわかりやすくする配慮が必要です。表を作るときには，研究者と医学統計家が相談し合って作るのがベストです。作表の方法については，第24章でさらに詳しく説明します。

多変量解析のために，論文があまりに複雑に見えるのは望ましくありません。また，都合の悪い結果を隠しているような印象を与えないよう，解析のプロセスを明確に説明しなければなりません。そうしないと，査読者は，あなたが自分の仮説に都合のよい統計モデルを作って，単に結果を尤もらしく見せる方便として利用しているだけではないのかという疑念を抱く恐れがあるからです。多変量解析を用いた理由を合理的に説明できないと，主観的に見え，その論文の科学的価値を大きく損なってしまいます。解析計画を事前に詳細に立て，論文にはそれを透明性高く記載しなければなりません。

> **アドバイス**
> 臨床判定上の指数やスケールを算出するための多変量モデルに用いた変数については，それらをどのような理由もしくはプロセスで選択したかを明確に説明しなければなりません。

変数を選択するプロセスは，客観的，明快，定量的，かつ再現性のあるものでなくてはなりません。モデルに用いる変数を選ぶ場合には，機械的に選ぶのではなく，意味を考えることが大切です。たとえば，多数の単変量検定を行ってその P 値から機械的に選ぶのではなく（Sun ら，1996），医学的意味を考慮しながら選ぶようにします。ステップワイズ変数選択法 stepwise variable selection の使用は避け，もっと現代的な選択法を用いるようにしましょう。たとえば，欠測データの多い変数を除去する，相関の強い変数（例：ヘマトクリットとヘモグロビン）の同時投入を避ける，生物学的に意味のない変数の投入を避けるといったことです。

変数を，たとえば，既往症，傷害の重症度，時間経過，あるいは治療に関係するものといったよう

に，論理的かつ医学的に意味のある変数群に分類すれば，それらの変数群を用いて，論理的な順序や階層的デザインに従った多変量モデルを構築することができます．こうしたモデルは，機械的な分析よりもはるかに実用的価値があります．モデルが完成したら，結果を，優れた変数表示法である，フォーレストプロット forest plot（図24.8参照）で示すようにしましょう．

第91則　生存分析法（カプラン–マイヤー法，ログランク検定，コックスの比例ハザードモデル）をマスターする．

　これらの生存分析法は，現代の医学研究で最もよく用いられる4つの統計学的方法のうちの3つを占めるもので（表16.1），カプラン–マイヤー法 Kaplan-Meier method は，様々なグループにおける死亡（もしくは何らかのイベント）に至るまでの時間を示す手法，ログランク検定 log-rank test は，死亡（イベント）に至るまでの時間のグループ間の違いを検定する手法，そしてコックスの比例ハザードモデル Cox proportional-hazards regression は，死亡（イベント）が起こるまでの時間に関連する要因を分析するための多変量解析の手法です．

　これらの分析法がよく使われるようになってきたのは，イベント（アウトカム）が生じるまでの時間を用いることで，サンプルサイズが小さい場合でも，そのデータを最大限に活用できる非常に効率の高い手法だからです．これらの手法は，死亡に限らず，多くのイベント（例：心臓発作までの時間，仕事に復帰するまでの時間，再入院するまでの時間）に適用できるだけではなく，エンドポイント（イベントの発生）に至らなかったケース（打ち切り例 censored case）も分析に含めることができます．

　一流誌に論文を出版するためには，複数の交絡因子とフォローアップ期間の違いを調整した解析を行う必要がありますが，それを可能とするのが，コックスの比例ハザードモデル Cox proportional-hazards regression です．多くの研究者はそれを医学統計家に丸投げしてしまいがちですが，自分でもよく学習しておかなければなりません．それは，生存分析法の基礎を知っていれば，生存分析について医学統計家と効果的なコミュニケーションが可能となるからであり，また，適切な変数の選択には，長年の経験に基づく医学的な判断が必要となるからです．

　どのような統計学的手法も，ある仮定の上に成り立っていますが，論文には自分がそれを十分にわきまえていることを示すために，Methods のセクションに，たとえば以下のように記述する必要があります．

文 例：

"For all Cox models, we plotted Schoenfeld residuals against follow-up time and found no violation of the proportional-hazards assumption."

"Cox proportional-hazards models were used to estimate hazard ratios and 95% confidence intervals. The assumption of proportional-hazards regarding the intervention arm was confirmed by means of the Schoenfeld residuals test; no violations of the assumption were found."

　コックス比例ハザードモデルに置かれている1つの仮定は，「比例ハザード性の仮定 proportional hazards assumption」です．通常，モデルの適合度は，観察値と予測値の差（残差 residual）で評価されますが，このモデルではこの問題は少し複雑で，この仮定が満たされているかどうかの検討には，シェーンフェルド残差 Schoenfeld residuals（部分残差 partial residuals）が用いられます．統計ソフトで，このモデルの分析を行ったら，部分残差を保存して，x軸を時間，y軸を残差とする平滑化スキャタープロット smoothedd scatter plot を作成します．また，ハザードの2重対数変換値をy軸，時間の対数値をx軸としたプロット図を作成して，2つのグラフが並行かどうかを評価するという方法もあります．そして，治療と時間の対数値を掛け合わせた交互作用項を導入して，それが有意になるかどうかで，比例ハザード性の仮定が満たされているかどうかを検討しなければなりません．そし

て，交互作用が有意な場合には，時間依存性のハザード比 time-dependent hazard ratio を用いる必要があります。こうした解析の詳細を理解するには，医学統計家と相談する必要があります。

> **INFORMATION**
> Collett(2014)とCox(1972)を参照

第92則　最新の統計学的手法に慣れること

表19.1は，査読者やエディターが，将来重要となると考える統計学的手法をリストしたものです。明らかなトレンドはビッグデータです。将来を考えれば，この領域における学習を深めておくべきであり，この領域に詳しい研究者と共同することによって修得するのが近道です。

まだ開発が不完全で妥当性が厳密に検証されていないような統計学的手法の使用には注意が必要です。新しい統計学的手法を用いる場合には，必ず既存の確立された手法も用いて結果を比較するようにしてください(表19.2)。

表19.1　将来重要となる統計学的手法

- ビッグデータ解析技術
    - 大規模な観察データセットを分析するためのさらに複雑なモデル化手法
    - 大規模な集団のビッグデータを扱うための手法の進化
    - 大規模なデータベースから必要な情報を選別するのに役立つ統計学的手法
    - 大規模なデータセットを研究するのに必要な計算手法や頑健な統計学的手法
    - 高次のデータや大規模なデータセットを分析する手法
    - 大規模なデータベースを分析するのに適した統計学的手法
    - 全ゲノム配列データなどの大規模で複雑なデータを扱うのに必要な統計学的手法
    - ビッグデータや機械学習(マシンラーニング)技術：こうした研究をどう判断し解釈するかについて，査読者やエディターも学習が必要
    - 既存のビッグデータの複雑な回帰分析
    - 登録データの分析と大規模な臨床データの分析
- ブートストラップ法
- クラスターランダム化試験の手法
- 数学的シミュレーション
- 分子遺伝学的分析のための統計学的手法
- 多重補完(代入)法 multiple imputation などの，欠測データを扱う手法やその評価
- 傾向スコア propensity score
- 比較集団をよりよくマッチングする統計学的手法
- バイアスの同定
- アダプティブ(適応的)臨床試験 adaptive clinical trials
- 実際的臨床試験 pragmatic clinical trials(PCT)
- ランダムフォレスト random forest(大量に作られた決定木を効率よく学習させる機械学習手法の一種)
- 周辺構造モデル marginal structural models
- メンデリアンランダム化 Mendelian randomization(Burgessら，2015を参照)
- 競合リスク分析 competing risk analysis
- 媒介分析 mediation analysis(XがMを引き起こし，MがYを引き起こす場合，Mを媒介因子と呼ぶ)
- 観察データから因果関係を推論する統計学的手法
- 混合効果モデル mixed-effects models
- ロジスティック回帰分析

表19.1 （つづき）

- コックスの比例ハザードモデル
- データ減少法
- ノンパラメトリック法
- 階層的データ hierarchical data のモデル
- 縦断的データ longitudinal data のモデル
- パス解析
- 多次元尺度 multidimensional scaling
- セミパラメトリック回帰分析 semiparametric regression methods
- 「学習する医療システム learning health care system」の電子カルテの中に組み込まれた自己学習ツール
- 自動的フェノタイパー automatic phenotyper（電子カルテシステムの中に組み込まれて，自動的に新しい疾患や流行などを検知するツール）
- データセットの中からエラーを自動的に検出し，クリーニングする統計学的ツール（例：ヘマトクリットとヘモグロビンの相関の利用）
- 系統的レビューやメタ分析の実施・解釈に関する方法論（これについては査読者間で意見が分かれ，これらの手法が将来重要となると言う人もいるが，それに懐疑的な人もいる）
- 変数クラスタ variable clustering
- スパース主成分分析 sparse principal component analysis（SPCA）
- 順序ロジスティック回帰 ordinal logistic regression
- 再帰的分割法 recursive partitioning/分類・回帰木 classification and regression trees（CART）（主として，モデルの提示と交互作用の理解）
- 質的研究の手法
- ベイジアン解析 Bayesian analyses
- 一般線形モデル general linear modeling
- "手法自体の問題ではなく，適切な手法を用いることができるかどうかが問題"

査読者質問票（付録B）の質問33より

表19.2 弱い/時代後れの統計学的手法と強い/現代的な統計学的手法

弱い/時代後れの統計学的手法	強い/現代的な統計学定手法
2区分病	連続変数を用いる。
P値を，$P<0.05$と記載する。	$P=0.017$という具合にそのままの値を記載する。
結果をNS（not significant）と記載する。	$P=0.89$という具合にそのままの値を記載する。
過度に単純なモデル	制限付き3次スプライン項を含むロジスティック回帰分析や頑健なブートストラップ法によるモデルの検証
線形を前提とした手法	柔軟性のある非線形的手法
ステップワイズの変数選択	データ減少法，罰則付き回帰法 penalized regression method，LASSO回帰
パラメトリック法	ノンパラメトリック法
ピアソンの積率相関	スピアマンの相関
スチューデントのt検定	マン-ホイットニーのU検定
対応のあるt検定	ウィルコクソンの符合付の順位検定
繰り返し測定の分散分析（ANOVA）	混合モデル/フリードマン検定
コーエンの効果量に基づくサンプルサイズ算出	臨床的に意味のあるエンドポイントに基づくサンプルサイズ算出
先行観測値補完法（LOCF法）あるいは単一補完法（例：平均値などを一括代入）	完全情報最尤推定法（FIML法）/多重補完法 multiple imputation method

表 19.2 （つづき）

±SEM（平均標準誤差）	95％信頼区間
ニューラルネットワーク	ランダムフォレスト（訳注：分類，回帰，クラスタリングに用いられる機械学習のアルゴリズム）
モデルの検証を行わない。	ブートストラップ法によるモデルの検証
順序変数の2区分(2値)化	順序回帰 ordinal regression

ANOVA = analysis of variance, LOFT = last observation carried forward, SEM = standard error of mean, LASSO = least absolute shrinkage and selection operator, FIML = full information maximum likelihood

第93則　結論を導くときには，臨床的な常識を十分働かす必要があるが，決して誇張しないこと

　データを分析し終わったら，どのような結論を導くかについて研究チームで十分話し合う必要があります。結論を導くことは，「科学的方法のステップ」（第3章）の第6番目，つまり最終のステップにあたります。

　さあ，ここまでで Observing（観察＝研究の実施と分析）の段階が終わりました。次に，POWER の第3の段階，つまり Writing（執筆）の段階に移ることにしましょう。

文　献

1. *Merriam-Webster's Collegiate Dictionary.* 11th ed. Springfield, MA: Merriam-Webster Inc; 2008.

第III部 執筆

WRITING

執筆

ライティング段階のキーポイント

・なぜ研究を実施したのか？(Introduction)
・どういう研究をしたのか？(Methods)
・何を発見したのか？(Results)
・その結果は何を意味しているのか？(Discussion)

第20章

論文のタイトル

第94則　論文の各セクションを効率的な順序で執筆する。

　計画 Planning と観察（実施・分析）Observing の段階がすぎれば，論文を書く材料はほぼ揃っているはずです。論文は，Title, Abstract, Introduction, Methods, Results, Discussion という順序で構成されます。論文がこの順番で書かれることは実際にはまれですが，本書では便宜上，この順序に沿って話を進めることにします。

　論文を書き慣れた研究者は，まず Methods のセクションから書き始めます。それは，このセクションが最も簡単だからです。論文執筆では，「書き始めること」が何より大切であり，Methods はその意味で最初に書くのに最も適していると言えます。Methods のセクションは研究が終わる前には書き終えておくようにしましょう。なぜなら，まだ記憶が鮮明であり，また，データの分析計画は事前に確定しているはずだからです。

　Methods のセクションを書き終えたら，書き慣れた研究者が次に取り掛かるのは，表と図です。これらは，論文の核心となるものであり，それができれば，Results の文章を書くことができ，論文の筋書きも見えてきます。表20.1は，執筆の順番と，論文投稿のフォーマット上の順番を比較したものです。

第95則　読者を惹きつける，簡潔，的確かつ専門性の高いタイトルとする。

　読者が最初に見るのは当然ながら論文のタイトルです。したがって，タイトルは，読者の興味を引きかつわかりやすいものでなくてはならず，同時に，その研究の新規性や意義をうまく表現したものでなくてはなりません。タイトルの重要性は言うまでもないことであり，十分時間をかけて練り上げ

表20.1　論文執筆の順番と，投稿論文のフォーマット上の順番

投稿論文を執筆する際の順番	投稿論文のフォーマット上の順番
Methods	Cover letter
Tables（タイトルと脚注付き）	Title page
Figures	Abstract
Figure legends	Introduction
Results	Methods
Title page	Results
Introduction	Discussion
Discussion	Acknowledgment and support information
Refenrences	References
Acknowledgment and support information	Tables（タイトルと脚注付き）
Abstract	Figure legends
Cover letter	Figures

表20.2 よいタイトルの条件

- エディターに「この論文は新しい情報を含む注目度の高い論文であること」を示せること
- 研究の意義を的確に表現していること
- 興味を引くものであること
- 理解しやすいこと
- 論文の内容を的確に表していること
- 論文の内容やスコープを的確に表現していること
- 投稿予定誌で一般に理解される略語(例：HIV, AIDS, CD4＋, DNA, RNA, IQ)以外の略語を用いる場合には，初出の時に必ずスペルアウトすること
- 簡潔で短いこと
- 語数は10～12まで
- 研究デザインを示すこと(例："A Randomized Controlled Trial of X")
- 人目を引くものであること
- キーワードで始まること
- 文法的に誤りがないこと
- その学術誌の読者にふさわしい用語・表現を用いること
- 論文のテーマは表現するが，結論までは述べないこと。断定的でないこと(例："X Predicts Y"よりも"Effect of X on Y"の方が望ましい)
- 気取った，小賢しい，疑問形のタイトルは避ける。

てください。表20.2は，優れたタイトルの条件をまとめたものです。

　研究結果の一般性がそれほど高くない場合には，タイトルが行きすぎないように注意が必要です。研究対象としたサンプルの特性がタイトルに適切に表現されているかどうかにも注意してください。「タイトルに，研究結果が現在もしくは将来の医学の向上に役立つか(あるいは少なくとも応用可能であるか)どうかが示されているかが大切だ」と述べているエディターもいます。

　気取った，小賢しい，あるいは疑問形のタイトル，あるいは断定的なタイトルは避けるようにしましょう。たとえば，"Treatment A Is Superior to Treatment B"よりも，"A Randomized Controlled Trial Comparing Treatment A with Treatment B"といったタイトルの方が適切です。

　臨床分野の学術誌では，一般に断定的なタイトルを認めていませんが，基礎科学の学術誌の中には逆にそうしたタイトルを推奨しているものもあります。投稿しようとする学術誌のガイドラインをよく読んで，そのスタイルに合わせるようにしてください。

第96則　タイトルページをプロフェッショナルに仕上げる。

　タイトルページは，素人っぽく見えないように注意してください。研究の内容まで疑われる恐れがあります。

　また，タイトルページは共著者をリストするページでもありますが，将来の問題を避けるための1つのテクニックを伝授しておきましょう。それは，最初のドラフトの段階では，自分の名前以外は"et al."としておき(例：Smith et al.)，共同研究者が担当部分をスケジュール通りに完成させたら，共著者に含めるというテクニックです。初めから多くの人々を共著者に含めてしまうと，もう何もしなくてもいいと勘違いする人が出る恐れがあり，また，他の研究機関に移動してしまう人が出てくることもあります。このテクニックを用いれば，初めに共著者に含めておきながら，働きぶりが悪い研究者の名前を後から削除するという気まずい事態を避けることができます。

　医学分野の学術誌では，最もその研究に貢献した人がトップオーサー，そして，その人のメンター，研究グループの指導者，研究室のトップなどが通常ラストオーサーとなり，それ以外の共著者は，その貢献度に応じて順番に配置します。ギフトオーサーシップ(貢献していない人を共著者に加

表20.3 タイトルにふさわしくない言葉やフレーズ

すべての研究に共通
 A Study of
 A Study to Determine the
 An Innovative Method
 An Investigation into
 Contributions to
 Correlations of
 Investigations on
 Means of
 Notes on
 Observations on
 Preliminary Studies of
 Report of a Case of
 Results of
 Retrospective
 Stepwise-Variable Selection
 Studies on
 The Effects of
 The Impact of
 Use of

横断的研究の場合
 A Test to Predict
 Cause of
 Development of
 Predictors of
 Incidence of

えること)は避けなければなりません。細かいことですが，ミドルネームはイニシャルで入れます。共著者の基準については，付録A(セクションII.A.2)を参照してください。

　また，タイトルページには，最終更新日と投稿予定誌の名称を記しておくようにします。投稿予定誌がわかれば，共同研究者から具体的フィードバックを得られやすくなるからです。

第97則　タイトルにふさわしくない言葉やフレーズを避ける。

　表20.3は，タイトルに用いるには適切でない言葉やフレーズをまとめたものです。

第 21 章

Abstract

Abstract は簡潔かつ明快に

第 98 則　Abstract は十分に時間をかけて磨き上げる。

　エディターや査読者の心を最初に掴めるかどうかは，Abstract の出来栄えにかかっています。論文の Abstract しか読まない人がほとんどであることを考えれば，Abstract にかける時間を惜しむべきではありません。Abstract には，研究結果が医学的に重要で，かつ妥当性が高いものであることを明確に表現する必要があります。必要があれば，同僚に頼んで，修正すべき点がないかどうかをチェックしてもらうとよいでしょう。

　エディターは Abstract を読んで，それが簡潔で明快に書かれているかどうか，論文の内容が自誌にふさわしいものかどうかを判断します。結論の部分は特に重要です。なぜなら，エディターがまず読むのは，結論の部分だからです。また Abstract は，その学術誌の投稿規定に正確に沿ったものでなくてはなりません。たとえば，投稿予定誌の Abstract が 1 パラグラフで書くように指定されている場合には，それを守る必要があります。

　Abstract では最初の一文で，研究課題を明確に表現し，次に研究目的を述べますが，目的は明快かつ簡潔でなくてはならず，また，1 つの研究で可能な範囲にとどめることが大切です。そして，方法のセクションでは，その研究で何を検証しようとしているのかがわかるように，差なし仮説（帰無仮説）null hypothesis 自体をそのまま記述するか，あるいは，ここでは理解できる範囲に簡単にとどめて，本文の Methods の統計学的方法のセクションで，正確な差なし仮説（帰無仮説）を記述するようにします。続いて，どのように研究を実施したか，そして最後に，重要な結果と主な結論を述べます。

　全体の構成が乱れた Abstract を少なからず目にしますが，New England Journal of Medicine の 4 部構成（Background, Methods, Results, Conclusion）を参考して書くようにするとよいでしょう。論文の中の文章をそのまま Abstract に用いるのは避けましょう。

　Abstract は，論文の本文が完成した後で書くのが普通ですが，逆に，Abstract を最初に書き，それに従って，論文の本文を書く人もいます。どちらのやり方でも構いませんが，よい Abstract になるまでには，相当な書き直しが必要となります。

　Abstract では，以下のポイントが明確になるようにしてください。

- 何を，なぜ研究しようとしているのか？
- なぜそれが研究に値する重要な問題なのか？
- 研究デザインは頑健で妥当性の高いものか？
- 用いたデータセットは質の高いものか？
- この論文は注目度の高い論文か？

・結論は適切か？

Abstract の編集と書き直し

第 99 則　Abstract は短くする。
エディターから次のようなコメントをもらわないようにしましょう。

Abstract が長すぎる！

　ほとんどの学術誌では，投稿規定(Information for Authors)が web サイトに記載され，投稿論文が従うべき論文のフォーマットが示されています。この投稿規定に忠実に沿って書き，次にその学術誌の最新号に載った論文の Abstract と比較してみることです。通常，Abstract の長さは，構成が指定されたものでは 250 語以内，構成が指定されていないものでは，150 語以内が普通です。学術誌の中には(例：心理学関係)，120 語以内に限定しているものもあります。

　短くまとめるといっても，重要な情報が抜けていてはどうしようもありません。Abstract には，研究のデザインと主な結果を手短かにまとめますが(例：n = 100；the percentage with poor outcome = 25%)，重要なデータは必ず含まれるようにしなければなりません。主たるアウトカムには，95% 信頼区間を提示するようにし(必要な場合には，ブートストラップ法で算出)，決して P 値だけで結果を判断しないようにしなければなりません。P 値の小数点の数ばかりに囚われず，医学的に意味のある主要なアウトカムでは，95% 信頼区間の意味に十分注目する必要があります。また，（臨床的論文であれば）Abstract では，その結果の臨床的重要性についても簡潔に触れるようにしてください。

　Abstract では，略語はできるだけ避け，略語を使用する場合は，投稿予定誌で認められているものに限るようにしてください。**不必要な言葉はすべて削除するようにします。**また，Abstract では，図や表に言及することはできません。その学術誌の投稿規定にキーワードを含めることが指示されている場合には，キーワードを Abstract の末尾に付けるようにします。文献検索のときに参考にする MeSH(Medical Subject Heading)から適当なキーワードをピックアップするとよいでしょう。PubMed を用いる場合には，表示を abstract から MEDLINE に切り替えて，そのページを下に見ていくと，MH という項目のところにキーワードがリストされています。類似した論文を引いて，そこにあるキーワードを参考にするとよいでしょう。

> **アドバイス**
> Abstract における結論は，的確で控えめで，かつデータに基づくものとしてください。

　Abstract の終わりには，研究費の出所や，（臨床試験の場合は）ClinicalTrials.gov 番号（米国以外に場合は，それに相当する番号）を，たとえば，"Funded by XXXXXXXX; ClinicalTrails.gov number, XXXXXXXXX." といった形で記します。

　そのプロジェクトが，CTSA(Clinical and Translational Science Award)などの何らかの基盤研究費の助成を受けている場合には，それを必ず引用します。こうした引用は研究者の生産性を示す重要な指標であり，今後の研究費の獲得にも役立ちます。たとえば以下のように記述します。

　"The project [publication or poster] described was supported by CTSA Award No. UL-

1TR000445 from the National Center for Advancing Translational Sciences. Its contents are solely the responsibility of the authors and do not necessarily represent official views of the National Center for Advancing Translational Sciences or the National Institutes of Health."

研究プロジェクトに助成を受けたすべての研究補助金を記すようにしましょう。その数に制限はなく，Abstract の語数には含まれません。

第22章

Introduction

「何が新しく,出版に値するか」がエディターにすぐわかるように書く

第100則　劇的に始め,読者の目を釘付けにする。

　Introductionの最初のパラグラフは,力強く,論文の核心を伝え,かつ読者を釘付けにできるような魅力あるものでなくてはなりません。特に最初の一文や各段落の出だしの一文は重要で,人を魅きつけられる表現となるよう十分な工夫が必要です(Baker 1986)。刺激的な問題提示,新しい観点の提示,また時には何かの引用などで始めると効果的です。

　あるとき,James Thurber(米国の作家,漫画家,1894〜1961年)は編集長から,新聞記事の出だしは短くするようにと言われ(Gilmore 1989),翌日の新聞で,彼は次のようなたった一語の出だし(Dead)で記事を書いたそうです。

　Dead. That man was what the man was …

　これは,もちろん極端な例ですが,論文を書くときには,エディターの置かれた状況を念頭に置く必要があります。彼らは,疲れて,仕事に追われ,投稿される多くの論文に飽き飽きしているはずです。そうした彼らの関心を引くには,なぜその研究が必要なのかをよく説明し,その研究に込めた情熱が伝わるように書くことです。そうすることによって,「この論文は果たして読む価値があるのか?」という読者の疑問にも答えることができます。しかし,誇張や攻撃性が感じられるような書き方や,感情的な表現は禁物です。もちろん人まねではいけません。

第101則　Introductionの最初の一文に注意!

　Introductionの最初の一文では,その論文で扱う疾患などについて,その定義を示さなければならないことがありますが,そのために折角の最初の一文が味気ないものになってしまうことがあります。しかし,書き方を工夫すれば,そうした定義をうまく文章の一部に取り入れながら,インパクトのある一文に仕立てることができます。たとえば,以下の修正前後の文章を比較してみてください。

修正前:
　"Chronic lymphocytic leukemia(CLL)is characterized by an accumulation of mature B cells. CLL is the most common leukemia among adults in Western countries."

修正後:
　"Chronic lymphocytic leukemia(CLL), the most common leukemia among adults in Western countries, is characterized by an accumulation of mature B cells."

修正前：

"Lyme disease is an inflammatory disorder caused by the spirochete *Borrelia burgdorferi*. Lyme disease is the most common parasitic infection in the United States."

修正後：

"Lyme disease, an inflammatory disorder caused by the spirochete *Borrelia burgdorferi*, is the most common parasitic infection in the United States."

文章を書くときには，「文と文を針と糸でつないで考えを織り合わせる」というイメージを持つとよいでしょう．このスキルについてもっと学びたい人は，Williams(2013)の優れた教科書"Style: Lessons in Clarity and Grace"を参照してください．また，文章と文章の間をつなぐ接続句 transitional phraseについては，第28章の表28.4を参考にしてください．前の文章と次の文章とで，内容がどう変わるのかが読者にわかるように，適切な接続句をうまく使うのが，文章を論理的で流れのよいものとするコツです．たとえば，次の文章が前の文章を支持するような内容である場合には，"Similarly"，相反する内容となる場合は，"In contrast"などの接続句を用いるといった具合です．

研究の背景となる情報を適切に伝える

第102則　背景となる情報について，文献を引用しつつ明確に記述する．

Introductionの書き出しは，その論文でどういうテーマに取り組もうとしているか(研究目的)を簡潔に記述することから始めます．その後で，その背景となるような過去の文献を引用します．

タイトルやIntroductionに，たとえば，"poor nutritional status"とか"preventable death"といった，新しい，あるいはあまり使われていない言葉，また意味が曖昧な言葉があれば，Introductionの前半部分できちんと定義しておかなければなりません．同じ言葉が他の論文では，異なった意味で用いられている場合には，読者が混乱しないように，定義の違いを説明し，そして，なぜ，あえてその定義を用いたかを説明する必要があります．そうしないと次のような批判を受けることになります．

- "high risk"という言葉は慎重に用いるべきだ．定義を明確にし，関連文献を引用しなければならない．さもなければ，読者は，"何に対してhigh riskなのか？"とか"すべての患者が等しくhigh riskなのか？"といった疑問を抱くだろう．
- "重度のうつ状態"という言葉の定義が不明
- この疾患あるいは病態はどう定義されているのか？
- 医療の効果評価には，恐らく何らかのゴールドスタンダードが用いられたと思われるが，それが何で，どのようにして得られたかが不明
- "uneventful"の意味が不明

アドバイス

意味がわかりにくいと思われる言葉はすべて明確に定義しましょう．

研究者同士ではごく普通に使われ，わざわざ定義する必要はないような用語でも，専門外の査読者には理解してもらえない場合があります．わかりにくいと思われる用語を定義しておくと，論文が理解しやすくなり，査読の評点を高めるのにも役立ちます．

第103則　簡潔で焦点が明確な Introduction とする。

　Introduction が長すぎる，レビュー部分が長すぎる，引用文献が多すぎる，しかしインパクトが弱いといったコメントは，査読者からよくなされるコメントですが，査読者に，"それがどうした so what ?" とため息をつかせるようなくどい Introduction は避けなければなりません。

　魅力的な Introduction とするには，その研究テーマがなぜ重要で，どのように興味深く，あるいは文献間にどのような不一致が見られるかといったことをよく説明することです。ただし，教科書的な内容をくどくどと書き立てるのは禁物です。もちろん論文を書くにあたっては，多くの文献に目を通さなければなりませんが，Introduction に取り入れるのは，そのうち最も関連が深くかつ重要なものにとどめるようにしてください。以下に，Introduction に対するコメントの実例をいくつかあげておきます。

- 同様の患者を扱った他の文献では，どれくらいの感度 sensitivity，特異度 specificity，予測力 predictive value が報告されているか？
- Introduction のところで，研究に使用した薬物がプラセボよりも効果があったことを示す文献を引用しておく必要がある。さもないと読者は，どちらの薬物も無効だったと勘違いしてしまう恐れがある。
- この病態の患者におけるこの種の治療の成功率は文献的にどの程度か？
- これらのグループ間の合併症の発生率の違いはどれくらいか？
- 合併症の発症において，ある因子が他の因子より同じほど重要であるという文献的根拠は何か？

第104則　Introduction の内容を豊かにするために文献を用いる。

　このセクションは特に簡潔が求められるため，文献をやたらと引用するのは避けるべきですが，サンプル数が少ない場合や，コントロール群が理想的なものではない場合には，既存の研究から優れたものをいくつか引用することによって，論旨を強めることができます。

　ジャーナリストの Philip Ross は1995年の Forbes に，皮肉をこめて次のように書いています。「健康に関する知見は猫の目のように変わる。それが研究の常だ」 この種の批判を避けるためには，自分の研究が先行研究の文脈の中でどのような意義があるのかをしっかりと示す必要があります。たとえば，過去の研究よりも，サンプルサイズが大きい，交絡因子のコントロールが優れている，追跡期間が長い，データが新しい，測定の誤差が少ないといったことです。Introduction ではこれらのポイントを極力簡潔にまとめ，詳しい記述は Discussion に回すようにしてください。

　医学研究の結果にはしばしば研究相互間に不一致が見られますが，それは，包含基準が甘く，患者のリスクレベルの均一性が研究相互間で異なるためであることが少なくありません。確かについ最近までは，リスクの高い患者を短時間に正確に選別することは難しく，包含基準を緩めたり，単純なスコアリングに頼らざるを得ませんでしたが，今では，電子カルテの中にリアルタイムで多くの変数を用いてリスクを予測できるロジスティック回帰モデルの組み込みが可能となってきたため，そうした単純な包含基準やスコアリングに頼る必要はもはやなくなりつつあります。

> **アドバイス**
> Introduction では，現在の科学的知識におけるギャップを指摘し，自分の研究が，そのギャップをどのように埋めるものであるかを説明してください（図22.1 と図22.2）。つまり，「これはまだ明らかになっていない」ことを明確に示すということです。

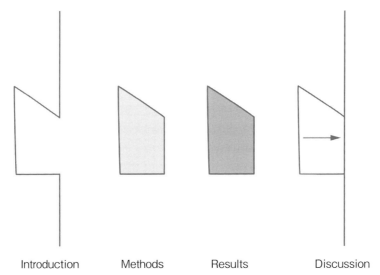

　　Introduction　　　Methods　　　Results　　　　Discussion

図 22.1　論文がどのように知識のギャップを埋めるかのイメージ図
Introduction で，先行研究のどこにどのようなギャップがあるかを明示し，Methods でそれをどのような方法で埋めようとしているのかを示し，Results で，ギャップを埋めるピースが得られたことを示し，そして最後に Discussion で，実際にギャップが埋まったことを論証して，科学を一歩前進させたことを示す．

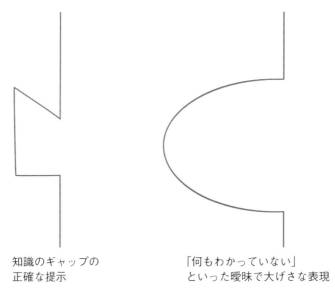

知識のギャップの　　　　　　「何もわかっていない」
正確な提示　　　　　　　　　といった曖昧で大げさな表現

図 22.2　知識のギャップの正確な提示と「何もわかっていない」といった曖昧で大げさな表現
先行研究の十分な検索を踏まえて，知識のギャップを正確に記述する．決して，「何もわかっていない」といった誇大な書きぶりをしないこと

第 105 則　研究の目的を明確に述べる．

　研究が，"fishing expedition"（図 22.3），つまりやたらと検定して（釣り糸を垂れて）何か有意差をひっかけようとしている類の研究であるかのような印象を与えるのは望ましくありません．そう思わ

第 22 章　Introduction　141

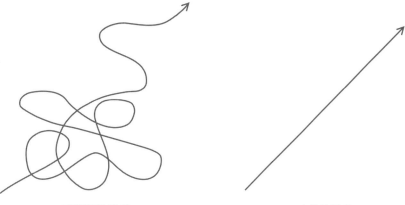

　　　　　　　　非直線的思考　　　　　　　　　　　　直線的思考

図 22.3　直線的思考と非直線的思考
優れた論文では，論理の運びが明確で，記述の流れも滑らかである。第 3 章で述べたように，論文は 6 つのセクションから成るが，各セクションは，その前のセクションの流れを受けて論理的で滑らかに（＝直線的に）展開されなければならない。

れないためには，Introduction で，研究の目的や位置づけを明確に述べ，主たるリサーチクエスチョンを明示して，そのための解析計画を予め立てていたことを示す必要があります。

　また，論文の主な論点を明確にし，話が脇道にそれないようにしなければなりません。そして，読者が道に迷わないように，研究の目的と仮説，そして，どのようにしてその仮説を立てるに至ったのかを説明します。

　仮説や目的を述べた後で，話がそれてしまう論文をよく見かけますが，論文は，目的（Introduction 中に記載）から結論（Discussion の最後）に至るまで，流れるように論理がつながっていなくてはなりません。また，論理が明確であるためには，主たるテーマはせいぜい 2 つまでにとどめるべきであり，テーマが 1 ダースもあるような論文では話になりません。Introduction の最後は，研究の結論ではなく，研究の目的を総括して締めくくります。

　どこから書き始めようかと迷うときには，カードを 4 枚用意して，それぞれに，Introduction，Methods，Results，Discussion とセクション名をつけ，それぞれのセクションで何が一番重要なポイントであるかを記入してみましょう。それらをきちんと書き上げることができれば，読者にわかりやすい焦点の明確な論文を書くことができます。もしそれでも筆が進まない場合には，思い切って一息入れましょう。Steve Martin は次のように述べています。「ここには筆の遅い作家達が"作家通り"と称して集まってくる。酒を飲む口実としては，実にしゃれた名前ではないか。」

INFORMATION
Introduction の事例や書き方のさらに詳しい情報については，Publication Manual of the American Psychological Association（American Psychological Association, 2010）を参照してください。

第106則　Introductionの最後の一文は最も大切。徹底して磨き上げる。

> **アドバイス**
> 最後の一文は論文全体の中で最も重要な文章です。ここで，査読者に，この論文が扱っているリサーチクエスチョンが，その結果いかんに関わらず重要であることを確信させなければなりません。したがって最後の文章は何度も書き直して練り上げてください。Introductionは，過去の主な研究をレビューしながら，脇道にそれることなく，ストレートに論理を展開し，自らのリサーチクエスチョンへと導いていかなければなりません。この技術を磨くためには，一流誌のIntroductionを読み込んで，最後の文章に至る論理展開を勉強することをお勧めします。

その研究で解明しようとしている重要なリサーチクエスチョンは何かについて，それを正確に表現できるまで十分時間をかけて洗練してください。そして，査読者がすぐに理解できるように，それをIntroductionの最後の文章として記載するのです。

査読者は論文を読むとき，いつも次の点をまず知ろうとします。

- 何が重要なクエスチョンなのか？
- 研究はどういう場で行われているのか？

査読者にとって読みやすい論文とする最も効果的な方法の1つは，何度も述べているように，「科学的方法のステップ steps of the scientific method」(第3章)の各ステップをそれぞれ一文で表現してみることです。その最初のステップ(問題の記述)，つまり，Introductionの最後にあたる一文は，たとえば以下のようになります。

"The problem that this study is designed to address is that from the current medical literature, it is unclear whether treatment A or treatment B is more effective for patients with disease X."

第107則　Introductionは簡潔に

よいIntroductionを書くことはたやすい作業ではありません。なぜなら，非常に多くの重要な情報を"簡潔に"表現しなければならないからです。投稿予定誌の最近の論文のIntroductionを参考にして，それと同じか，多少短めを目安とするとよいでしょう。だいたい，ダブルスペースで1枚程度です。5ページも長々と書いて，どう短くするかに何週間も費やすというのはあまり賢いやり方ではありません。Introductionが1ページよりも長くなったら，一部をDiscussionあるいはAppendixに回すことを考えてください。

まず，最初のドラフトを書いて，それからしばらくその全体像を眺めて考えることや，誰かにインタビューをしてもらって，相手に説明する中で考えをまとめることも，しばしば非常に有効な方法です。いずれの場合も，何が解決しようとしている問題なのかをよく考えることが大切です。そして新しい考えが浮かんだら，古いIntroductionは捨てて，新しい紙に，新しい考えを書きつけますが，1ページという制限を超えないように注意してください。

アドバイス
査読者やエディターは，ほぼ全員例外なく，「Introduction は短めにすべきだ」とコメントしています。

INFORMATION
Lang(2009)を参照

第 23 章

Methods

Methods セクションの目的

注：論文の原稿では，査読者が論文の全体を把握しやすいように，Introduction, Methods, Results, Discussion は，それぞれ新しいページから書き起こすようにしましょう。

第 108 則　Methods のセクションは，他の研究者が「再現」できるほど詳しく書き，さらに詳細な情報は Appendix に記載する。

　Methods のセクションは，単に自分のしたことを述べるところであり，最も単純なセクションであるはずです。しかし，皮肉なことに，このセクションの記述の不備が，リジェクトの主な原因の 1 つとなっています（図 23.1 および図 23.2）。

> **アドバイス**
> 結果の再現性は科学の核心であるため，Methods は十分な時間をかけて，完全かつ正確に記述するよう心がけましょう。

　Methods の目的は，研究デザインを明瞭かつ詳細に記述することにあります。Methods セクショ

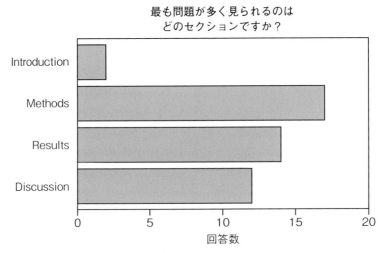

図 23.1　欠陥がよく見られる論文のセクション
査読者質問票（付録 B）の質問 3 より。カイ二乗検定で $P<0.01$

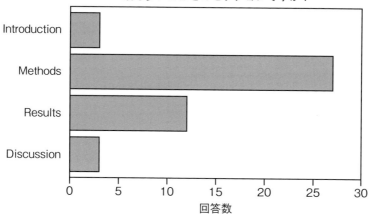

図 23.2　リジェクトの原因となることが最も多い論文のセクション
査読者質問票 (付録 B) の質問 4 より。カイ二乗検定で $P<0.001$

ンの出来具合が論文の採否を左右するといっても過言ではありません。もし，このセクションの長さが，ダブルスペースで 4 枚にも満たないときは，論文を投稿する前に，もう少し詳しく書き足しておく方が無難です。Methods が 4 枚にも満たないという理由だけで，リジェクトされることも少なくありません。

投稿予定誌の語数制限を超えないようにするためには，詳細を Appendix に記載するという手があります。Appendix は語数にカウントされないからです。Appendix には，研究プロトコール (事前の解析計画を示すため)，モデル化の戦略やモデルの妥当性の検討結果，感度分析，データ収集に用いた書式，統計解析の詳細や統計ソフトに用いたコードやシンタックスなどを掲載することができます。Appendix には，個人識別情報が含まれていないものであれば，Maron ら (2011) のように，原データを統計解析上のコードとともに掲載することもでき，また，統計学担当の査読者に対して，統計学的解析の詳細を提示することもできます。その場合の文例は以下の通りです。

"Sensitivity analyses were performed to assess the robustness of the primary efficacy analysis (see the Supplementary Appendix)."

"Additional details of the sample size justification and statistical analysis are provided in the Supplementary Appendix."

Jeffrey Leek は，原データや統計解析上のコードを掲載した優れた事例をホームページ上に提供しています (http://jtleek.com/papers/)。

第 109 則　Methods のセクションは，適切な小見出しをつけて読みやすくする。

表 23.1 は，Methods の小見出しの見本です。小見出しをつければ，書く方も書きやすく，読む方 (査読者や読者) にも内容が理解しやすくなります。ただ，小見出しは，論理的で，意味付けの明確なものでなければならず，かつ後に続く内容はその見出しにふさわしいものでなければなりません。小見出しの後の記述がたった 1, 2 行では，逆に煩わしいだけです。

ランダム化比較試験に関する論文において，最近その Methods の重要な小見出しとされているのが，"Study Oversight (研究に関する監視的事項)" で，その見出しのもとには，以下のような内容

表 23.1 Methods セクションの小見出しの例[a]

〔例 1〕
    Study Design
    Eligibility Criteria
    Randomization and Blinding
    Intervention and Compliance
    Assessment of End Points
    Safety
    Study Oversight
    Statistical Analysis

〔例 2〕
    Patients
    Study Design
    Study End Points
    Statistical Analysis

〔例 3〕
    Study Design and Population
    Clinical Assessment
    Intervention
    Outcome Assessment
    Statistical Analysis

[a] こうした小見出しがあれば，メンターも論文指導がしやすくなる。

がまず記載されます。

"The study protocol, available along with the most recent version of the statistical analysis plan in the appendix of supplementary material, was approved by the institutional review board at each participating hospital. The study was conducted in accordance with the provisions of the Declaration of Helsinki and International Conference on Harmonisation Guidelines for Good Clinical Practice. All the patients provided written informed consent."

続いて，データ安全性モニター計画 data and safety monitor plan や事前に定められた中間解析 interim analyses について，たとえば，以下のような例文で記載します。

"Rules for stopping the study early at interim analyses were prespecified (reference x). The data and safety monitoring board conducted four safety reviews. In addition, two interim efficacy analyses were performed, after 33% and 66% of the required patients had been enrolled; adjustment of the level of significance to account for the two interim analyses was determined by the Lan-DeMets approximation of the O'Brien-Fleming boundaries for group sequential testing, with a final two-sided P value for significance of 0.0XXX or less."

研究デザイン

第 110 則　優れた研究デザインを用い，それを正確に表現する。

Methods セクションでは，当然ですが，研究デザインを示し，データがどのように集められたか

を説明しなければなりません。Kassirerら(1994)が指摘しているように，このセクションの説明不足が多くの論文がリジェクトされる理由となっています。これは，図23.3や図23.4からも明らかです。

言葉の意味の不明瞭さがリジェクトの原因となることもあります。たとえば，"後ろ向きretrospective"という言葉はしばしば大きな混乱のもとになります。後ろ向き研究retrospective studyは，ケースコントロール研究case-control studyの古い名称で，第3章で述べたように，"後ろ向きretrospective"は，過去を調査する行為やプロセスを意味し，記憶に頼ることが少なくありません。後ろ向き研究では，あるアウトカムを有する人々の群と有しない人々の群をまず特定し，それらの人々における，ある要因に対する過去の曝露を調べて，曝露者の割合を両群間で比較します。

後ろ向きに集められた情報を用いる場合には，そのデータの妥当性を説明しなければなりません。なぜなら，"後ろ向き"に集められたデータは，たとえば，ルーチンの診療記録などのように，必要な情報の有無について一貫した記録がなされていないことが多く，"前向きprospective"に集められたデータよりも質が劣ることが多いからです。たとえば，喫煙や飲酒の記録が曖昧であったり，ときには全く記載がないことすらあります。また，個人から聴取した過去についての情報は，不正確であったりバイアスがかかっていることも少なくありません。また，コントロール群には，さまざまなバイアスが付きまとうことが多いため，それが問題となることもあります。

"後ろ向き"研究に関する論文では，"前向き"研究ではなくても出版に値することを査読者やエディターに納得してもらえるように，MethodsとDiscussionのセクションで，研究方法の妥当性を示す十分な情報を提示する必要があります。また，アウトカムデータについては，それが，研究開始後に集められたものか，既存のデータを用いたものかについて，明確な記述が求められます。

例23-1：データが収集された時期
血圧に関する論文の場合には，用いた血圧値が以前の入院時や外来診療時に測定された既存のデータなのか，研究を開始した後に記録されたデータなのかを明確に記述する必要があります。

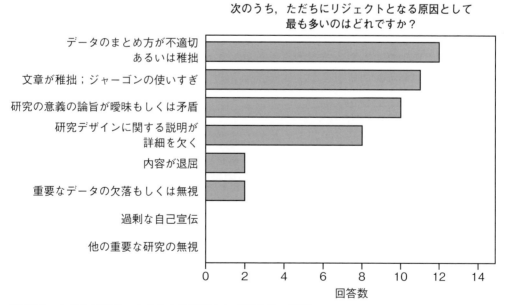

図23.3 ただちにリジェクトとなる原因として最も多い問題
ジャーゴンjargon＝不要な専門用語，勿体ぶった表現など
査読者質問票(付録B)の質問13より。カイ二乗検定で $P=0.021$

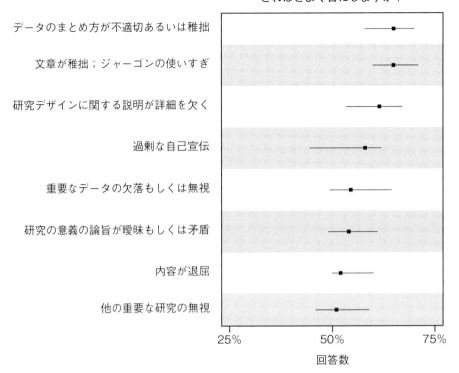

図 23.4　投稿論文によくみられる問題
ジャーゴン jargon = 不要な専門用語，勿体ぶった表現など
回答は中央値で順序付けし，ブートストラップ法による 95% 信頼区間を付して示した。
査読者質問票（付録 B）の質問 12 より。フリードマン検定で $P = 0.002$

　このように，アウトカムについての測定値，そして患者の研究群への割り付けについても，それが"前向き"に行われたものか，"後ろ向き"に行われたものか，また，診療記録の調査については，それが患者の退院前に行われたものか，後に行われたものかを記述します。

> **アドバイス**
> 研究デザインに，"後ろ向きに retrospectively" という表現を不用意に使わないこと。

第 111 則　"prospective" という用語の用い方にも要注意

　"前向き prospective" な研究デザインとは，研究開始時点で研究対象とするアウトカム（例：がん）を発症してない人の群を設定して，病因と考えられる要因（リスクファクター，例：喫煙）を測定し，その後フォローアップして，どの人にアウトカムが発生するかを観察するというタイプの研究です。この "prospective" という言葉を誤解している研究者が少なくありません。"retrospective" や "prospective" という用語よりも，"ケースコントロール case-control"，"前向きコホート prospective cohort"，"後ろ向きコホート retrospective cohort"，"横断的 cross-sectional" など，定義のより明確な用語を用いる方がよいでしょう。ケースコントロール研究では，たとえば，がんを有する人々をケース群，がんを有しない人々をコントロール群とし，次いで，これらの人々における喫煙歴

の有無を検討します。

第112則　データ収集方法を詳細に記述する。

　データ収集方法を記述するに当たっては，ジャーナリストのように次のポイントを押さえて書くようにしてください。

- ・誰が？
- ・何を？
- ・いつ？
- ・どこで？
- ・どのように？
- ・なぜ？

　さらに，データを収集する際のプロトコールを記述します。詳しい記述を怠ったり，二次データを用いた場合に，そのデータを同定した手順の記載が曖昧だと，査読者から，次のようなコメントが来ることになります。

- ・データの欠損があった患者はなかったのか？
- ・患者が退院してから，データを抽出するまで，どれくらい時間が経っていたか？

　データの欠損をどのように取り扱ったかの記述は重要です（第13章）。データの欠損が多かったり，データの質に問題がある場合には，投稿論文の評価は低くなります。また，コホート研究の場合には，以前にそのコホートの対象者の一部あるいは全員のデータを使った論文を発表したことがあれば，そのことに触れる必要があります。

第113則　データを収集（測定）した人を明記する。

　データ収集（測定）を担当した人々の数や資格 qualification（職種，研究における役割，データ収集についてのトレーニングを受けたかどうかなど），データが複数の人々によって収集（測定）された場合は，データの個人内/個人間変動 intra-/inter-rater variability に関するデータなど，データやコード化の妥当性を確保するために取られた手立てについて記述する必要があります。さもないと，査読者から，次のようなコメントが来ることになります。

- ・誰が超音波画像を判定したのか？
- ・所見の妥当性はどのように確認されたのか？
- ・判定者は患者の受けた治療に対してブラインド化されていたのか？
- ・何人の人がデータ収集（測定）を担当したか？　研究開始前の状態についての情報は収集されているのか？
- ・研究開始前の状態に関する情報は，患者からの聞き取りによるものか，研究者の観察に基づくものか？
- ・研究開始前の状態のコード化の正確性はどの程度か？

　既往について記述するときには，"Xの既往はない"と記述するよりも，"Xの既往は記載されていない（there was no documented history of X）"と記述する方がより正確です。

第114則　研究が行われたセッティングについて記述する。

研究がどこで行われたについて，たとえば，以下のような情報を記述します。

- その病院あるいは施設を受診する人々のタイプ
- 研究が行われた地域（都市部か，準都市部か，あるいは農村部か）
- その病院の保有するベッド数
- その病院が研修病院であるかどうか
- その病院が三次医療機関 tertiary care center であるかどうか

第115則　用いる変数を明確に定義する。

重要な変数，状態（例：痛み）の程度のスコア化，病気の重症度のクライテリアなどについては，厳密に定義する必要があります。Title, Abstract, Introduction などでなじみの薄い変数が出てくる場合，査読者はそれらが，Methods セクションで明確に定義されていると期待して読むため，定義漏れのないよう十分に確認することが大切です。

例23-2：国際疾病分類（ICD）

先天奇形は，国際疾病分類（ICD, International Classification of Diseases）の ICD-9 コードの 740.0 から 759.9，あるいは ICD-10 の Q00-Q99 で定義することができます。この分類は極めて簡潔かつ明確に作られています。

Methods のところでは，他の研究者がその研究を「再現」できるほどに詳しい情報を提示しなければなりません。さもなければ，次のようなコメントをもらうことになるでしょう。

- 診断の正確性に疑問がある。
- 重要な変数の測定や判定が，いつどのようになされたのかが不明
- 診断や分類の定義がわからない。
- 使われた定義はこの分野の専門家から一般に認められているものか？
- 治療はどのようなプロトコールに従って行われたのか？
- その判定には，3つの基準すべてを満たす必要があったのか，そのうち1つの基準を満たせばよかったのか？
- どのように，動作性や活動性が測定されたかについて簡潔に説明が必要

診断のカットオフポイントの提示は大切ですが，検査，統計学的手法，診断スケールなどの中で，ルーチン的なものについては，参考文献を示すにとどめ，ありふれた技術的事項を長々と説明する必要はありません。また，引用文献も，やたらに技術的なものよりも，教科書や総説論文などをページ数を添えて引用する方が親切です。以前に発表された方法を修正して用いる場合には，他の研究者がその変法を「再現」できるほど詳しく記述しなければなりません。用いたデータベース，プロトコール，研究デザインなどについて以前に発表した論文があれば，必ずそれを引用するようにします。

たとえば，次の例のように，査読者は，必ず「どの程度？」，「どれくらいの間？」，「いつ？」といった質問をしてきます。

- 採血の時期，採血は絶食後に行われたかどうかについて説明が必要
- Methods はもう少し詳しく書く必要がある。検査は週2回行われているようだが，どちらの検査結果が最終的に分析に用いられたのかが不明
- Materials and Method のセクションで著者らは，X を用いたと述べているが，X をどのように

評価した上で用いたのかについて，もっと詳しい説明が必要。たとえば，異常値が見つかった場合には再検査をしたとか，6回の検査値の平均値を分析に用いたといった具合に。

以下のようにもっと細かい情報が要求されることもあります。

・何ミリグラムの薬が注射されたのか？
・針のサイズはどれくらいだったか？

ではどうすれば，査読者が満足するほどの詳しい内容が書けるようになるのでしょうか？ 大切なことは，査読者があなたの研究を「再現」しようとしていると想像してみることです。そして，どういう情報を追加する必要があるか？ 定義の追加や，改善が必要なところはないか？ 臨床検査が行われた条件についてもう少し書き足すべきことはないか？ 用いた検査の製造者(会社名)を記載したか？ といったことを自問しながら書いていきます。繰り返しますが，論文がアクセプトされるかどうかの1つの重要なポイントは，他の研究者があなたの研究を「再現」できるほど，用いた方法の記述が詳しくなされているかということです。これを肝に銘じておいてください。Methods は，いわばケーキ作りのレシピであり，誰にでも作れるように，あらゆる必要な情報が含まれていなければなりません。

適格性

第116則　研究対象者をどこからリクルートしたかを記載する

　Methods では，対象者の客観的な包含基準 inclusion criteria と，その基準を満たした患者が何人いたかを記述する必要があります。ただし，「79人の患者を不適当と見なした」などといった曖昧な表現では，都合のよい患者だけを恣意的に選んだような印象を与えてしまいます。どのような患者が研究対象から除外されたのかを，きちんと説明する必要があります。

　何人の患者がどういう理由で除外されたか，2つ以上の理由で除外された患者が何人いたかなどの説明が必要です。除外基準 exclusion criteria に何らかの優先順位を設けた場合はそれも記述しておかなければなりません。そして，研究に用いた群と除外した群を比較し，Discussion では，これらの群の特性がどのように異なるか，それによって結果の解釈にどのような影響がでる可能性があるかを論じる必要があります。

> **アドバイス**
> Methods セクションに結果の一部を書き込んだりしないこと

ランダム化比較試験の場合には，Methods の最後は次のような文章で締めくくります。

"Findings from the study are described in accordance with Consolidated Standards of Reporting Trials(CONSORT) guidelines[x]."

そして，最新版の CONSORT の文献としては，以下の文献を引用します。

[x] Schulz KF, Altman DG, Moher D, et al. CONSORT 2010 statement: updated guidelines for reporting parallel group randomized trials. Ann Intern Med 2010; 152: 726-732.

第117則　研究の開始時期と終了時期を明記する。

　包含基準に用いた期間と，期間に制限を設けた理由を記述します。いったん期間の制限を設けたら，その期間後に，"よさそうな"患者が見つかっても，それを対象者に取り込んではいけません。また，細かいことを言えば，国によって，日付のシステムが違うため，日付の書き方にも注意が必要です。たとえば，1/12/15 と書くと，それは，2015 年の 1 月 12 日とも 12 月 1 日とも読めてしまいます。

ランダム化とブラインド（盲検）化

第118則　ランダム化をどのように行ったかを説明する。

　ランダム割り付け random allocation を行った場合は，どのランダム化の手法を用いたのか，それをどう実施したのか，どういうソフトを用いたかなどの手続きを，他の人が「再現」できるほど詳細に，Methods のセクションに記述しなければなりません。そして，Appendix には，ランダム化のさらなる詳細，たとえば「シード seed」（注：たとえば，1234 など，ソフトによるランダム番号発生の出発点となる番号。この番号を使えば他の人がランダム化を再現することができる）なども記載します。

　査読者は通常，ブラインド（盲検）化されたランダム化を重視しますが，Fried(1974)が，「…ランダム化比較試験(RCT)はかなり，それも滑稽なほどに過信されているところがある」と述べているように，ランダム化が重視されるのは事実ですが，たとえば次の例のように，ランダム化によって問題が生じる可能性についても認識しておかなければなりません。

> **例 23-3：ランダム化への過信**
> 　たとえば，クラスの規模による教育効果の違いを研究する目的で，生徒をランダムに，人数の多いクラスと少ないクラスに割り付けたとします。しかし，クラスの規模が変われば，教師の教え方も変わる可能性があります。したがって，クラスの規模によって教育効果に違いが見られたとしても，それはクラスの大きさによるものとは限らず，教え方の違いによる可能性も考慮する必要があります。

　対象者がランダムに割り付けられていない場合は，比較する群同士の特性が似通っていること，あるいは，特性に違いがあってもそれが統計学的に調整できていることを示さない限り，査読者はその論文は出版に値しないと考える可能性があります。

　臨床研究のテーマの中には，倫理的観点から，ランダム化ができず，観察的研究をする以外に方法がないものが少なくありません。実際，観察的研究は，一般に経費も少なくてすみ，現実的であり，速やかに結果が得られるので効率的でもありますが，その分，弁護士のように，観察にもとづいてロジックを組み立てていくしたたかな思考力が求められます。

　観察的研究では，研究者が変数を操作することはありません。ありのままの状態を観察し，記述するだけです。しかし，医学統計家は，ランダム化された研究よりも，多くの因子を含む観察的研究の方を重んじる場合があります。命にかかわるような治療の効果を評価する場合などがそうです(Berry, 1989, Royall ら, 1991)。実際 Truog(1992)が指摘したように，研究テーマによっては，医療の質と研究の科学性を両立させるには，観察的研究が最適である場合があります。いずれの場合でも，自分がなぜその研究デザインを選択したのかを，よく説明することが大切です。

　しかしそれでも，臨床医学では，規模の大きいランダム化比較試験が必要なテーマが多く，これは前述したように，近い将来，「学習する医療システム learning health care systems」の一部として組

み込まれていく可能性があります。ランダム化は不可能だと決めつける前に，少し知恵を巡らせば，倫理的なランダム化の方法が見つかることが少なくありません。何が有効で何が有効でないかを知り，医療の質を向上させるためにはランダム化が必要であり，それに慣れていくことが大切です。ランダム化をせずに，また，効果評価もすることなく手っ取り早く問題解決を図ろうとする病院管理者が少なくありませんが，それではアウトカムを十分に改善することはできません。科学とランダム化は，患者のアウトカムの向上の回り道ではなく，近道であることをよく認識していただきたいと思います。

第119則　インフォームド・コンセントを取ったプロセスを説明する。

　ヒトを対象としたほぼすべての研究では，インフォームド・コンセントを取ったかどうか，つまり，患者の人権を守る努力をどのように行ったかを明記しなければなりません。インフォームド・コンセントを取っていない場合には，その理由を示す必要があります。たとえば，インフォームド・コンセントの適用除外に当たる場合がそうです。インフォームド・コンセントの問題に言及していない論文は，多くの学術誌で審査の対象にすらなりません。しかし，"patients were consented" といった簡単な表現ではなく，以下のような文章で，研究の内容や権利を説明した上でコンセントが取られたことを示す必要があります。

　"Written informed consent was obtained from all participants prior to enrollment."
　"All patients provided written informed consent before study entry."

INFORMATION

Designing Clinical Research, 4th Edition（Hulley ら，2013）（日本語訳「医学的研究のデザイン」第4版，木原雅子・木原正博訳，メディカル・サイエンス・インターナショナル，2014）を参照してください。

介入とコンプライアンス

第120則　研究で検証された薬物や機器を正確に記述する。

　医療機器に関する研究では，見慣れない工学用語はかぎ括弧（「　」）の中に入れ，投稿予定誌の読者が理解できるようにその意味を正確に説明しなければなりません。商標名は大文字で記します。研究に用いた機器と競合する製品が他にある場合には，なぜその会社のそのモデルをあえて研究に用いたのかを説明する必要があります。学術誌によっては，機器の製造会社名と，その会社のある都市，州，国の名称を括弧内に書くよう指定しているものもあります。大切なことは，査読者やエディターは，特定の会社や製品に偏ったり，その宣伝が意図されたようなものを非常に嫌うということです。
　薬物の効果に関する研究では，投与量と投与方法，そして，投稿予定誌の投稿規定に従って，薬物名を記述します。ほとんどの学術誌では，一般名，つまり非商標名（例：aspirin, digitalis）が用いられ，論文で最初にそれが出てくるときに，商標名（大文字），製造会社名，所在地を括弧の中に付記しておきます。

第121則　不必要に詳しく書かない。

　研究を行う際には，どのようなコンピュータやソフトを使うかは重要なことかもしれませんが，それを論文に事細かに書く必要はありません。多くの場合，用いた統計ソフトの名称と版数を記載すれ

ば済みますが，これらの情報は Methods セクションに必ず記載しなければなりません．以下に2つ文例をあげておきます．

"The data analysis for this paper was generated using SAS software, version 9.4 (SAS Institute)."

"Analyses were performed with the use of SAS software, version 9.4 (SAS Institute), and the R statistical package (version 3.2.3)."

文献として，Rの場合には，たとえば以下のような文献を引用します．

R Core Team. R: a language and environment for statistical computing. Vienna, Austria: R Foundation for Statistical Computing; 2016.

R Core Team (2016). R: A language and environment for statistical computing. R Foundation for Statistical Computing, Vienna, Austria. http://www.r-project.org/.

Rソフトの中では，コマンドプロンプト（＞）のところに，"citation()" と入力すれば，以下の情報が出てくるので，必要な情報をコピーペーストすれば済みます．
　たとえば，生存分析の場合は，"citation("survival")" と入力すると，以下の文例が出てきます．

"We performed all analyses using SAS software, version 9.4 (SAS Software), and IBM SPSS software, version 23.0."

"All analyses were performed with the Stata Statistical Software: Release 14 (StataCorp, 2015, College Station, TX: StataCorp LP)."

第122則　用いた検査の特性を十分に記述する．

複数の臨床検査を比較するときには，以下のクライテリアに従って，その検査が，診断，スクリーニング，予後判定のいずれに該当するかを記述します．

- 診断検査：疾患の有無を決定する．
- スクリーニング検査：比較的安価な検査で，精査が必要な人を選別する．
- 予後判定検査：疾患の予後を予測する．

患者が複数の検査を受けている場合には，検査の順番と，その順番で検査が行われた理由を説明します．もし，同じ検査を複数回実施したときには，そのうちどのデータを，分析やグラフに用いたのかを明らかにしなければなりません．また，自分の施設で行われている検査のプロトコールについても説明する必要があります．
　検査には感度 sensitivity と特異度 specificity という特性がありますが，そのどちらが重要かは研究目的によって異なるため，その研究では，感度と特異度，それらから算出される，陽性予測力 positive predictive value，陰性予測力 negative predictive value，全体的正確度 overall accuracy のうちどれが相対的に重要なのかを論じる必要があります．また，95%信頼区間も必要です．そして，副作用があった場合には，そのうち何名に，どのような検査の異常値があったかを記載します．

INFORMATION
Dawson ら（2005），Fletcher ら（2012），Haynes ら（2011）を参照

アウトカム

第123則　アウトカムを合理的かつ詳細に定義する。

　Methodsのセクションでは，アウトカム，もしくはエンドポイント（注：正確には，観察期間が終わった時点での患者の状態［例：退院，死亡］のことですが，広義には，アウトカムと同じ意味に用いられます）について，「再現」が可能なまでに詳細に記載する必要があります。

　アウトカムを何らかの数値で表現するときには，たとえそれが自明であるように見えても，それを明確に定義することが大切です。普通には使われないような定義を用いるときには，それが特に重要です。アウトカムの測定が明確に定義されれば，論文の評価は上がり，次のような批判を受けずに済みます。

> 著者らが，退院のときに用いたアウトカム（患者が自分で歩ける能力）の内容が，よくわからない。著者らは，患者がどれくらいの距離を，どの様な足場のところを歩けるのかといった基準，たとえば，階段の昇降は評価に含まれているのかいないのかといった基準を明確に示していない。

サンプルサイズ

第124則　サンプルサイズの妥当性を示す。

　サンプルサイズの計算は研究のプロセス上非常に重要ですが，往々にしてそれが示されていないことがあります（図23.5，図23.6）。医学論文の査読にあたって，統計の専門家がよくエディターに注文するのは，「投稿論文には，必ず，サンプルサイズを決定したときの根拠や統計学的パワー（検出力）の検討結果を示すようにしてもらえないか？」ということです（Colton 1990）。

　サンプルサイズの計算法については，他の研究者がそれを「再現」できるほど詳しく記述し，かつ適切な文献を引用しなければなりません。計算に用いた統計学の教科書や統計ソフトがあればそれも引用しておきます。詳しくは第9章を参照してください。

第125則　サンプル数の少ない研究では，結果の解釈は慎重に

　サンプルサイズが小さい研究では，統計学的パワーが小さいことを考慮した慎重な議論が求められます。ただし，それはMethodsのセクションではなく，Discussionで行ってください。サンプルサイズの小さい研究では，分散が大きいために統計学的パワーが小さく，大きな差があっても統計学的に有意にならないことがよくありますが，しかし，それでも医学的には重要な意味があることがあるため，「統計学的有意差なし＝無意味」といった議論に陥らないようにくれぐれも注意が必要です。

第126則　統計学的パワーを理解していることを示す。

　論文では，研究に用いたサンプルサイズが，医学的に意味のある差を統計学的に有意に検出するのに十分な大きさであることを示す必要がありますが，ほとんどの医学的研究では，それが行われていません。この問題については第9章でも論じているので，参照してください。

　必要なサンプルサイズを推定するためには，まず最も一般的な条件，つまり，有意水準0.05でパワー0.80，つまり，αエラー（第一種の過誤）の確率が5%，βエラー（第二種の過誤）の確率が20%という条件を設定するのが普通です。

　多くの人を悩ませるのが，αエラーとβエラーの概念です（図23.7）。これらの概念は，差なし仮

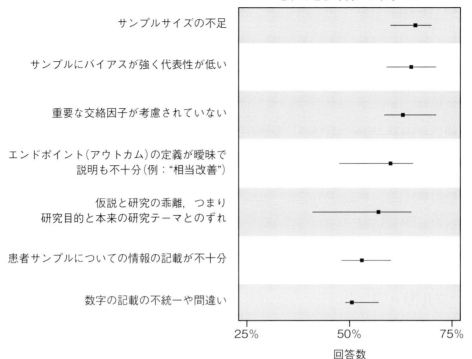

図 23.5 研究デザイン上の問題の頻度
回答は中央値で順序付けし，ブートストラップ法による 95% 信頼区間を付して示した。査読者質問票(付録 B)の質問 23 より。フリードマン検定で $P<0.001$

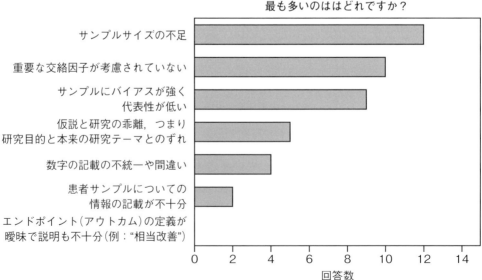

図 23.6 リジェクトの原因となる研究デザイン上の問題
査読者質問票(付録 B)の質問 24 より。カイ二乗検定で $P=0.054$

第23章 Methods

	仮説の真偽	
仮説の採否	真	偽
差なし仮説(帰無仮説)を採用	正 $(1-\alpha)$ 95%	βエラー (β) 20%
差なし仮説(帰無仮説)を棄却(否定)	αエラー (αあるいはP) 5%	正 $(1-\beta)$=パワー 80%

図 23.7 αエラーとβエラー
(図中のパーセントは研究で慣習的に用いられるレベルを示す)

	事実の真偽	
裁判官の判決	真 (罪を犯していない)	偽 (罪を犯した)
無実仮説の採用 (無罪とする)	正 $(1-\alpha)$ 無実の人が無罪となる	βエラー (β) 真犯人が無罪となる
無実仮説の否定 (有罪とする)	αエラー (α) 無実の人が有罪となる	正 $(1-\beta)$ 真犯人が有罪となる

図 23.8 裁判官の判決とαエラー，βエラーの類似性

説(帰無仮説) null hypothesis を裁判における「無実仮説(疑わしきは罰せず)」に例えればわかりやすいかもしれません。裁判では，ある容疑者について図23.8のように，4つのケースが想定されます。裁判官は，無実の人を有罪にすること(αエラー)と，真の犯罪者を無罪にすること(βエラー)を極力さけようとします。それは，医学研究の場合でも全く同じです。

第127則　αエラーのリスクを最小限にとどめる。

表23.2は，αエラーの特徴を示したものです。

第128則　βエラーのリスクを最小限にとどめる。

表23.3は，βエラーの特徴を示したものです。サンプルサイズが小さい研究では，βエラーが生じやすいため，パワーとβエラーの確率に特に留意して論じる必要があります。

これらのエラーはそれぞれαエラーあるいは第一種の過誤，βエラーあるいは第二種の過誤と呼ばれますが，この対応は，aはAでアルファベットの一番目，βはBでアルファベットの2番目と記憶すれば間違えなくて済みます。そして，αはP値の有意性の閾値(通常は0.05)に対応するものであることを覚えておいてください。

第129則　平均値と標準偏差よりも，中央値とブートストラップ法による信頼区間を用いる。

サンプルが少なく，分布がゆがんでいるような変数を扱う場合には，専門家が用いるデータ解析手法を用いれば，その価値を最大限に高めることができます。たとえば，サンプルが少ない場合や順序データの場合，あるいはデータの分布が歪んでいる場合などには，平均値 mean よりも，中央値 median の方が中心傾向 central tendency のより正確な推定値となります。また，この場合の変動とし

表 23.2　αエラーの特徴

真の差なし仮説(帰無仮説)を否定してしまう。
本当は差がないのに誤って"差がある"と結論してしまう。
有意差があることを研究者があまりに期待しすぎるときに陥りやすい誤り
P 値の基準が<0.05 に設定されているときには，約 5% の確率で生じる。
無実の人に有罪の判決を下すのに似ている。

表 23.3　βエラーの特徴

本当の差を見逃す確率
偽の差なし仮説(帰無仮説)を採用してしまう。
サンプルサイズが小さすぎて検出できないだけなのに"差がない"と結論してしまう。
研究者が差がないことをあまりに期待しすぎるときに起こりやすい誤り
統計学的パワー＝1－β が 80% の時には 20% の確率で生じる。
罪を犯した人に無罪の判決を下すのに似ている。

ては，4 分位の範囲(25 パーセンタイルと 75 パーセンタイル)がよく用いられますが，より高度な手法として，ブートストラップ法による信頼区間 bootstrapped confidence interval が用いられます。

例 23-4：群別の入院日数		平均値±標準偏差	中央値（ブートストラップ信頼区間）
群 1	10, 10, 11, 11, 12, 12, 13, 13, 14, 14	12.0±1.5	12(10.5〜13.5)
群 2	10, 10, 11, 11, 12, 12, 13, 13, 14, 365	47.1±111.7	12(10.5〜13.5)

　この例では，群 2 の 365 という値が平均値を歪めていますが，中央値ではその影響を受けていないことがわかります。

　平均値ではなく中央値を用いることに決めたら，同種の変数にはすべて中央値を用いるようにしなければなりません。同種の変数に，あるものは中央値，あるものは平均値と不統一にしてしまうと，読者は混乱し，疑惑さえ抱きかねません。

　中央値とブートストラップ法による 95% 信頼区間を算出は，以下の手順で行います。

　IBM SPSS の場合：Analyze(分析)→Descriptive Statistics(記述統計)→Frequencies(度数分布表)と進み，計算したい変数を選択し，Statistics(統計量)の Median(中央値)を選び，次に Bootstrap(ブートストラップ)をクリックして，表示画面の Perform bootstrapping(ブートストラップの実行)と Set seed for Mersenne Twister(Mersenne Twister シードの設定)をチェックし，回数(例：1000)を入力して，Continue(続行)→ OK で終了

統計解析

第 130 則　統計解析の結果は，読者が理解しやすいように示す。

　用いた統計学的方法の意味を十分理解した上で，結果は極力平易でシンプルに提示するようにしましょう。なぜなら，ほとんどの査読者は優れた臨床家や科学者ではあっても，最新の研究で使われる新しい統計学的手法に十分精通しているとは限らないからです。

　Methods のセクションで，統計解析の方法が適切に記載されているかどうかを十分に確かめてく

ださい．解析を担当した医学統計家に相談して，論文全体で，統計解析の記述に問題がないかどうかをよく検討することです．記述に一貫性がないようでは，仕事の質を疑われても仕方がありません．

例 23-5：たまに見られるスペルミス

"logistic regression" と書くべきところを，"logistical regression" とか "logistics regression" などと書いてあると，査読者は，もうそれだけで論文全体の質に疑いをもつ恐れがあります．また，"Tukey's post hoc test" の "Turkey's post hoc test" といったスペルミスも悪い印象を与える可能性があるので注意が必要です．

表や図の脚注に，どのような検定を，どこでなぜ用いたかがわかるように，正確に説明する必要があります．そして，正しい検定を用いた上で，それぞれの検定の意味を適切に解釈できなければなりません．あまり一般的ではない統計学的手法を用いた場合には，その出典を示し，なぜあえてその方法を用いたかを説明する必要があります．また，単に"マッチングをした"とか，"ロジスティック回帰分析をした"と記述するだけでは不十分であり，どのようにそれらの手法を用いたかを正確に説明しなければなりません．

> **アドバイス**
> 統計解析の記述は念入りに推敲すること．

必ずしも査読者全員が，すべての統計学的手法を十分に評価できるとは限りません．本書を書くに当たってのアンケート調査で，「あなたは，最近の投稿論文で用いられている統計学的手法を評価するのに，十分な知識を持ち合わせていると思いますか？」と質問したところ，エディターでは29%，査読者では，その2倍の58%の人が，「いいえ」と回答しました（Byrne, 2000）．もちろん，多くのエディターは必要があれば医学統計家に相談することになりますが，それでも，投稿前に統計解析の結果の解釈に誤りがないように十分推敲しておけば，査読者やエディターの負担を軽くすることができます．

高度な統計学的手法を用いる場合には，経験に富む医学統計家を共著者とすることが望まれ，その方が採用の確率が高まることが報告されています（Altmanら，2002）．

第131則　統計学的有意の定義を明確に記述する．

統計学的有意差について記述する場合には，"a P value of less than 0.05 was considered statistically significant" という具合に，"considered" という言葉を用いるようにしましょう．

以下のような文例がよく用いられます．

"A two-sided P value of less than 0.05 was considered to indicate statistical significance."

"All tests were two-sided, and P values of less than 0.05 were considered to indicate statistical significance."

"P values were two-sided, and values of less than 0.05 were considered to indicate statistical significance."

"All tests were two-sided, and exact P values are provided."

P 値を "有意か否か" と2区分的に表示する（例：$P<0.05$）のは極力避け，正確な P 値を提示するようにしてください．医学的に重要なアウトカムでは，P 値よりも，95%信頼区間の方に重きを置く

べきです。

第132則　統計学的手法は，他の人が「再現」できるほど詳細に記述する。

統計学的手法を記述する場合の目安は，医学統計家があなたのデータを入手し，記述された手順に基づいて解析したら，全く同じ結果が出るように記述するということです。

Methods に"Statistical Analysis"という小見出しを設けて，以下のように，まず差なし仮説（帰無仮説）を明確に述べて，それを検定するのに用いた手法を記述します。

"The primary null hypothesis was that there would be no difference between randomization groups in the proportion of patients free from cancer at 1 year. We tested this hypothesis in an intention-to-treat analysis using a chi-square test, at a 0.05 alpha level."

Methods セクションには，「科学的方法のステップ」（第3章）のうち，ステップ2（差なし仮説［帰無仮説］の提示），ステップ3（研究のデザイン），ステップ4（データの収集）が含まれていなくてはなりません。

第133則　なぜその統計学的手法を用いたかの根拠を示す。

査読者のコメントには，統計学的手法に対する批判がよく見られます。適切な統計学的手法が用いられたかどうかの根拠を明確に説明できていないと，次のようなコメントが来ることになります。

- 一体誰が統計を指導しているか？
- （研究チームの）医学統計家は，本当に適切な統計学的手法が用いられていると考えているのか？

こうしたコメントからも，医学統計家を論文の共著者にすることによって，論文の採用率が高まる可能性があることがわかっていただけると思います（Altman ら，2002）。査読者は，著者名に医学統計家が含まれているのを見ると，統計学的手法が適切に用いられていると考える傾向があります。もちろん，それは常に保証の限りではありませんが，少なくとも信頼性を高める効果はあります。

第134則　Appendix に，研究計画段階で作成した統計解析計画を提示する。

Methods のセクションでは，解析計画と，それが研究計画段階で作成されたものであることを示すようにしてください。事前の解析計画にはなかった手法を用いた場合には，それが，事後解析 post hoc analysis であることを明記する必要があります。

たとえば，サンプルサイズの見積もりについては，"The power of the study was 80%"では，簡単すぎます。以下のような詳細な記述が必要です。

> 例23-6：サンプルサイズの見積もり
>
> We calculated that this study would need to assign 476 patients to each of the two study groups for the study to have 90% power to detect a minimally important absolute difference of 10 percentage points between the treatment group and the placebo group with respect to the rate of disease cure after 1 year (from 60% to 70% [reference here]; odds ratio 0.65), at an alpha level of 0.05. We planned to include a total of 1,058 patients in the study to account for a 10% rate of loss to follow-up.

そして，Appendix に，サンプルサイズの計算に用いたソフト，どういう検定に基づく算定か（例：カイ二乗検定かフィッシャーの正確検定か），各研究間でのサンプル比などの情報を盛り込みます。

Methods セクションでは，続いて以下のように，解析計画について記述します。

"All analyses were performed according to the intention-to-treat principle. We used the chi-square test and Fisher's exact test for categorical comparisons of data. Continuous variables were summarized with medians and bootstrapped 95% CIs. Nonparametric methods were used regardless of the distributions to provide robust comparisons. Differences for continuous measurements were tested by the Mann-Whitney U test. The primary endpoint of cure at 1 year was analyzed with a logistic regression models in four prespecified subgroups(stages 1 to 4). The data and safety monitoring committee reviewed the interim analysis data twice according to the prespecified plan described in Appendix A. A P value of less than 0.05 was considered to indicate statistical significance; all tests were two-tailed. All statistical analyses were performed with the statistical package SAS and the R software(http://www.r-project.org, version 3.2.3)."

研究にサブグループ解析が含まれる場合には，事前に計画を立て，Wang ら(2007)による著書 "Statistics in Medicine—Reporting of Subgroup Analyses in Clinical Trials" のアドバイスに従って報告するようにしてください。フォレストプロット(例：図 24.8)を用いると結果を理解しやすくなります。．

ある治療法の効果が他の治療法と変わらないことを示す必要がある場合に，故意に有意差が出にくい統計学的検定法が用いられることがありますが，なぜその検定法を用いたのかを合理的に説明できないと，査読者がそれを"ごまかし"とみなす恐れがあります。今日，多くの一流誌では，医学統計家によるレビューが行われるようになっているため，統計学的手法の記述は，完璧でかつ事前の解析計画に沿ったものにしなくてはなりません。

用いた統計ソフトに関する記述の文例を以下にあげておきます。

"Statistical analyses were performed with the use of SAS software, version 9.4(SAS Institute)."
"The R software program(R Project for Statistical Computing, http://www.r-project.org, version 3.2.3)was used for all analyses."
"We used the Stata statistical software for all analyses(StataCorp, 2015; Stata Statistical Software: Release 14. College Station, TX: StataCorp LP)."
"The statistical software IBM SPSS, version 23.0(IBM)was used for all analyses."

一般的には，2人の医学統計家に，Methods に記述した手順に沿って，それぞれ異なる統計ソフトで解析をしてもらい，結果が一致することを確かめることができればベストです。その場合には，論文には以下のように記述します。

"Analyses were conducted with the use of SAS software, version 9.4(SAS Institute), and R software, version 3.2.3(R Project for Statistical Computing). All P values are two-sided."

INFORMATION
図 16.1 を参照

第 135 則　統計学で用いられる略語・記号をマスターする。

統計学でよく用いられる記号や略語を理解しておけば，文献や統計学の本を読むのが楽になります(表 23.4)。第 28 章(第 218 則)では，ギリシャ文字やその他の記号について説明します。

表23.4 よく使われる統計学上の記号と略語

記号/略語	意味
[ギリシャ文字]	
α(アルファ) = alpha	αエラーの確率,有意水準,P値,最もよく使われる水準は,<0.05
β(ベータ) = beta	βエラーの確率,最もよく使われる水準は0.20
μ(ミュー) = mu	母集団の平均
π(パイ) = pi	母比率 population proportion あるいは円周率
σ(シグマ) = sigma(小文字)	母集団の標準偏差
σ^2(シグマの二乗) sigma squared	母集団の分散,標準偏差の二乗
χ^2 = カイの二乗 chi-squared	カイ二乗統計量
Σ = sigma(大文字)	足し合わせ(合算)
φ(ファイ) = phi	ファイ係数
[英字]	
ANOVA	分散分析 analysis of variance
AUC	曲線下面積 area under the curve
c	一致確率 concordance probability = ROC面積 = AUC
CI	信頼区間 confidence interval
df	自由度 degree of freedom
D_{xy}	Somers' D_{xy}の順位相関における判別指標
e	自然対数に基づくことを示す(e = 2.71828)
F	分散比(群間分散/群内分散)
H_0	差なし仮説(帰無仮説)
H_A	差あり仮説(対立仮説)
∞	無限大
N	集団全体のサンプル数,母集団のサンプル数
n	部分集団のサンプル数
NS	有意差なし not significant
OR	オッズ比 odds ratio
P	確率(0~1の範囲)
r	ピアソンの相関係数(−1から+1の間)
RR	リスク比 relative risk
r_s	スピアマンの順位相関係数
R	重回帰係数
R^2	重回帰係数の2乗,寄与率
ROC(ロック)	Receiver operating characteristics curve(ROC曲線)。予測モデルの予測力の評価に用いられる。
s	サンプル平均の標準偏差
s^2	サンプル平均の分散
SD	サンプルの標準偏差
SEM	平均の標準誤差
t	スチューデントのt検定の統計量
Z	データが正規分布をするときに個別データをSDを単位として標準化した値(z値)

第24章

Results

Results のまとめ方

第136則　Results は熱意をこめ，かつプロフェッショナルに記述する。

　研究者なら誰しも，自分の研究結果に心躍る思いを抱くものですが，それをうまく表現できずに退屈な書き方に終わっている論文が少なくありません。

　アルキメデスは金の純度を測る方法を思い付いたとき，"やったぞ（ユーリカ Eureka）！"と叫んだと伝えられていますが，そんな心躍る気持ちを，Results，特にその最初の一文に表わすことができれば，論文をもっと魅力的なものにすることができます。

　データを分析したら，その意味をよく検討することです。データについての解釈は Discussion の中で行いますが，だからといって，Results の記述があまりに機械的ではいけません。また，文中にやたらと数字を並べ立てるのは避け，表にできるものは表にまとめ，グラフを作る場合には十分時間をかけてわかりやすいものとなるよう工夫し，記述の流れも努めて読みやすいものとなるように心がけてください。Methods のセクションと同じように，まず論理的なアウトラインを作成し，それに沿って記述すれば，読みやすいものとすることができます。内容は事実を中心に簡潔にまとめ，余計なことをくどくどと書くのは避けましょう。また，表の内容を文章で繰り返す人がいますが，表にあるデータは表を見てもらえばよく，文章はできる限り簡潔にまとめるようにします。

　「科学的方法のステップ」（第3章）のステップ5は，「結果の分析」です。Results は，そのことを表す一文から始め，ステップ1～4からの流れが論理的になるように記述してください。

　表や図から始める文章，たとえば，"Table 1 shows that the baseline characteristics were similar between the two arms." といった文章はインパクトが弱くなります。これを，"The baseline characteristics were similar between the two arms (Table 1)." という具合に，表や図は後に回すと，記述のインパクトを強めることができます。

第137則　データを自然かつ論理的な流れで記述する。

　結果を論理的に記述するための1つの方法は，それが得られた時間的順序で記述することですが，Results では，自分の考えをくどくどと述べたり，結果を誇張するのは慎むべきです。**また，表の内容を文章で繰り返すのではなく，詳しい情報は表を参照してもらい**，また，重要でも優先度の低いデータは，Appendix に回し，テキストは短く簡潔なものとしなければなりません。

　時間的順序で書いても自然な筋書きにならないと思われるときは，患者側からの流れで書いたり（例：妊娠前→出産前→出産後），あるいは何らかのトピック別（例：母親，胎児）に書くことなどを検討してみてください。

　Results の記述が拙いばかりに，リジェクトの憂き目に会うことも少なくありません（図23.3）。そ

れを避けるためには，研究結果を，明確，完璧，正確，かつ論理的に記述する必要があります。

　データが不揃いな場合の記述は，特に注意が必要です。たとえば，対象者数(n)がデータの欠落などのために変わるときは，その理由を明確にしなければなりません。欠落データがあるときには，"data were complete for most of patients" などと書くのではなく，いくつデータの不完全なケースがあったのか，その正確な数を示さなければなりません。そうした情報は，表の脚注に記せば，字数にカウントされずに済みます。

　統計の記述がわかりにくいのは禁物です。統計解析の結果は，明晰かつ簡潔に，そしてその意味が誰の目にも明らかなように記述しなければなりません。まず自分でよく検討し，その上で他の人に見てもらって，分析やまとめ方が適切かどうか，記述に混乱や矛盾がないかどうかをチェックしてもらうようにしてください。

第138則　Results のセクションは，主な知見から書き始める。

　Results は，サンプルについての記述から始め，何人の患者が包含基準 inclusion criteria を満たし，何人が目的とするアウトカムを有していたか(発症したか)を記述し，その後に，除外された患者について記述します。もちろん，除外や脱落の理由の説明は重要ですが，Results を，長々としたそうした説明から始めるべきではありません。そして，有意差の得られた重要な知見があれば，それを先に記述し，有意差の得られなかったものについてはセクションの終りの方にまとめて記述するようにします。CONSORT のフローチャートは，対象者の除外や脱落を，テキストではなく図で説明する便利な方法です。ただ，その他にも多くの図がある場合には，フローチャートは Appendix に回すようにしましょう。

> **アドバイス**
> 研究対象者の属性や特性を表にまとめて示すようにしましょう。そうすれば，研究群間のバイアス，あるいはサンプルと母集団との違いの有無などを読者に透明化することができます。その上で，たとえば，下記のように記述します。

例 24-1：研究群間の違いの有無に関する記述

Patients randomized to Group I were not statistically different from patients in Group II in terms of age, hypertension, or smoking history.

　対象者が，どのような母集団(例：病院，地域)からのサンプルであるか，(患者の場合)対象者の研究前の状態あるいは病態が読者にわかるように記述します。"demographics" とか "parameter" といった用語の使用は避け，"variables"，"factors"，"characteristics" といった用語を用いるようにしましょう。対象集団についての情報の記述が不十分だと，査読者から，次のようなコメントが来ることになります。

- 対象者がどのような集団からサンプリングされたのかについて，もっと詳しい説明が必要である。全員が病院の受診者なのか？　その病院の患者に特殊性はないか？
- 何％の患者に合併症が見られたか？
- 他の論文との間に結果の食い違いが見られるが，それは研究対象となった患者の違いによる可能性はないか？
- 表1には，患者の状態や特性についてもっと具体的な記載が必要である(例：薬物中毒，糖尿病，高血圧の有無など)。

ランダム化比較試験(RCT)に関する論文の場合は，最初の表で，研究群間の特性が比較されます。偶然のみによって，変数20のうち1つで群間の差が$P<0.05$で有意となる可能性があるため，医学統計家と非統計家の間には，この表にP値の列を設けるべきかどうかで意見の食い違いがあります。医学統計家は，P値は載せないという立場です。この点については，投稿予定誌の方針に従ってください。もし，P値が掲載できない場合は，表の脚注に，たとえば，"There were no significant differences between the groups except with respect to baseline weight($P=0.038$)." あるいは，"There were no significant differences between the groups in any of the characteristics listed here." という具合に記載するとよいでしょう。

> **INFORMATION**
> Knolら(2012)は，"*P*-Values in Baseline Tables of Randomised Controlled Trials Are Inappropriate but Still Common in High Impact Journals." と題する論文でこの問題を論じていますので，参照してください。

統計学的分析結果をどのように記述するか

第139則　重要な変数については，95%信頼区間を記載する。

結論を支持する知見として，P値を報告するのは当然ですが，医学的に重要なアウトカムについては，95%信頼区間 confidence interval(CI)に重きを置く必要があります。

査読者からは，投稿論文によく見られるP値の問題が次のように指摘されています。

- P値に囚われすぎている。
- 結論をP値に頼りすぎている。
- P値が0.05未満であれば意味があり，0.05以上は意味がないといった解釈
- 本来のリサーチクエスチョンを忘れて，どうすれば有意なP値が得られるかで分析を操作する姿勢
- P値が0.05未満なので，観察された効果は真の効果だと見なす考え方
- P値ばかりに囚われて，全体像(The Full Monty)に目が行っていない。

リスク比(相対リスク)relative risk とは，曝露群と非曝露群におけるアウトカム(例：疾患)の発生率 incidence の比のことです。単にアウトカムの発生率(絶対リスク)をグループ別に記述するだけではなく，併せて，例24-2に示すように，リスク比(あるいはオッズ比)とその信頼区間を示すと，結果の意義がより明確になります。

例24-2：リスク比と信頼区間
"The complication rate was higher in Group I than in Group II(6.8% vs. 1.7%)." よりも，"The complication rate was 4 times higher(relative risk 4.0, 95% CI 2.1 to 6.1)" と記述する方が結果の意味がより明確です。

オッズ比 odds ratio とは，疾患を有する群(罹病群)におけるリスクファクター保有のオッズを非罹病群におけるリスクファクター保有のオッズで割ったものです。

オッズ比は，ケースコントロール研究で主に用いられます。ケースコントロール研究では，サンプ

ルの代表性がないことが多いため，一般にはリスク比（相対リスク），発生率 incidence，存在率（有病率）prevalence を算出することはできません。

> **INFORMATION**
> さらに詳しい情報は，Fleiss ら(2003)，Friedman ら(2015)，Haynes ら(2011)，Hulley ら(2013)(注：日本語訳「医学的研究のデザイン」第4版，木原雅子，木原正博訳，メディカル・サイエンス・インターナショナル，2014年)，Kuzma ら(2004)を参照してください。

リスク比（あるいはオッズ比）には，必ず95%信頼区間をつけるようにします。なぜなら，その情報があって初めて，読者は，そのリスク比の変動範囲を知ることができるからです（図24.1）。リスク比，オッズ比，ハザード比 hazard ratio には，すべて信頼区間を付記しなければなりません（図24.2）。信頼区間を示さずにリスク比だけで関連の大きさを論じるのはナンセンスであり，それはオッズ比でも同様です。

統計に詳しい読者は，95%信頼区間内に1.0が含まれるかどうか，含まれない場合は，それが1.0からどれほど離れているかを知りたがります。リスク比が1.0ということは，曝露を受けた群と受けない群で，疾患を発症した人の割合が等しいことを意味します。リスク比が1.0よりかなり大きくても，95%信頼区間内に1.0が含まれるときは，一般には，リスクの上昇は統計学的に有意ではない，P値は0.05以上だと結論します。

曝露を受けた群と受けない群のどちらか一方の群にアウトカムが生じた対象者がいない場合には，正確なリスク比を計算することはできません。この場合は，以下の例のように，信頼区間も付して，リスク比は無限大と報告してください。

例24-3：無限大のリスク比と信頼区間
Relative risk = ∞ ; 95% CI 4.7 to ∞

以上，主要な結果については，常に95%信頼区間を付けるようにしましょう。そうすることに

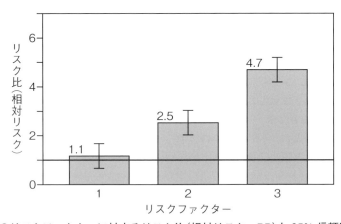

図24.1　3つのリスクファクターに対するリスク比（相対リスク，RR）と95%信頼区間
リスクファクター1については，RR は1.0を超えているが，95%信頼区間（図中I型の縦線で表示）の下限が1.0を大きく割り込んでいる。したがって，リスクファクター1は（統計学的パワーが十分であると仮定した場合）有意なリスクファクターではないと結論される。リスクファクター2と3の場合は，RR も95%信頼区間も1.0を大きく超えているので，統計学的に有意なリスクファクターであると結論できる。同じようなグラフをオッズ比やハザード比についても作成できる。

	曝露の有無			喫煙の有無	
	あり	なし		あり	なし
疾患 あり	a	b	肺がん あり	a	b
疾患 なし	c	d	肺がん なし	c	d

リスク比（相対リスク） relative risk	$\dfrac{a/(a+c)}{b/(b+d)}$	曝露群における疾患の発生率 / 非曝露群における疾患の発生率
リスク差 risk difference	$[a/(a+c)]-[b/(b+d)]$	曝露群における疾患の発生率 − 非曝露群における疾患の発生率
オッズ比 odds ratio	$\dfrac{ad}{cb}$ or $\dfrac{a/b}{c/d}$	罹病者がリスクファクターに曝露されたオッズ / 非罹病者がリスクファクターに曝露されたオッズ

図24.2　リスク比，リスク差，オッズ比

よって，論文の科学性を高めることができます。そして結果は，フォーレストプロット forest plot（図24.8）を用いて視覚的に提示することができます。

> **INFORMATION**
>
> Dawsonら（2005），Kleinbaumら（1982），Mehtaら（1985）を参照。信頼区間については，Altmanら（2000）による優れた解説書（Statistics with Confidence: Confidence Intervals and Statistical Guidelines）があります。

第140則　統計学の用語を使いこなす。

"**有意** significant"とは，「単なる偶然以外の理由によって引き起こされた可能性が高い」という意味で，研究者は，通常，偶然による確率が5%未満（$P<0.05$）であるとき，その結果は"統計学的に有意である statistically significant"と表現します。"有意"という用語の使用は，できる限り統計学的な意味に限定するべきですが，それ以外の意味（例：統計学的には有意ではないが医学的に意義がある）で用いるときには，そのことをDiscussionのセクションでよく説明する必要があります。サンプル数が少ない研究の場合には特にそうです。統計学的用語を不用意に使うと，査読者から，以下のようなコメントが来ることになります。

1. 図2には図中にも脚注にも P 値は示されていないのに，文中には，"significant differences"という表現がある。
2. "**ランダム** random"という用語は，起こる確率が各要素で等しいことを意味する。この用語を，"haphazard（でたらめな）"，"unplanned（無計画な）"，"incidental（偶発的な）"といった意味に用いてはならない。
3. "**サンプル** sample"は，「母集団の一部で，母集団についての情報を得るために研究対象とされる有限な部分集団」という統計学的意味を持つ用語であり，それを他の意味に用いると，読者に混乱を招く。
4. "**ランダムサンプル** random sample"とは，調査対象母集団のメンバーが選ばれる確率が全

員等しいように選ばれたサンプルのこと，"random sampling"はそのプロセスのことを言う。
5. "相関 correlation"とは，2つの連続変数間の直線的関係の強さを表わす統計量のことを意味する。この言葉を統計学的意味合い以外に用いてはならない。特にタイトルでの使用は禁物。また，この用語は，2つの間隔変数 interval variables や順序変数間の関連 association に限って用いられるべきもので，これをカテゴリー変数間の関連を表わすのに用いてはならない。たとえば，"人種との相関"などという表現を用いると，統計学に無知だと思われても仕方がない。また，r(相関係数 correlation coefficient)とR^2(寄与率)を混同しないこと。

統計学的用語をあいまいな形で用いるのを査読者はいやがります。以上の5点以外にも用語の用い方には十分注意してください。

第141則　P値をプロフェッショナルに表示する。

"有意差なし not significant"という表現や不等号表示(例：$P<0.05$)の使用はできるだけ避け，P値はなるべく実数で示すようにします。不等号表示は，パソコンが発達する以前の名残りで，当時は正確なP値の計算が困難であったため，研究者は統計学の本の表からサンプルサイズに基づいてP値のレベルを判定していました。そうした表ではP値については，<0.05とか<0.01といった大まかな表示しかされていなかったのです。もう，こうした時代遅れの表示法は避けるべきです。

しかし，以下に述べるような場合は，その限りではありません。

・P値が0.001未満の場合は，"$P<0.001$"と表示し，"$P=0.00000621$"といった表示はしない。
・P値が1.0に近い場合は，統計ソフトによっては，"$P>0.95$"と表示されることがありますが，これは許容範囲。

P値の小数点以下の桁数は統一し，"$P<0.1$"と"$P<0.00005$"といった表示が混在するような不統一な表示は避けましょう。通常は，小数点3桁まで表示すれば十分です(例：$P=0.024$, $P<0.001$)。比較するのが0%と0%の場合でも，P値を表に示すようにしてください。投稿前には，P値に間違いがないかどうかを，統計ソフトを使ってもう一度確認するようにしましょう。そうしないと，次のようなコメントが来る可能性があります。

10ページの7行目のP値(0.1)をチェックすること。私の計算では，P値は0.218となる。

New England Journal of Medicineの投稿規定には，P値の表示について以下のように推奨されています。

"非劣性試験のように，片側検定が求められている場合を除き，常に両側のP値を報告すべきである。一般には，0.01より大きいP値は小数点2桁まで，0.01から0.001の範囲の場合は小数点3桁まで表示する。P値が0.001より小さい場合は，$P<0.001$と記載する。ただし，臨床試験の分析に，中止規則 stopping rule が適用された場合や遺伝子スクリーニング研究の場合はその限りではない。"

"full P value"とか"exact P value"とは，"$P<0.05$"といった表示ではなく，実際のP値を意味するものですが，これをフィッシャーの正確検定のP値と混同しないようにしてください。

P値を示すときには，必要な情報(例：平均，標準偏差，信頼区間)を必ずつけるようにしましょう。Resultsのセクションでは，P値を計算するのに用いた検定方法を必ず記載し，「みなし児P orphaned P」(注：検定方法の断りのないP値のこと)を作らないようにしてください。表の脚注に，

どの検定法を用いてどの P 値を計算したかを記してください。このため表にはかなり詳細な脚注が付くことになりますが，これは字数制限には含まれないので心配は要りません。たとえば，表中の P 値に，0.001[a] と上付き記号を付して，脚注には，"a—denotes a P value based on the Mann-Whitney U test." という具合に記載します。

有意差がないときに，それを匂わせるような，たとえば "trending toward significance" といった表現をする人がいますが，それは避けるべきです。P 値の "傾向 trend" などわかるはずがないからです。P 値が 0.05 をわずかに超えるときに，しばしば見られる見苦しい記述については，以下の URL で見ることができるのでご覧ください。

http://mchankins.wordpress.com/2013/04/21/still-not-significant-2

最後に，データのバラつきが少ない印象を与えるために，標準偏差 standard deviation(SD)の代わりに，標準誤差 standard error of the mean(SEM)を用いる人がいますが，それはナンセンスです。なぜなら，標準誤差(SEM)は，標準偏差(SD)をサンプルサイズ(n)の平方根で割ったもので，データのバラつきの尺度ではなく，サンプルの平均値から母集団の平均値を推定する場合の誤差の大きさを示す尺度だからです。標準誤差(SEM)ではなく，データのバラつきの範囲を示すためには，標準偏差(SD)や信頼区間(CI)を用いなければなりません。

> **INFORMATION**
> 標準偏差と標準誤差の違いについて，もっと詳しく知りたい人は，Bartko(1985)を参照してください。

SEM, SD とサンプルサイズの間には次のような関係があります。

$SEM = SD/\sqrt{n}$
$SD = SEM \times \sqrt{n}$

信頼区間(CI)を報告する場合には，統計学的により頑健で高度な方法であるブートストラップ法 bootstrap method を用いるのがお勧めです。第 129 則を参照してください。UCLA Institute for Digital Research and Education の web サイトには，その方法を含め多くの統計学的手法についての解説が提供されています。

http://www.ats.ucla.edu/stat/

第 142 則　P 値の意義を正しく解釈する。

P 値が小さければ，その結果が重要であるとは必ずしも言えません。なぜなら，P 値は，比較する差(関連)の大きさだけではなく，サンプルサイズの大きさにも依存するからです。つまり，差が小さくてもサンプル数が大きければ P 値は小さくなります。したがって P 値だけに頼るのではなく，医学的な観点からその差の意義を解釈するようにしなければなりません。しかし，その一方で，研究群間に，医学的には正常範囲と見られる差があってもその意味を見過ごさないようにすることも大切です。

P 値のゼロの数を自慢するよりも，臨床的に意味のあるアウトカム，理想的には QOL(生活の質)に関係するアウトカムの信頼区間に重きを置くようにしてください。

> **INFORMATION**
> Bailarら(2009)，Salsburg(1985)，Wareら(2009)，およびYancey(1990)を参照してください。

つまらない間違いを避ける

第143則　投稿予定誌の書式に正しく従う。

　一部の医学誌，特に心理学や精神医学関係の学術誌では，自由度degree of freedom(df)と検定統計量の記載が必須とされています。査読で指摘されないように，そうした情報は最初からきちんと盛り込むようにしなければなりません。米国心理学会の出版要綱(Publication Manual of the American Psychological Association, 2010)には，投稿に際して必要なフォーマットが詳細に提示されています。

> **例24-4：自由度**
> "The rate of depression was higher in Group I than in Group II, $\chi^2(1, N=200) = 11.31, P < 0.001$."
> χ^2の後の1が自由度に当たります。

> **アドバイス**
> 投稿予定誌が統計学的にそれほど詳しい記載を求めていない場合でも，統計計算の結果はフォルダに保存しておきましょう。他の学術誌に投稿し直す場合に必要になることがあるからです。

　最終的なデータファイル(データベースもしくはスプレッドシート)と統計ソフトのシステムファイルを安全でわかりやすい場所に保存するようにしましょう。後で必要になることがあるため，それぞれに内容がわかる題名をつけ，きちんと整理保存しておきます。たとえば，エディターが，自由度や検定統計量を加えることを出版の条件として求めてくることも考えられ，そのときには，再びデータを取り出すことが必要となります。

　ここで，自由度degree of freedom(df)について少し説明しておくと，これは，あるサンプルサイズとグループ数が与えられたときに，P値を計算する最も適切な確率分布を決定するために統計学で用いられる概念です。カイ二乗検定の場合の自由度は，次の式で計算されます。

(行の数 − 1) × (列の数 − 1)

> **例24-5：スチューデントのt検定の自由度**
> スチューデントのt検定(注：等分散の場合)では，総サンプル数(n)から2を引いた値($n-2$)が自由度となります。

　ここで，統計学的な詳細を論文に記載する上での，Appedixの利用価値について触れておきましょう。Appedixは論文の字数制限の範囲外であり，さまざま情報を添付することができます。たとえば，分析の再現性を示すために，論文のAppendixに解析の際に用いたデータのコーディングリスト，あるいは分析に用いた，データセット(完全に匿名化したもの。全部もしくは重要な変数のみ)をAppendixにつけることができます。最新の統計ソフトであるRのパッケージの中のsweave(エ

スウィーブ，訳注：RのコードをLaTeX文書に埋め込んで，自動的に内容を最新化できるようにするツール）やknitr（ニッター，訳注：データ分析のレポート作成をサポートするソフト）などを用いれば，再現性の高いダイナミックな論文を作成することができます。

　統計学を専門とする査読者が審査に必要とする資料を提供する上でも，Appendixは大きな利用価値があります。たとえば，モデル化の戦略やその妥当性の検討結果，モデルの診断結果 model diagnostics，感度分析の結果などを記載することが考えられます。データの分析にいくつかの方法があり得る場合には，Resultsには，事前に計画された方法での分析結果を提示し，Appendixには，それ以外の分析結果を記載するようにします。

第144則　人を表現する場合に用いる用語に気を付けること

　論文の中で人を表現するときには，侮蔑的 pejorative と受け取られかねない言葉の使用は避けなければなりません。この問題についての，一般的なガイドラインはありませんが，表24.1に一部の例を示したので参考にしてください。たとえば，医学統計を担当する共同研究者のことを，"MS-level biostatistician" などと記載するのは絶対に避け，現在の職位などを記載するようにします。これはたとえて言えば，刑事に対して，"学部卒レベルの警官" などと表現しないのと同じことです。私

表24.1　使用を避けるべき侮蔑的表現

侮蔑的表現	好ましい表現
Mental disorders	Impaired cognitive function
Mentally ill person	Person with mental illness
Demented, senile	A person with dementia
SCI patients versus normal patients	Person with SCI versus nondisabled persons
Diabetic pregnancies	Pregnancies complicated by diabetes
Diabetics	Patients with diabetes
Four of the five recurrences died.	Four of the five patients with recurrences died.
Mental retardation	Intellectual disability
Mentally retarded person	A person with cognitive disabilities
	Developmentally disabled
A person afflicted with Down's syndrome	A person with Down syndrome (Note: there is no 's)
Wheelchair-bound people	Persons who use wheelchairs
Paraplegics/paralyzed people	Persons with paraplegia
Among elective THR patients	Among patients who undergo elective THR
Of THR patients	Of patients who have undergone THR
Elective THR patients	Patients who underwent THR
	Patients with total hip arthroplasty
In 43 patients used as controls	For 43 patients who served as controls
Schizophrenics	People diagnosed with schizophrenia
Epileptics	People with epilepsy
The elderly	Older people
MS-level biostatistician	Biostatistician
Autistic children were compared with normal children.	Children with autism spectrum disorder were compared with typically developing children.
Patients were consented.	Patients were informed about the study and gave consent.

A good rule of thumb is to use people-first language. SCI = spinal cord injury, THR = total hip replacement, MS = Master of Science degree.

たちはそれぞれ専門が違いますが，研究を成功させるには，それぞれの専門性を尊重し，優れた技能を持ち寄る必要があります。

> **INFORMATION**
> アリゾナ州立大学の Walter Cronkite School of Journalism and Mass Communication に本部がある National Center on Disability and Journalism の web サイト（http://ncdj.org/style-guide/）を参照してください。

データ分析では，プライバシー保護のために，氏名の代わりにケース番号を用いますが，論文で，対象者を表現するときに，"case" という言葉を使用するのには注意が必要です（訳注：人を"物"として扱っているような響きがある）。また，たとえば，"the patient developed diabetes" よりも，"diabetes developed in the patient"，"complaints" よりも "symptoms"，"the patient denied (or complained)" よりも "the patient reported" という表現の方が適切です。

また，人を表現するときには，まず人を表わす名詞を置き，病気や傷害の名称はその後につけるようにします（これを "people-first language" と言います）。たとえば，糖尿病患者は，"patients with diabetes" という具合です。ただし，喫煙者に対して，"people of smoke" という表現を用いることはほとんどありません。表24.2に，社会的に望ましいと思われる表現を対照表の形で示したので参照してください。

人に，病気の形容詞を付けるのも，避けるべきで，たとえば，"hypertensive patients" よりも，"patients with hypertension" の方が表現としては適切です。また，患者は，症状を "報告 report" しますが，症状に "不平をいう complain" わけではありません。同じように，患者は，症状がないときに，その存在を "否定 deny" するのではなく，症状がないことを "報告" するにすぎません。また，患者が治療を受けている状態は，"管理されている managed" と表現することがありますが，患者は，"管理されている managed" のではなく，"治療されている treated" であり，"管理されている managed" のは，疾患の方です。最後に，"patient failed treatment" という表現を見かけますが，治療が "失敗する fail" ことはあっても，患者が治療を "失敗させる" わけではないので，この場合は，"treatment failed" と表現するのが適切です。

第145則　包括的で読者が納得するような内容にまとめる。

Results のセクションが短すぎる論文が少なくありません（図12.1）。主要アウトカムとそれに関連する一部の変数に関することだけに記述を限るのではなく，なるべく包括的に書くようにしましょう。また，最も重要なアウトカム（例：死亡率）については，全患者だけではなく，重要なサブグループ（例：男女）についても記載が必要です。

どのくらいの長さが論文として適当かは一概には言えませんが，もし Results のセクションがダブルスペースで2枚にも満たないなら，もう少し書き足すようにしましょう。何を加えたらよいかわからない場合には，その論文をメタアナリシスに用いるとしたらどのような情報が必要かと考えてみるとよいでしょう。また，投稿論文のリジェクトの原因として多い理由（例：交絡調整やバイアスへの対処の不備）を念頭において，それに対処できるように内容を追加しておくのが賢明です。

そして，異なる角度からデータ分析を行い，結果に一貫性があるかどうかを示します。そうしないと，査読者に，知見の確実性を疑われ，リジェクトの憂き目を見ることにもなりかねません。

例24-6：多角的なデータ分析
アルコール摂取とある種のアウトカムとの間に関連があったとしても，1つの分析だけでは説得

表 24.2 社会的に望ましいと思われる表現

問題のある表現	望ましい表現
Patient denied	Patient reported
Patient developed diabetes	Diabetes developed in the patient
Managed patients	Treated patients
Complained	Reported
Complaints	Symptoms
Patients failed treatment	Treatment failed
Case	Research participant, respondent, man, woman,
45 males	45 male patients, 45 men
67 females	67 female patients, 67 women
Chairman	Chairperson, chair
Patients who developed X	Patients in whom X developed
Two patients developed X.	Two patients had X.
Had surgery	Underwent surgery
Few mortalities	Few deaths
Demise	Death
Expired, succumbed	Died
Primary procedures accounted for 87 patients.	Primary procedures were performed on 87 patients.
Patients have worse outcome.	Patients experience worse outcome.
Patients with complications	Patients who experience complications
None of the 27 patients had a complication.	No complications occurred in the 27 patients.
Had a complication	Experienced a complication
Patients with extended hospitalizations	Patients who stayed in the hospital for extended periods
Fetus was aborted.	Pregnancy was terminated.
Cesarean section, C-section	Cesarean delivery
Cesarean section for fetal distress	Fetal risk requiring cesarean delivery
Intrauterine growth retardation	Intrauterine growth restriction
Motor vehicle accidents	Motor vehicle collisions
Accidents in the home	Injuries in the home
Man and wife	Husband and wife, man and woman
Orientals	Asian people
Senility	Dementia
Compliance	Adherence

力に限りがあるため，1日の飲酒量，飲酒年数，あるいはサブグループ別（例：喫煙者と非喫煙者）など様々な角度から検討し，「Hill の因果関係評価基準 Hill's Criteria for Causation」(表 24.4)に照らして，因果関係について包括的に検討するようにしましょう。

　異なる治療方法の効果を比較した研究の結果を報告する場合には，疾患の重症度が交絡 confounding しないように調整したことや，どの変数をどのように調整に用いたかが読者によくわかるように説明しなければなりません。この種の情報は Methods のセクションにも一部含まれますが，Results のところでは，交絡の調整が実際にうまくいったかどうかを示す必要があります。予後のよかった患者と悪かった患者の結果は区別して示さなければなりません。また，初回の手術を受けた患者と再手術を受けた患者のデータも分けて報告する必要があります。もし，重要なデータを省略したり，無視したりすると，査読者は詳しいデータを提示するように求めてきます。

一般にリジェクトになる論文では，Resultsのセクションが短すぎることが理由として多く（図12.1），Resultsが2ページに満たない場合には，さらに文献検索を行って分析の仕方を学び，データを再分析するようにしましょう。最後に，また分析のしすぎ，あるいはデータを粉飾dredgingしているといった印象を与えることがないよう注意が必要です。前にも述べたように，まったくの偶然だけで，20回に1回の検定が有意になる（$P<0.05$）ことがあるため，得られた有意差が，単に多くの検定をしたための偶然の結果にすぎないのではないかと，査読者が疑念を持つ可能性があるからです。データの分析に際しては，同じ検定を何度も繰り返すのは賢明ではありません。それゆえに，サブグループ解析を含め，詳細な解析計画を事前に立てておくべきなのです。臨床試験の場合には，（米国の場合は）ClinicalTrials.govなどに登録しておくことができます。また，多変量解析に投入するデータ選択の最近の方法を学んで，統計ソフトのアルゴリズムに任せて機械的に変数を選ぶといった馬鹿げた解析をしないようにしなければなりません（Steyerberg, 2010参照）。

アドバイス

小見出しをつけて，長いResultsのセクションを書きやすく，また読みやすくする工夫をしましょう。たとえば以下のようなものが考えられます。

　Baseline Demographic and Clinical Characteristics
　Efficacy Outcomes
　Adverse Outcomes
　Laboratory Abnormalities
あるいは
　Study Patients
　Primary End Point
　Secondary End Points
　Quality of Life
　Adverse Events

第146則　セルのサンプル数が少ないという問題を認識していることを示す。

n×m表などを用いて，データをサブグループに分割していくと，1つのサブグループのサンプル数が少なすぎて統計解析に支障をきたすことがあります。そのような場合は，通常サブグループを結合してサンプル数を増やしますが，あえてそのまま出す場合には，たとえば，次の例のように，その理由を説明します。

例24-7：サブグループを結合しない理由

In an analysis of pressure ulcer patients grouped by anatomic level of spinal cord injury, certain subgroups may contain few patients. However, for some readers, knowing the number of patients with a lesion at each level may be important. Combining injuries into general categories (e.g., cervical, thoracic, lumbar) would make it impossible for these readers to get the information they need.

このような場合には，いったん細かなカテゴリーに分類したデータを提示しておき，統計解析は，それをもっと大まかな分類にまとめて行うようにします。一般論としても，まず可能な限り細かいカテゴリーに分けてデータをよく検討し，統計解析は，まとめられるカテゴリーはまとめて行うのが常

表 24.3 率の計算式

発生率 incidence =	ある期間内におけるあるアウトカムの発生数 / 同期間中にそのアウトカムを発生する可能性のあった人々(population at risk)の人数
発病率 attack ratio =	ある期間内におけるある疾患の新規発病者数 / 同期間中にその疾患の発生に関わりの深いあるエピソードのあった人の人数
(訳注：発生率の特殊な場合で，あるエピソード［例：接触や摂取］があった人に分母が限定されている。)	
新生児死亡率 neonatal mortality rate[a] =	1年間の新生児(0〜27日齢)の死亡数 / 同期間内の新生児の出生数

[a] 通常は1000出生対で表記される。

道です。

第147則　率 rate を報告する場合には，フォローアップした期間を必ず記載する。

例24-8：フォローアップ期間の記載

"the recurrence rate of pressure ulcers was 17%" といったフォローアップ期間の記載のない表現は無味なので，"during the first postoperative year, the recurrence rate of pressure ulcers was 14.2%." といった表現にするべきです。

率 rate を計算するためには，次の3つの情報が必要になります。

1. 研究対象となるアウトカム（エンドポイント）を発生した対象者の数
2. 観察対象となった対象者の数
3. 観察（フォローアップ）期間

研究者が最も忘れやすいのが，最3つ目のフォローアップ期間です。表24.3に率の計算法を3つ示したので参考にしてください。

第148則　因果関係を論じるときは疫学者の用いる基準を用いる。

表24.4に示した基準を適用すれば，因果関係の可能性に関する議論を大きく向上させることができます。

> **INFORMATION**
> Haynes ら(2011)，Hill(1965); Kleinbaum ら(1982)，Mausner ら(1985)，Rothman ら(2012)を参照

表 24.4　Hill の因果関係評価基準

- 時間的順序の合理性 temporally correct association(訳注：原因と思われるものが，アウトカム/効果と思われるものより時間的に先行していること)
- 関連の強さ strength of association(通常，オッズ比や寄与率 R^2 などの統計量で判定)
- 量-反応関係 dose-response relationship/生物学的勾配 biologic gradient(曝露の増加に伴って，アウトカムが単調もしくは段階的に増加する)
- 知見の一貫性 consistency of the findings(異なる研究もしくは対象集団間での結果の一致)
- 生物学的妥当性 biological plausibility(その時点での科学的知見に照らして合理性が認められること)
- 関連の特異性 specificity of the association(その原因によって，複数ではなく，ある1つの効果がもたらされる)
- 疫学的知見と実験的知見の一貫性 coherence between epidemiologic and laboratory findings
- 実験的エビデンス experimental evidence
- 類似性 analogy(因果関係が，似た疾患同士で類似する)
- 研究デザインの強さ strength of the study design

出典：Hill(1965)と Rothman ら(2012)．

表 24.5　臨床判定尺度に用いる変数(要因)を選択する際のクライテリア

- アウトカムと統計学的に有意な関連を持つことがデータ解析から確認された要因(変数)であること
- 予測するアウトカムとの因果関係について生物学的に妥当な説明が可能であること
- アウトカムとの関連について，文献的裏付けがあること
- モデルに変数(要因)を投入するごとに，そのモデルによる判定の感度 sensitivity と特異度 specificity が向上すること

第149則　臨床判定尺度や予測モデルを新たに作るときは，科学的に厳密な方法に従う。

　臨床判定尺度 clinical scale は，あるアウトカムが患者に生じる確率を推定するために作成するもので，一般には簡単なスコアの形をとります。表 24.5 は，質の高い尺度を作成するのに役立つクライテリアを示したものです。予測モデル predictive model を作成する場合には，統計ソフトのアルゴリズムに頼る古臭いステップワイズ変数選択法ではなく，現代的なデータ選択法を用いるようにしましょう。後者は，予測に役立つと思われる因子をまずすべてリストアップし，専門家の意見，欠測の多い変数の削除，情報が重複する(相互の相関の強い)変数(例：ヘモグロビンとヘマトクリット)の削除などによって，変数を絞り込んでいくアプローチです。モデルの変数は，コンピュータに機械的に選択させるのではなく，自分の頭でよく考えることが大切です。

　各変数のポイントの合計を単純に足し上げる臨床判定尺度ではなく，アウトカムの確率を計算するロジスティック回帰モデル logistic regression model を用いてリスクの区分けをするのがお勧めです。尺度法は古くかつ不正確な方法であるため，今日のようにコンピュータが行きわたった環境にはもはやふさわしい方法とは言えません。ロジスティック回帰モデルから，確率に変換するためには，β 係数と切片 intercept を用いて，下記のように Z スコアを計算します。

　　Z = −5.25738(定数/切片) + 年齢×0.029524(年齢の β 係数) + 性別(1 = 男，0 = 女)×0.923548(性別の β 係数)

　次に，以下の公式に Z を代入して，合併症 X の確率を計算します。

合併症 X の確率 = $1/(1+e^{-Z})$
ここで e = 2.71828（自然対数の底）

以上の式に基づいて計算すると，90歳の男性が合併症 X を発症する確率は，15.7% と計算されます。

$Z = -5.25738 + 90 \times 0.029524 + 1 \times 0.923548 = -1.67667$
合併症 X を発症する確率 = $1/(1+2.71828^{1.67667}) = 0.157 \times 100 = 15.7\%$

こうした予測モデルは，現在では電子カルテシステムの中に埋め込んでリアルタイムで作動させることが可能であり，今後，リスクによる患者管理や医学研究において重要性が高まるものと思われます。

> **INFORMATION**
> Dawson ら（2005），Haynes ら（2011），Salzberg ら（1996），Steyerberg（2010）を参照

第150則　多変量解析を用いる場合には，それで何を調整したのかがよくわかるようにする。

　多変量解析の結果を提示するときには，そのモデルでどのような因子（変数）を調整しようとしたのかを説明する必要があります。どのような統計学的方法を用いたかは Methods のセクションで記述しますが，Results では，どの方法を用いたかを説明しなければなりません。"After adjusting for preoperative factors（術前因子を調整した後に）" などといった漠然とした表現ではいけません。また，回帰モデルについては，モデルの適合性 goodness of fit とモデル診断 model diagnostics（訳注：モデルがその前提となる仮定を満たしているかどうかの検討）の結果に関する情報を提示する必要があります。他の研究者が結果を「再現」できる程度までに詳細を提示し，透明性を高めるようにしましょう。統計学専門の査読者のために必要な統計学的な詳細は Appedix を利用するとよいでしょう。

第151則　小数点表示は，同じ変数については一貫して同じ表示を用いる。

　小数点表示については一貫性が求められます。平均値と標準偏差については，原則として小数点1位までを表示します。

例24-9：小数点表示
The mean age in Group I was significantly lower than that in Group II (42.7 ± 3.3 versus 53.8 ± 2.6, $P = 0.014$)

投稿予定誌にこの原則があてはまるかどうかは，もちろんその学術誌の投稿規定や，最近掲載された論文などを参照しなければなりませんが，無意味に小数点以下の数字を増やすのはやめましょう（例：静脈血の pH = 7.42179，平均年齢 = 27.21歳）。

第152則　Results のセクションには，結果だけを書く

　Results では，仮説の証明に必要な分析結果を提示し，結果の解釈にあたる部分は Discussion のセクションに回して，Results と Discussion を明確に区別するようにしましょう。たとえば，"This finding is not entirely unexpected." といった文章は，Discussion で述べるべきものです。

> **アドバイス**
> Results のセクションに文献引用が必要になることはほとんどありません．文献引用が必要な部分があるとすれば，それは恐らく他のセクションに回すべき文章と考えた方がよいでしょう．

　ある結果を期待して研究しても，その通りの結果が得られないことがあります．そのことを Results の最後の部分に記述するようにしてください．ただし，その解釈は，Discussion のセクションで行います．ネガティブな結果は，多くの査読者が（よい意味で）注目するところです．

表

第153則　わかりやすい表とし，2区分病に陥らないようにする．

　優れた表や図は，研究者が考える以上に重要です．なぜなら，査読者が最初に見るのは，表や図だからです．タイトルや Abstract と同じように，表で第一印象を高めることが大切ですが，エディターは表の数を2, 3程度にとどめたがることを念頭に置くことです．情報の重複するような表やグラフはスペースを食い，コストの無駄になります．

　「2区分病 dichotomania」という言葉がありますが，これは，変数を何でもかんでも2区分にしてしまう傾向のことを言います（例：体格指数 body mass index［BMI］を肥満と非肥満，ヘマトクリットを貧血と非貧血に分割）．もちろん，2区分化が必要な場合もありますが，2区分化しすぎるのは，科学的とは言えません．

　読者の中には，表の理解が苦手な人もいるため，表はできる限り明快でわかりやすいものとすべきです．読者がどのような順番で表を読もうとするかを考え，その流れに沿った表の組み方にするとよいでしょう．

　表には，必要なデータだけを含め，重複は避け，表だけしか見ない読者でも，それだけでほぼ結論に達することができるような内容にしなければなりません．

　行別にパーセントを加えるだけでも，表はずっと見やすいものとなります．

> **例24-10：パーセンテージの表記**
> 下記の表のように，列のパーセンテージが表記されることがありますが（2列目まで），それではこの表を読む人は，横（男の行と女の行）のパーセンテージ（3列目）を自分で計算しなければならなくなります．
>
> | | 生存者($n=870$) | 死亡者($n=63$) | 性別の死亡率 | P 値 |
> |---|---|---|---|---|
> | 性別 | | | | <0.001 |
> | 男性 | 22.1% | 42.9% | 12.3% | |
> | 女性 | 77.9% | 57.1% | 5.0% | |

第154則　表とテキストで同じデータが重複しないようにする．

　投稿論文でしばしば目にするのが，表とテキストにおける情報の重複で，査読者やエディターはこうしたことを嫌います．もちろん，テキストでは表の知見に沿った記述が行われなければなりませんが，表の数値をそのままだらだらと転記するのではなく，重要な結果がわかるように，また要約できるところは要約して示すようにします．

　表のデータが，Methods のセクションで示した選択基準とは異なるように見える場合には，その理由を脚注で説明するようにします．

表 24.6　優れた表とするためのチェックリスト

- 簡潔でかつテキストを読まなくても(脚注を含め)その表を見るだけで表が理解できるか。
- 投稿予定誌の様式に沿って作られているか。
- ダブルスペースで作られているか。
- 各変数にユニット(単位)が表示されているか。
- 平均値の標準偏差であるか標準誤差であるかが明確にされているか。
- P 値の実数が記載されているか($P<0.05$ や NS [not significant])ではなく)。
- 小数点以下に適切な桁数が使われているか(悪い例：平均年齢＝56.218歳)。
- すべての表が同じフォーマットで作られているか。
- 縦線を使っていないか(あまり細かく線引きしないこと)。
- 表に略語が多すぎて，脚注が略語の説明で溢れていないか。
- それぞれの P 値がどの検定によるものかが明確に示されているか。
- 同僚やシニア研究者のコメントに従って修正されているか。

表にないデータがテキストに含まれる場合には，それがわかるような説明を加える必要があります。

表の中で略語を用いるのはできるだけ避けるべきですが，あえて用いる場合には，たとえば，以下の例のように，脚注でその定義を記すようにしてください。

　"†BMI denotes body mass index, which is the weight in kilograms divided by the square of the height in meters."

テキストでは，表中の数字を説明しますが，変数によって対象者数が変わる場合にはその理由の説明が必要です。また，一人の患者が複数の病態を持ち重複カウントされている場合などには，読者が混乱しないように，そのことを脚注で説明しておかなくてはなりません。表は簡潔であるべきですが，素人が作るような表では困ります。たとえば，すべての表には，各列ごとに，それが何の列であるかを示すわかりやすい項目名が必要です。

第 155 則　質の高いわかりやすく整った表を作成する。

表 24.6 に，質の高い表を作るためのチェックリストを示したので参照してください。

第 156 則　テキスト中にすべての表と図を引用し，その内容を要約する。

査読者は，テキスト中に表や図が引用されている箇所をマークし，すべての図表が引用されているかどうかをチェックします。Results には，それらの表や図の要点を的確にまとめなければなりません。

> **アドバイス**
> 投稿原稿では，表，図の脚注，図は，テキストと文献の後に付けます(表 20.3)。

第 157 則　有害なアウトカムを率直に透明性高く提示する。

観察されたすべての合併症 complication や副作用を，客観的かつ詳細に報告してください。研究群間で合併症を比較するには，慎重な解析が必要です。わざと複雑にして，そうした事実をわかりにくくするように操作したような表を見かけることがありますが，論文を出版したいのであれば，査読者は"理想的"な結果ではなく，現実的な比較，つまり，治療の利益がその有害効果を上回るかどう

かを知りたがっていることを念頭に置くようにしてください．複雑な表ほど高度と思っている人がいるとすればそれは大きな勘違いです．

査読者は，研究中に生じた治療の副作用や，副作用のフォローアップ期間の限界などについての正直な記載を求めており，一流誌の中には，有害なイベントが治療に用いた薬物によるかどうかの判断を著者が行うのを嫌うものさえあります．

研究がランダム化比較試験でない場合には，データの解釈に注意が必要であり，因果関係を不用意に結論してはなりません．非ランダム化試験では，因果関係 causality の証明は多くの理由で困難だからです．治療方法が変わったり，症状の重い患者にはより強力な治療や他の治療の併用などが行われたりすれば，因果関係の証明はほぼ不可能となります．ランダム化されていない研究で，治療群間でアウトカムの違いを認めた場合には，そのデータ解析には3つの選択があります．

1. アウトカムの比較を行わない．
2. 解釈の限界を述べながら，それぞれの治療の適用 indication を論じる．
3. 傾向スコア propensity score を用いる（第18章）．

第158則　シンプルな表を1つ加えて予期される批判をかわす．

表数があまり多くない場合には，表を1つ追加することによって，批判を避けたり，わかりやすくすることができる可能性があります．逆に，表の数が平均より多い場合には，表を組み合わせて表数を減らせるかどうかを検討してください．

第159則　表には十分なデータを提供する．

サンプルサイズの小さな研究の場合は，すべての原データを表に示せば，その透明性によって査読者に好感を与えることができます．規模の大きい研究の場合も，Appendix にできるだけの原データを添付するようにします．これは，科学への貢献となるのみならず，出版の確率や論文が引用される可能性を高める効果があります（Piwowar ら，2007）．

原データを表で提示すれば，以下のようなコメントを避けることができます．

"患者数がわずか20例の研究なので，重要な変数の原データを表で示すべきだ．そうすれば，知見の妥当性を読者に納得させるのに役立つと思われる"

対象者（患者）の数だけではなく，参加した病院，測定者，臨床医の数，フォローアップの期間についても，表や Results に記載すると読者の理解に役立ちます．

同じような研究を企画している研究者が，将来あなたの論文をサンプルサイズ計算の根拠とする可能性があるかもしれません．そういう場合を想定して必要な情報を提供しておくことも科学への貢献と言えます．よく論文で欠落しているのが，対応のある検定をした場合の差の標準偏差です．それも含め，将来の研究者がサンプルサイズを計算するのに役立つ情報がないかよく検討してみてください．

図──結論が一目でわかるようにデザインする

第160則　主要なポイントをわかりやすくするために図やグラフを用いる．

図は結果をわかりやすくするのに大きな効果があります．文字や数字ばかりの論文は誰でも嫌なものです．必要に応じて，さまざまなタイプの図（例：グラフ，CONSORT フローチャート，コンピュータの画面のスクリーンショット，写真，X線写真，顕微鏡写真，解剖図，家系図）をうまく使

い分けるようにしてください。
　下記のように，査読者は図やグラフでの表示を好みます。

- "9, 10ページで行われている比較を，生存曲線 survival curve で示せば，群間の違いが格段に理解しやすくなる"

しかし，折角の図もあまり意味がなかったり，内容が表やテキストと重複していたりすると，以下のようなコメントが来ることになります。

- "図1と図2は不要"
- "図6と図7には新たな情報が何も含まれていないため，削除した方がよい"

　1つひとつの図ごとに，"表で示した方がむしろわかりやすくはないか？"と自問してみてください。多くの群の同時比較や時間的推移の表示には，図が適していますし，測定法の異なるさまざまな変数を同時に提示するには，表の方が適しています。
　グラフや表を作り慣れた同僚がいたら，論文や図表を見てもらって，どうすればもっと的確で洗練されたものになるかを相談するとよいでしょう。
　x軸が同じグラフが複数あるときには，それらを1つのグラフにまとめられないかどうかを検討してみてください。もしそうできれば，読者にとっては見やすく，また著者にとっても，限られたスペースの中により多くの情報を盛り込むことができます。

第161則　図の脚注をプロフェッショナルに作成する。

　それぞれの図には，グラフの意味が理解できるように，詳細でわかりやすい脚注 legend を付けます。原稿では，図の脚注は別のページにまとめて，表のページと図のページの間に置きます。脚注は字数制限外なので，そこに図の理解に必要な情報を記載するようにします。

> **アドバイス**
> 他の出版物の図や表を論文中に引用する場合には，その出版社から文書で許可を得る必要があります。

第162則　図には十分時間をかけ，細部まで十分気を配る。

　X軸，Y軸のラベルの表記は，わかりやすく，かつそれぞれの軸に平行で原点側がスペルの頭になるように表記します。印刷時にその図が縮小される可能性が高い場合には，線はやや太目に，字も大き目のフォントを用いるようにします。そして，グラフを作成したソフトやコピーの縮小機能を使って，縮小されたときの字のサイズが，その学術誌のテキストに用いられるフォントに近いものになるようにします。グラフは，整然とした洗練されたものになるまで，念入りに仕上げるようにしてください。New England Journal of Medicine の図を参考にするといいでしょう。
　フォントは飾りのないシンプルなもの（例：Helvetica）を用い，グラフ作成ソフトで自動的に設定されている文字をそのまま使用するのは避けましょう。また，ソフトによっては，図中の表記（例：線の説明）が不適切なところに出てくることがあるので，適切な位置に修正する必要があります。
　RやRを使ったパッケージであるggplot2を使えば，自分でカスタマイズしたグラフを作成することができます。医学誌は投稿論文のファイルを読み込んで，Adobe Illustratorなどで，自分の紙面のスタイルに編集しなおすことがありますが，その際デザイナーがよく用いるのが，Adobe Photo-

shop, Poser(Smith Micro Software), Cinema 4D Studio(MAXON Computer), Adobe Flash Professionalです。もちろんすべての研究者がこうしたソフトを用いる必要はありませんが，論文にインターアクティブなグラフやビデオが適していないかを積極的に考えて見ることが大切です。学術誌は紙ベースからオンラインへと移行しており，こうしたインターアクティブなグラフ，データ結合型グラフ data-driven graphics，ビデオなどは，学術誌にとってもその重要性が増しつつあります。以下のURLから，インターアクティブグラフやアニメーションの例を参照することができます。

http://www.nejm.org/doi/full/10.1056/NEJMsa0805646
http://www.nejm.org/doi/full/10.1056/NEJMsa066082

2次元のグラフの線や棒を立体的に表示するのはやめましょう。また，コンピュータのソフトで作ったグラフは，背景にやたら線が引かれていたり，目盛りの刻みが細かすぎたりすることがあるため，論文に用いるときには，不要な線や数字を取り除くようにしてください。

グラフには，サブグループごとの対象者数を併記するようにしてください。たとえば，棒グラフでは，棒ごとにデータを付し(例：9/17)，パーセンテージのグラフでも，％の数字を付けると，読者にわかりやすいものになります。グラフ全体に含まれるサンプル数も，グラフのどこかに記載するようにしましょう。

INFORMATION

グラフ，図，スライド，学会ポスターなどを作成する際には，Briscoe(2013)の著書「Preparing Scientific Illustrations: A Guide to Better Posters, Presentations, and Publications」やTufte(2001, 2006)の著書「The Visual Display of Quantitative Information and Beautiful Evidence」がお勧めです。Rのグラフィックパッケージである ggplot2(Wickham, 2010)は優れたソフトです。また，ShinyはRでグラフをwebアプリケーションとして作成するためのパッケージで，オンラインでグラフを表示するための方法を提供しています(http://shiny.rstudio.com/)。最後に，Bertin(1981, 2010)は，グラフィクスに関する優れた著書を著しています。1つは古典的なもの，1つはより現代的なものです。

第163則　非線形的な関係を表すにはスプライン関数を用いる。

スプライン関数(図24.3)は，非線形的関係を表現するのに優れた方法で，重要な交互作用 interac-

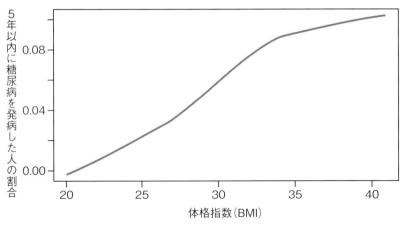

図24.3　糖尿病と体格指数(BMI)の関係に関するスプライン曲線

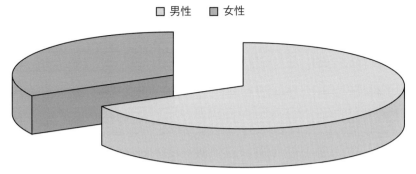

図 24.4　男女の割合を示した円グラフ
こうした素人っぽいグラフは避けなければならない。

tion を表現する上で特に効果的です．医学的データが直線的であることは，現実にはほとんどないため，頭から線形を前提とした考えには注意が必要です．

また，男性と女性の割合を示した円グラフ(図 24.4)をたまに見かけますが，それを見るだけで，その論文の著者が素人であることがわかってしまいます．そうした図は削除し，文中もしくは表中に数字で示すようにしてください．表と同様，テキストの内容が図と矛盾することがあってはいけませんが，単に図の内容をそのままコピーしたようなものではいけません．

第 164 則　CONSORT フォローチャートを用いて臨床試験をわかりやすく説明する．

フローチャートとは，ボックスを線や矢印でつないだ図のことで，研究プロトコールなどで，研究全体のしくみや流れを示すのに用いられます．ランダム化比較試験では，各研究群の各ステージ(例：リクルート時点，介入時点，フォローアップ時点)における対象者数の推移を，フローチャートで示す必要があります．文章で書けば長く退屈な記述になるところを，フローチャートにすれば簡潔でわかりやすく表現することができます．優れたフローチャートの例については，Ewigman ら(1993)や Noto ら(2015)を参照してください．

フローチャートのない投稿論文では，査読者は自分でフローチャートを書かなくてはならなくなるため，予めフローチャートを示しておくのが賢明です．逆にそれがないと，図を作る手間だけならまだしも，数が合わなかったりすると査読者に大きな負担を強いることになってしまいます．フローチャートは，研究プロトコール，統計学的検定の流れ，決定までのステップなどにも用いることができます．

フローチャートの作成に当たっては，下記のワシントン大学の"CONSORT Diagram Generator"という web サイトを活用することをお勧めします．

https://depts.washington.edu/hrtk/CSD/

この web サイトには，フローチャートのテンプレートが数多く掲載されています．Microsoft Office をお使いの方は，Visio というソフトでフローチャートを作ることができ，また，Lucidchart (https://www.lucidchart.com/) という web サイトも活用できます．もっと基本的なフローチャートであれば，Microsoft Word の autoshapes を用いて描くことができます．

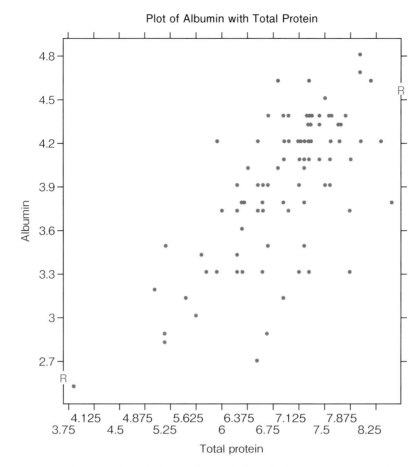

図24.5 血清アルブミン値と血清総蛋白値の散布図
グラフの左右枠線上にRという文字があるが，それを結ぶと回帰直線が得られる。

第165則 2つの連続変数の分布や相互関係を見るときには，プロット図を作成すること。

プロット図(散布図)scatter plot(あるいは scatter diagram, X-Y graph)とは，2つの連続変数によって決まる点を2次元のグラフ上にプロットし，変数間の関係を視覚的に把握できるようにしたもので(図24.5)，統計ソフトを用いれば簡単に作成することができます。プロット図を作成することによって，用いるべき分析方法も一目瞭然となります

重要な関係については，プロット図を作成し，Appendix に添付するようにしましょう。患者一人ひとりのデータを図にプロットしてみて，それがどの程度回帰直線にフィットするかを調べます。その際，グループごとに，異なる記号を用いるようにします。

Rでは，以下のコマンドで作成することができます(年齢と BMI の場合)。

plot(age,bmi)

IBM SPSS では，以下の手順で作成できます。

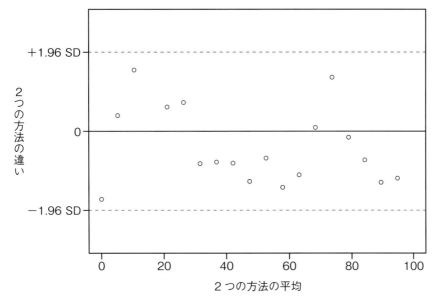

図 24.6　Bland-Altman 図

　Graphs(グラフ)→Legacy Dialogs(レガシーダイアログ)→Scatter/Dot(散布図/ドット)→Simple Scatter(単純な散布図)→Define(定義)と進み，1 つの変数を X 軸にもう 1 つの変数を Y 軸にドラッグし，OK で終了

　点が重なる場合には，そうとわかるように表示を工夫します(例：点をずらすなど)。そうしないと，査読者から対象者の数が合わないというコメントが来る可能性があるからです。
　出版向けの質の高い図を作成するには，データをグラフソフトもしくは R のパッケージに移し，プロフェッショナルな図になるまで編集します。図が完成したら pdf ファイルとして保存します。

> **アドバイス**
> 研究結果が，他の論文の結果と食い違うときには，読者が比較しやすいように，グラフや表を，その論文と同じ形式に作成して，虚心坦懐にデータを解釈してみます。その論文の著者なら，このデータをどう解釈するだろうかと自問してみるとよいでしょう。

　2 つの連続変数間の一致度 agreement を示すには，Bland-Altman 法(Bland ら，1986; 図 24.6)(第 5 章も参照)を用います。この場合ピアソンの相関係数は，適切な方法ではないので注意が必要です。

第 166 則　重要な連続変数については，ヒストグラム(度数分布図)を作成する。

　最も重要な連続変数については，ヒストグラム(度数分布図)を作成し，Results の本文でその分布の特徴を記述するようにします。たとえば，正規分布をしているのか歪んでいるのか，もしひどく歪んでいる場合には，どちらの方向に歪んでいるのか，あるいは 2 峰性なのかといったことです。図 24.7 に示したのは 2 峰性の分布の例です。2 つのヒストグラムを作成する必要がある場合には，「背中合わせヒストグラム back-to-back histogram」も検討してみてください。これは，R の ggplot2

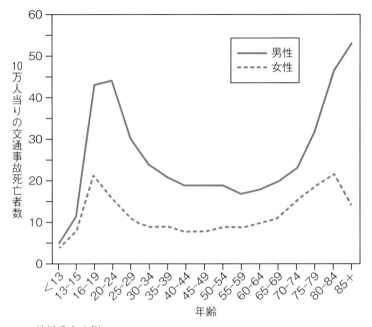

図 24.7　二峰性分布の例
（出典：Insurance Institute for Highway Safety. Status Report of the Insurance Institute for Highway Safety. Vol. 30. Arlington, VA: Insurance Institute for Highway Safety; 1995）

パッケージ，あるいは Hmisc パッケージで"histbackback"というコマンドを用いて作成することができます。R では，一度パッケージがインストールされれば，"?histbackback"と"?"を頭につけることによって，ヘルプ情報にアクセスすることができます。

第 167 則　サブグループ解析の結果を示すにはフォレストプロットを用いる。

図 24.8 を参照

第 168 則　創造的かつプロフェッショナルなグラフで研究結果を効果的に伝える。

スプライン曲線（図 24.3），ngrams（図 24.9），真の 3 次元グラフ（注：2 次元グラフを単に立体化したものではない），コントロール群からの相対的変化を示すグラフなど，色々なタイプのグラフが考えられます。一流誌を見て，新しいアイデアを取り入れるようにしてください。最近ではカラーの図を推奨している学術誌もあります。

> **INFORMATION**
> Briscoe（2013）を参照

第 169 則　検査値や臨床データについては正常範囲を背景に示しておく。

主要な知見，特に検査値などの場合には，正常範囲を示すようにします。グラフのどこかに，薄い灰色で帯状に正常範囲を示しておくとよいでしょう。正常範囲も，一般値でなく，研究対象に即したものであればなお理想的です。

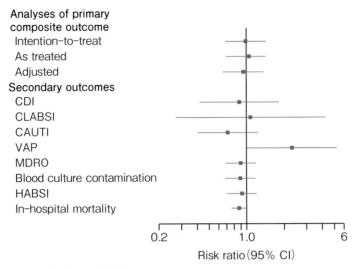

図 24.8 フォーレストプロットの例
CDI: *Clostridium difficile* infection, CLABSI: central line-associated bloodstream infection, CAUTI: catheter-associated urinary tract infection, VAP: ventilator-associated pneumonia, MDRO: multidrug-resistant organisms, HABSI: health care-associated bloodstream infection.
（出典：Noto, et al. Chlorhexidine bathing and health care-associated infections: a randomized clinical trial. JAMA. 2015; 313 [4]: 369-378.）

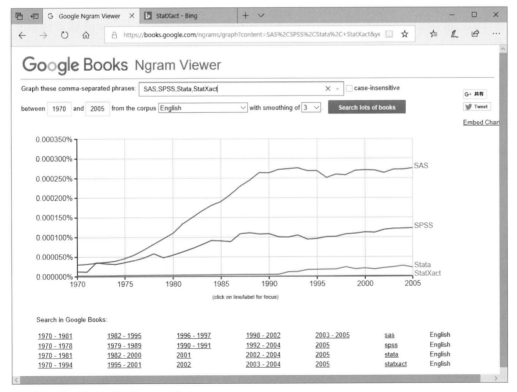

図 24.9 Google Books Ngram Viewer

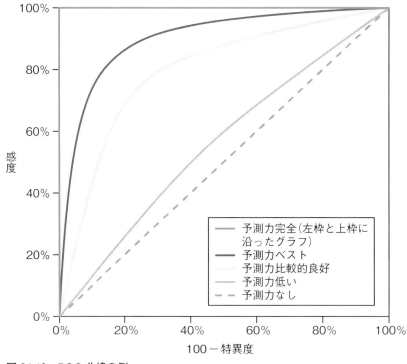

図 24.10　ROC 曲線の例

第170則　モデルの予測力や診断のカットオフポイントはROC曲線で図示する。

　新たな予測モデルの提示や，モデル間の比較をする場合には，ROC 曲線(receiver operating characteristics curves)を用います(図 24.10)。Y軸に"感度 sensitivity(%)"，X軸に"100−特異度 specificity(%)"をとり，カットオフポイントをさまざまに変えたときの感度と特異度を算出してグラフ上にプロットし，それらの点を直線で結ぶと ROC 曲線ができます。

　IBM SPSS では次のようなステップで描出します。

　　Analyze(分析)→ROC Curve(ロック曲線)と進み，予測変数を選択して，それを Test Variable (確率検定変数)に入れる。次に，アウトカム変数(例：死亡)を選択し，それを State Variable (状態変数)に入れ，その値として1を入力する(死亡＝1，生存＝0となる)。diagonal reference line(対角線)にチェックを入れ，OK で終了。

　R では，ROCR パッケージを使用します。
　ROC 曲線は，スクリーニング検査のカットオフポイントを決定するのに大変有用なグラフです。グラフ枠の左上の隅から右下の隅を結ぶ対角線を引きます。この対角線と ROC 曲線が交わる点が，感度と特異度が最大となる客観的なカットオフポイントとなります。グラフの枠は，長方形ではなく正方形でなくてはならないことに注意してください。新たなカットオフポイントを提示するときは，ROC 曲線を描き，また原データも示して，その科学的根拠を示す必要があります。言葉だけで示しても誰も信じてくれません。

> INFORMATION
> Fletcher ら(2012),Haynes ら(2011),Lang(2009)を参照

第171則　グラフはシンプルかつ科学的なものとする。

　グラフは人目を惹きかつシンプルなものとしますが,重要な情報が欠落することがあってはいけません。たとえば,生存曲線であれば,X 軸の下には,フォローアップ期間の各時点におけるリスク保有者数を示し,Y 軸が % ではなく,確率を示すものであることがわかるように表記します。

第172則　パーセント,パーセンテージ,パーセンタイルを区別する。

　グラフを作るときには,パーセント percent,パーセンテージ percentage,パーセンタイル percentile のそれぞれの意味を理解しておく必要があります。たとえば,80% から 40% への変化は,40 パーセンテージの減少ですが,% を使えば 50% 減ということになります。表に数字とともに表記する場合は通常は % を用いますが(例:20.7%,100%),そうでない場合にはパーセンテージが用いられます(例:A large percentage of patients...)。メディカルライティングでは,"パーセント"が名詞として用いられることはほとんどありません。

表 24.7　図を魅力的なものとするためのチェックリスト

- 説明がなくても,表を見るだけですべてを理解することができるか。
- わかりにくい箇所がないか事前に十分に検討したか。
- 数値の定義は明確か(標準偏差 SD,標準誤差 SEM,信頼区間 CI)。
- 95% 信頼区間が提示されているか(標準誤差 SEM の使用は避ける)。
- 最新の科学的ソフトで作られているか(例:R の ggplot2 パッケージ)。
- 図には明確で詳細な脚注が付けられているか。
- テキスト以上の情報が含まれているか。
- 各サブグループの人数が明記されているか。
- 各軸ともわかりやすいラベルが付けられているか。
- 網掛け shading や綾目陰影 cross-hatching が無意味に用いられていないか。
- 太目の線(1 point)が用いられているか。
- Helvetica あるいは Arial の大き目のフォントが用いられているか。
- P 値は実数で表示されているか。
- サンプル数の小さい研究では,ダイナマイトグラフ dynamite plot(棒グラフに標準偏差もしくは誤差の線をピストン状の突起としてつけたグラフ。ろうそく型グラフ)で個々のデータを隠すのではなく,ドットプロット dot plot や折れ線グラフなど個々の患者がわかる透明性の高いグラフが用いられているか。
- 2 次元のグラフ(例:円グラフ)に立体効果などを付けていないか。
- 情報量的に効率のよいグラフとなっているか。
- 頭から線形性を仮定せず,非線形のスプライン曲線なども考慮しているか。
- pdf ファイルになっているか(ビットマップやスクリーンショットは禁物)。
- 学術誌の側で Adobe Illustrator で編集できるようにベクタ形式 vector format で保存されているか。
- 色覚障害の人でも読めるように配慮されているか。
- 生存曲線の X 軸の下に,各時点におけるリスク保有者の数が記してあるか。
- 「再現可能な研究 reproducible research」のためにグラフのコードやシンタックスが Appendix で提供されているか。

SD = standard deviation, SEM = standard error of mean, CI = confidence interval.

表 24.8 時代後れのグラフ表示と現代的なグラフ表示の比較

時代後れ/のグラフ表示	現代的/強力
ダイナマイトグラフ dynamite plot（棒グラフ＋ピストン状突起。ろうそく型グラフ）	ドットプロット dot plot, 箱ひげ図 box plot, 折れ線グラフ
線形的回帰グラフ linear regression line（非線形的データに対して）	LOWESS 平滑化スプライン曲線
積み上げ棒グラフ stacked bar graph	折れ線グラフ
立体的な円グラフ 3-D exploding pie chart	―
立体的な棒グラフ 3-D bar graph	箱ひげ図
―	スパゲッティプロット spaghetti plot（注：経時データ対する個体別折れ線グラフ）
相関行列 correlation matrix	ヒートマップ heat map（行列型の数字データの強弱を色で視覚化したもの）
固定グラフ static graph	インターアクティブグラフ interactive graph, アニメーション，ビデオ
散布図 scatter plot	アニメーション付きバブルグラフ animated bubble graph
多列式棒グラフ cluttered bar graph（多くの棒グラフを並列させたもの）	放射状グラフ radial graph, レーダーチャート（蜘蛛の巣図）radar chart

パーセンタイルは，「100 等分されたスケールの上で，ある点以下に含まれるパーセント」を示す概念で，"95th percentile"という具合に使われます。パーセンタイルをパーセントの代わりに使うのは避けるのが賢明です。

> **INFORMATION**
> AMA Manual of Style（American Medical Association, 2007）の 16.2.4 項を参照してください。

第 173 則　質の高い図の条件をマスターする。

表 24.7 は，図を質の高いものとするためのチェックリストで，表 24.8 は，グラフに関して時代後れのものと現代的なものを比較したものです。

文 献

1. *Merriam-Webster's Collegiate Dictionary*. 11th ed. Springfield, MA: Merriam-Webster Inc; 2008.

第25章 Discussion と結論

> "配管工事がつつましい仕事だからという理由で優れた配管工事を蔑み，逆に哲学は高尚な学問だからという理由で粗雑な哲学を認めてしまうような社会には，良い配管工事も良い哲学も存在し得ず，そこでは配管パイプも理論も，空虚なものとなってしまうだろう"
> ——JOHN W. GARDNER

的の絞られた Discussion を

第 174 則　Discussion は，その研究で得られた最も重要な知見から始める。

　Discussion は，その研究で得られた結果の何が新しいかを明確に示す一文で始めます。分析的研究の場合は，それは，研究を開始する前に立てた差なし仮説(帰無仮説)null hypothesis を採用するかしないかという文章になります。どう書き出したらよいかわからないときは，"We found that …" と始め，次に，得られた主な知見とその重要性を論じるとよいでしょう。この最初の一文は，先行研究では明らかではなかった重要な問題に取り組んで何が得られたかを示すことが目的であり，以下のような出だしも考えられます。

"Our data show that … ［主な結果］ and this is clinically important because …"
"The trial demonstrated that …"
"The results of this randomized clinical trial show that …"
"The results of our analysis indicate there is …"
"This prospective cohort study showed that …"
"These studies confirm that …"
"In this study, we determined whether …"
"Our findings support the use of …"
"In our randomized trial of x versus y …"

　以下の例のように先行研究や常識的な話から始めるのは避けるべきです。論文とは，自分の研究で得た知見を説明するものだからです。

"In 1962, Smith et al. showed that …"
"Smoking results in significant morbidity and mortality."
"For the past three decades, the obesity rate has been rising."
"Disease X was first identified in 1943."

そして，この最初の一文は，"and this is clinically important because..." あるいはそれに類する文章で締めくくるようにします。そうでなければ，エディターは，一体この論文のポイントは何かを自分で探さなければならなくなってしまいます。

一流誌の査読者が，Discussion の最初の部分で明らかにして欲しいと考えているのは以下の点です。

1. 何が新しいのか？
2. これは科学性の高い論文か？
3. 質の高いデータセットが使われているか？
4. サンプルサイズは十分か？
5. 分析は正しく行われているか？
6. この論文は当該分野の進歩に貢献するか？
7. 医療に進歩をもたらすか？
8. インパクトの大きな論文か？

第 175 則　Discussion の内容は，自分の研究結果と，他の文献と自分の研究結果との比較までにとどめる。

Discussion と Results は全く異なるセクションです。Discussion では，研究結果を単に繰り返すのではなく，その"意味"を論じなければなりません。Results の中に出ていないデータを論じるのは反則です。論じてよいのは，結果に提示したデータのみです。

「優れた論文とはどういうものだと思いますか？」という質問に対して，ある査読者は以下のように答えています。

"Introduction, Methods, Results, Discussion がそれぞれ前のセクションの内容や意味を受けながら流れるように構成されている論文"

Discussion で陥りやすい過ちに気をつける

第 176 則　実用的な情報を提供する。

Discussion では，研究結果を注意深く解釈して，そこから有用な情報を引き出します。ほとんどの読者が期待しているのは，"実用性のある情報 how-to knowledge"であり，単なる"文学"との違いはそこにあります。また，どのエディターも論理の飛躍 leaps of logic を嫌うことをよく念頭に置いてください。

米国医学研究所 Institute of Medicine(IOM)は，ランダム化比較試験で得られた知識が現実の医療で実践されるまでには，平均 17 年もの年月がかかると推定しています。したがって，エディターも査読者も，患者のアウトカムの向上に応用できる実用的な情報に関心が高いのです。

第 177 則　論文の主要なテーマから議論が外れないようにする。

議論がわき道に外れないように，しっかりとしたアウトラインを作成してから Discussion を書くようにしてください。優れた論文の Discussion は論旨に隙がなく議論がぶれることはありません。また，長すぎたり(図 12.1)，単に結果の繰り返しにすぎないような Discussion をよく見かけますが，そうならないためには，"Discussion で書いた内容は本当にすべて必要か？"と自問自答してみるとよいでしょう。Discussion とは，自分の研究の結果が先行研究における知識のギャップをどう満た

すかに関する"物語"を語るようなものだということです。そのためにも，文献の引用も，"In 2009, Smith et al. showed that X causes Y."といった形ではなく，"X causes Y(Smith et al., 2009)."という具合に，括弧の中に入れる方が流れがよくなります。

第178則　その研究で得られた新しい情報か何であるかを明確にする。

査読者の批判として最も多いのが，"This is nothing new!"というコメントで，それを避けるための努力が必要です。たとえば，再入院の予測モデルに関する論文を投稿すると，査読者から，（わざわざモデルを作らなくても）医師や看護師にはすでにどの患者が再入院する可能性があるかが判断できているのではないかというコメントを受ける可能性があります。こうしたコメントが来ないように，Discussionの一部に，そうではないことを記述しておくのが賢明です。

> **アドバイス**
> "独創性がない"，"当たり前"，"とるに足りない"。こういった研究論文は，確実にリジェクトされます。

第179則　先行研究の結果と自分の結果をよく比較する。

「この分野の専門家を満足させるにはどのような比較を行ったらよいか？」という問いをよく考えながら，その分野の主要論文 landmark paper の結果と自分の結果がどのように異なるのかを，あるいは同種の研究については，その研究と自分の研究との間の結果の共通性と相違点を簡潔に論じてください。

先行研究と結論が大きく異なるときには，なぜ異なるのかを説明しなければなりませんが，軽々しく先行研究をけなすべきではありません。その論文の著者があなたの論文の査読者になることもありうるからです。結果が以前の論文と異なるときには，率直に，しかし表現に気を配って書くようにしてください。

> **アドバイス**
> Discussionでは，自分の言いたいことを述べ，述べたことの意味を論じますが，決して過剰な自己宣伝に陥ってはいけません。

Discussionを書くときには，読者に説明するようなつもりで書くことです。その分野の主要論文を書いた研究者があなたの傍らにいて，あなたが自分の研究結果とその研究者の結果との異同を論じるのを澄ました顔で聞いていると想像してみるとよいでしょう。必要があれば，測定方法の違いについても論じなければなりません。たとえば，測定結果を相互に比較できるか，自分の用いた測定方法が過去に用いられたものに比べどこが優れているかといったことです。他の研究者を攻撃するのではなく，自分の研究によってその分野の知見にどのような進歩がもたらされたのかを丁寧に論じてください。攻撃ではなく"win-win"の考え方が，成功の確率を高めるのです。

査読者からはDiscussionに関する問題として以下のようなコメントが寄せられています。

"先行研究の無視"
"解釈の偏りや結論に都合のよいデータのつまみ食い"
"文献の偏った引用（米国の研究者は，海外に関連した文献があるのに米国の文献しか引用しない傾向がある）"

"先行研究のレビューの不足(特に古典的文献)"

第180則　査読者のあら探しに備える。

　査読者は，論文を査読するとき，その論文には何も新しい知見がないのではと疑ってかかるのが常です(Olson, 1990)。そうした疑念を抱かせないためにも，Discussionには小見出しを付け，わかりやすくかつ論理的に議論を展開する必要があります。そして，新しい，あるいは議論を呼びそうな結果については，議論の補強が必要であり，たとえば，「Hillの因果判定基準 Hill's criteria for causation」などの活用が考えられます(表24.3)。

　査読者はまた，論文で触れられていない交絡因子(例：栄養状態，社会的要因，その病院の医療水準)の影響を問題にすることもあるため，そうした意見を予想して，その点をDiscussionのところで論じておくようにします。そうした因子が実際にデータを歪め，結果に影響している可能性があると考えられる場合には，なぜ，そうした因子を研究の中に含めなかったのかを説明しなければなりません。さらに，今後の研究で測定すべき重要な因子の存在が想定される場合には，それについても論じておくとよいでしょう。

第181則　他の論文についての批判は必要な範囲にとどめる。

　他の論文を徹底して批判するのは構いませんが，それに対するリアクションが来ることも覚悟しておかなければなりません。慎重に評価して，必要な範囲にとどめるようにしましょう。

第182則　Discussionは適切なセクションに分け，全体は長すぎないように

　Discussionについては，長すぎる，論理が弱いといったコメントがよく見られます(図12.1，図23.1)。査読者やエディターにそうしたコメントをさせないようにしましょう。

　査読者からは，表現が冗長な(wordiness)論文が非常に多いというアンケート結果が寄せられています(図32.1)。できるだけ簡潔な表現を使うようにしてください。切れ味のよい表現にするためには，不要な言葉を極力省くことです。たとえば，文頭には不要な言葉が用いられることが多いので，それを省くとか，また，不要な"a"，"the"や"that"を削るだけでも，ずいぶん違うものです。

　もし，せっかく書いた文章を削るのに抵抗があれば，削った部分を別のファイルに保存しておくとよいでしょう。そうすれば，後で，たとえば文献レビューなどの論文で，それを使うことができます。

データの意味を論じる

第183則　重要な変数間の相互関係を論じる。

　たとえば，アウトカムを複数の方法で測定(判定)したときの測定間の相互関連の程度，因果関係を推論する場合の生物学的妥当性 biological plausibility，重要な変数間の関連の有無，などを論じます。

　たいていの統計ソフトでは，相関マトリックス(相関行列)correlation matrixを作成することができます。これは，すべての変数間の相関関係をマトリックスの形に配列したものです。通常，それ自体は大きすぎて，そのまま論文に掲載するわけにはいきませんが，Discussionを書くときには，非常に参考になります。

　IBM SPSSでは，Analyze(分析)→Correlate(相関)→Bivariate(2変量)と進んだ後，変数を選択

し，Spearmanにチェックを入れ，OKで終了。

Rでは，Hmiscパッケージを用いて，rcorr(variable1, variable2)と入力します。

Stataでは，Statistics(統計)→Summaries, tables, and tests(統計/要約/表)→Nonparametric test of hypotheses(ノンパラメトリック分析)→Spearman's rank correlation(Spearmanの順位相関)と進んで，変数を選択し，OKをクリックします。

第184則　研究上の判断についてその根拠を説明する。

研究の中で，普通あまり使われない方法や分析方法を用いたときには，なぜそれらの方法をあえて用いたのかを説明しなければなりません。また，サンプルサイズを決定した根拠，アウトカムの定義，統計学的方法を選択した根拠などについても，それぞれ説明が必要です。

第185則　研究結果の意義を医療コストの面から論じる。

以前は，医学的論文で医療コストが論じられることはあまりありませんでしたが，最近では保健医療コストに対する関心の高まりから，(臨床的研究の場合)ほとんどの査読者は，医療コストの問題に多少とも言及することを期待しています(例：費用便益分析 cost-benefit analysis)。可能であれば，重要なサブグループについては，入院期間やそのコストなどを論じるとよいでしょう。それぞれの治療方法のコストはどれくらいか，その研究結果が現在の保健医療財政上の問題とどのような関係があるのか，医療費が縮小される傾向にある時代に，その研究内容がどれほど重要な意義を持つのか，といったことも大切な論点になります。

第186則　推論は行きすぎないこと

推論 speculation は推論であることを明確にして論じ，決して行きすぎのないように注意が必要です。エビデンスが明確でない推論に対しては，査読者からその部分を削除するようにとのコメントが来ます。あるエディターは次のように述べています。「Discussionは，あくまで結果に基づくものでなければならず，行きすぎた推論は禁物である」と。同僚に査読を依頼する際には，推論の範囲が適切かどうかに特に注意してもらうようにしましょう。Cellの前エディターであるVivian Siegelは，次のように述べています。「Discussionは推論が許される唯一のセクションだが，"推論に基づく推論"をしてはならない」

第187則　結果の別の解釈の可能性についても考察する。

Discussionでは，データを自ら批判的に検討する姿勢(devil's advocate position)も必要です。逆にそれを怠ると，査読者から議論の甘さをを指摘されるはめになります。自分の研究の長所 strength ばかりではなく，短所 weakness も認識しておくことが大切です。"Limitations of the Study"という小見出しのパラグラフを加えて，研究中にどのような問題が生じたか，もし研究をやり直したり研究費をたっぷりつぎ込めるとしたら，今の研究のどこを変更するか，方法論の弱いところはどこか，などを自問しながら論じれば，確実に論文の質を高めることができます。また，経験豊富な研究者ならよく知っているように，統計学的に有意だからといって，すべての分析結果をうのみにするわけにはいきません。疑念がある場合には，データに確証が得られるまで待つというのも賢明な姿勢です。さらに，必要に応じて，研究で得られた関連に，生物学的妥当性 biological plausibility の観点からどのような説明が可能かを論じます。

第188則　先行研究の結果には懐疑的であること

アンケートに応じたある査読者は，つぎのようにアドバイスしています。「研究者の中には，論文になった内容はどれも正しいと思い込み，あたかも自分がその共著者の1人にでもなったかのような

錯覚に陥ってしまう人が少なくない。これは，特に若手の研究者や学生に多い。まず，その論文の結論は誤っているという仮説を立て，それが覆るかどうかといった見方で論文を読むとよい」。

またある査読者は，他の論文の内容をうのみにする傾向は，論文の全体を読まずに結論だけを拾い読みするような人や論文同士を比較して読もうとしない人に特に強いと述べています。

Introduction や Discussion では，単に，先行研究のデータを要約するのではなく，その研究方法，結果，結論を批判的に評価するようにします。たとえば，データは新しいか，サンプルサイズは十分大きいか，研究対象となった集団は自分の研究対象者と比較可能かどうか，といったことです。

限界を論じる

第189則　選択バイアスを認識し，それを論じる。

研究の対象となった人々と，ならなかった人々がどのように異なるかを論じる必要があります。そうした違いを無視すれば解釈を誤り，結論を誤ることになってしまいます。Methods のセクションでは，対象者の除外基準を記述しますが，Discussion では，その除外理由を明確に説明しなければなりません。また，同じような研究結果が先行研究ですでに発表されている場合，自分の研究の対象集団と先行研究の対象集団はどこが違うのか，なぜ同じような研究結果を，自分の研究で確認する必要があるのかを説明しなければなりません。

> 例25-1：選択バイアス
> うつ状態にある人は，うつ状態に関する質問調査に特に関心が高い傾向があり，したがって，そうした研究には，選択バイアス selection bias が入り込む可能性があります。

第190則　応答者だけを分析することに伴う限界(問題点)を論じる。

質問票調査の場合には，応答者(回答者)respondents と非応答者(非回答者)nonrespondents がどのように異なるかを説明する必要があります。たとえば，当初予定した対象者の50％が男性であったのに，応答者の中に占める男性の割合が25％しかないといったような場合です。また，一地域の住民集団を研究対象とした場合には，その国の住民一般からその集団がどれほど偏っているかを説明しなければなりません。バイアスがどの程度でどの方向に偏っているかを示すデータを提示するよう努める必要があります。

第191則　横断研究から予測や推論を行うときは慎重に

横断研究 cross-sectional study の場合には，得られた関連が因果関係を意味するとは限らないことを十分認識した上で議論することが大切です。横断研究で得られた関連から，あまり断定的な予測 prediction や推論 inference を行うべきではありません。罹病前に曝露していたことが確証できないようなリスクファクターの場合には特に慎重を要します。

第192則　控えめに

研究結果の意義を記述するときに"最初 first"，"唯一 only"，"最大の largest"などの言葉を使うときには，「known to us(我々の知る限り)」という表現を付け加えると控えめな表現になります。あるいは，「We are aware of no published reports that describe ….(我々の知る限り他に...を報告した論文は出版されていない)」という表現もあります。ただし，読者にこの点を納得させるためには，どのように文献検索を行ったかがわかるように記述しなければなりません。

第193則　研究結果の意義を述べるときはバランスよい表現で

"証明した proved"という言葉は慎重に用いるべきであり，一般には，"示した indicated"という言葉の方がより適切です。また，"solved an important problem（重要な問題を解決した）"という表現は感情的なトーンが強く，論文の表現としては適切ではありません。自分の研究結果の重要性を過剰に強調しないことです。エビデンスに基づいて論理的かつ客観的に論じ，しかも控えめであることが大切です。研究結果は，率直かつ正直に記述するようにしてください。Results のセクションと同じように，Discussion でも 95% 信頼区間に触れ，自分の結果の変動 variability を認識していることを示すことが大切です。

第194則　フォローアップした研究結果を論じるときは，その強みと限界を述べる。

査読者の多くは，長期間フォローアップされた研究結果を重視します。長期のフォローアップを要求するような学術誌では，Results のところで，フォローアップ期間の最小値と中央値を記載し，先行研究のフォローアップ期間と比較するようにしてください。フォローアップ期間が短すぎると判断されるとリジェクトされることがあります。また，研究対象となったサンプル集団が，一般集団あるいは理想的なサンプル集団とどのように異なっているのかを正確に論じなければなりません。そうしないと，サンプル集団におけるリスクファクターの頻度が異常に高いかあるいは低いために，結果にバイアスが入り込んだのではないかと査読者から疑念を持たれる恐れがあります。

第195則　他の文献のコントロール群を利用する。

自分の研究のコントロールが必ずしも理想的なものでない場合には，他の文献中のコントロール群のデータを利用して議論を補強することもできます。もちろん，文献中のコントロール群が実際のコントロール群の代用になるわけではありませんが，全く比較するものがないよりはましです。たとえば，私たちの論文(Byrne ら，2011)では，職場の健康増進プログラムで得られた7年間にわたる従業員の健康習慣の動向を，国あるいは州レベルでの動向や目標と比較しました。比較対象としたのは，米国疾病管理予防センター(CDC)の Behavioral Risk Factor Surveillance System，米国ハイウェイ交通安全局の National Occupant Protection Use Survey，そして Healthy People 2010 の目標値です。これらの調査は，比較標準として信頼性の高い調査で，そのデータは web サイトから入手することができます。

第196則　意外な知見があれば必ず論じる。

それが予期したものでなくても，あるいはあまり重要な因子でなくとも，何か読者が注目するような結果があれば必ず論じてください。そのような結果に言及していないと，Discussion が低く評価されてしまいます。

第197則　サンプルサイズが小さいことに伴う問題点を指摘する。

表の中にしばしば統計学的有意性のない大きな差が認められることがあります。これは，大きな測定誤差や，サンプルサイズが小さすぎたために生じた可能性があるため，Discussion では，小サンプルに伴う問題点を十分論じておかなければなりません。サンプルサイズが小さいために，あるいは発生率 incidence が小さすぎるために，統計学的に有意とならなかったと考えられる場合には，そのサンプルサイズでの検出限界をわきまえた議論をすることが大切です。また，そのサンプルサイズで研究を行うことにした根拠を説明することも必要です。こうした議論を怠ると，その指摘とともにリジェクトの通知がエディターから送られてくることになります。

洞察に富む結論を導く

第198則　議論を稲妻のように劇的に締めくくる。

　良い論文とは，いわば光と音の順序が逆転した雷のようなものです。つまり，まずドーンと景気のよい Introduction に始まり，稲妻のように鋭い結論で締めくくられます。優れた論文の結論は，力強くかつ明快です。

　結論では，その研究結果を踏まえて何を推奨するかを明確に述べてください。さもないと，次のようなコメントが来ることになります。

　"研究の結果から，著者らは何を推奨するのか？"
　"この研究の結果から臨床医に何を推奨するのかが全く述べられていない。X に差が認められたのは興味深いが，それに基づいて患者のケアをどう変えるべきだと言うのか？"

　Discussion の最後の文章では，その研究で何が最も重要な知見であったかを力強く述べて締めくくってください。多くの人は，まず Abstract を読み，次に結論，そして Introduction の順に読むことをよく念頭に入れておくことです。最後のパラグラフは，"In conclusion" あるいは "In summary..." というフレーズで書き出します。

第199則　Conclusion は十分なデータに裏付けられた慎重なものとする。

　結論に細心の注意を払う人は意外に少なく，その結果，結論が本文とはあまり関係のないものとなっていることが少なくありません。「科学的方法のステップ」（第3章）の最後は，結論です。それまでの5つのステップを踏まえた簡潔なものとしてください。

　データの裏付けのない結論は解釈の重要な誤りですが，残念ながら，最もよく見られる誤りの1つです（図 25.1，図 25.2）。結論は論文に提示したデータに基づくものでなくてはなりません。統計学的分析結果に基づいて結論を下すときには，わかりやすい表現とし，かつ妥当性を欠かないように，表現に十分な検討が必要です。さもないと次のようなコメントが来ることになります。

　"この論文の主な欠陥は，交絡因子に対する考慮や制御が不十分なことである。したがって，結論はもっと控えめでなければならない"

　結論を書くときには，次のように自問自答するとよいでしょう。「結論は提示した分析結果に基づくものとなっているか？　表現に行きすぎはないか？　推奨 recommendation が一般的すぎないか？　エディターが結論の妥当性に疑問を抱かないか？」

　結論自体は"一般に"正しいものでも，その論文のデータの裏付けがない場合には，論文はリジェクトされる可能性があることをよく認識しておいてください。さもないと，以下のようなコメントが来ることになります。

・データの裏付けがなく不適切
・データに沿った結論となっていない。
・結論がデータと矛盾し，かつ重要な先行研究を無視している。

　文献検索を完璧に行い，たとえ，自分の結論や新規性をサポートしない文献でも，それを含めたフェアな議論を行わなければなりません。エディターや査読者は自ら文献検索を行うことが普通で，

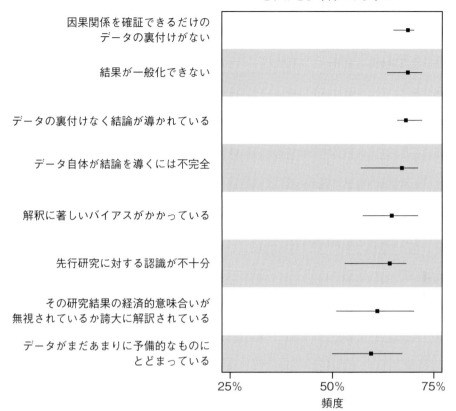

図25.1 投稿論文に見られるデータ解釈上の問題の頻度
回答は，中央値でランク付けされ，95%信頼区間をブートストラップ法で算出。査読者質問票(付録B)の質問8より。フリードマン検定で$P = 0.049$

そうした文献が無視されていることが発覚すると，ただちにリジェクトされかねません。

　科学的に弱い研究デザインで研究を行い，その結果をそのまま信じ込んでしまう研究者が少なくありません。たとえば，合併症Xの頻度の高い患者の1群を対象に，コントロール群のない前後比較デザイン before-after design で介入を実施し，「平均値への回帰現象 regression to the mean」が生じているにもかかわらず，介入が効果的であったと結論するといった場合です。こうした脆弱な研究デザインではなく，たとえば，合併症Xの頻度の高い患者を6群設定し，ランダムに3群を治療群に，3群をコントロール群に割り付けるといったデザインで行うべきです。コントロール群も標準的な治療を受ける限り，倫理委員会も承認してくれるはずです。これが，今後の「学習する医療システム learning health care systems」における介入のあり方であり，結論は，完全にデータの裏付けのある頑健なものとなります。

第200則 "それで？"という質問に答えられるか？

　仮に，"それで？(Who cares? So what?)"と聞かれたときに，自分の論文の医学的意義をきちんと説明できますか？　そこで説明に詰まるようでは，まずリジェクトされるものと覚悟してください。それを避けるためには，自分の研究の意義を正確にかつ具体的に説明し，それがアウトカムの向上にどのように貢献できるのかを，データと文献を踏まえて論じる必要があります。さもないと，査読者から以下のようなコメントが来ることでしょう。

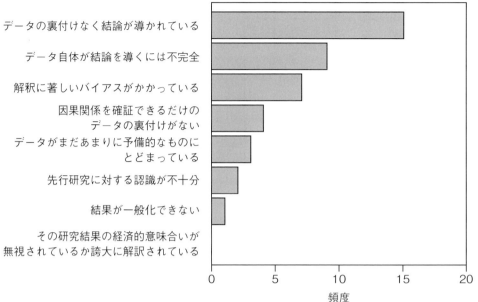

図25.2 論文のリジェクトの原因となりやすいデータ解釈上の問題
査読者質問票(付録B)の質問9より。カイ二乗検定で，$P<0.001$

"なぜこのリサーチクエスチョンが重要なのか？ Introduction と Discussion でこれらの知見の医学的意義をもっと詳しく説明する必要がある"

「Practical Consideration and Future Implication(実用的意義と将来的意味)」という小見出しのセクションを設けるのも一考で，その場合は，以下の点に留意して書くようにしてください。研究結果をもっと面白く解釈できないか？ 自分が同じ疾患の患者だったとしたら，この研究結果はどれくらい有益だと思うか？ もちろん，臨床医にとって，そうした患者を治療する上でどれほどの意義があるかという点にも触れなくてはなりません。

第201則　結論がデータから言える範囲を逸脱しないようにする。

たとえば，コントロール群のない後ろ向き研究 retrospective study は研究デザイン的にも弱く，またデータの質に問題があることも少なくないため，結論には慎重を要します。査読者は，あなたの研究デザインの妥当性を疑ってかかるのが常であることを忘れないことです。たとえば，対象者が1人も死亡していないときに，罹病率 morbidy や死亡率 mortality について結論めいたことを書くのは明らかに行きすぎです。また，研究が，ランダム化比較試験でないときは，結論は慎重であるべきで，それが治療の効果に関する場合は特にそうです。

第202則　将来どのような研究が必要かを正確に記述する。

結論で，さらなる研究 additional research の必要性を述べる場合には，その理由を，必要な研究デザインを含めて，詳しく説明しなければなりません。たとえば，"More research is needed," と単に書くのではなく，"A randomized controlled trial with a 5-year follow up of at least 450 patients with Stage I tumors is needed." と具体的に書く必要があります。ただ，統計学的パワーを高めるためによりサンプルサイズの大きな研究が必要と書く場合には注意が必要で，その場合には，ではサン

プルの少ない自分の研究に一体どういう意義があるのかを説明しなければなりません。さもないと，査読者は，その結論に大いに納得して，「ではもっとサンプルサイズを大きくしてから再投稿してください」と，論文原稿を送り返してくることでしょう。

　結論は，大きな見通しに立って，その研究を将来に結び付けるような内容でなくてはなりません。

第26章

Reference

Reference セクションを質の高いものとする

第203則　Reference セクションの作成には十分時間をかけ，ミスがないようにする。

　エディターが文献の正確さを重視していることが意外と理解されていないように思われます。文献は，投稿予定誌の投稿規定に指定された形式に従わなければなりません。文献には，査読システムのある学術誌に掲載された原著論文を用いるようにし，投稿中でまだアクセプトされていない論文を引用文献として用いてはいけません。また，学会抄録も，それが出版されたものでなければ，通常は引用文献として用いることはできません。

　アクセプトされ，印刷待ちの論文は文献として引用することができます。その場合は，掲載予定誌の巻号やページの代わりに，括弧して"in press"と記します。そして，その論文の巻号やページがわかったら，間に合えば出版前に修正します。

　最初の草稿を書くときから，文献は正確に引用するようにしましょう。"Smith 2015"などと，いい加減な引用をしていると，後から思わぬ手間がかかってしまうことがあります。リストした文献は，本文中のどこかに必ず引用されていなければなりません。

　やたらと文献を引用することは，臨床研究の論文では特に嫌がられます。引用は重要な文献に絞るのが賢明です。文献の数は40程度にとどめ，一流誌の新しい原著論文や総説論文の中から適切なものを引用するようにします。臨床研究では，40件までの文献引用が許容範囲であると考えてください (Halsey, 2012)。しかし，学術誌によっては引用文献を20までに制限しているものもあります。

　論文の中で，文献引用が必要な箇所がないかどうかを十分にチェックしてください。特に他の研究と結果が食い違う部分では必ず文献を引用しなければなりません。そうしないと，次のようなコメントが来ることになります。

"文献引用が不十分。多くの重要な文献が抜けている"

　査読者が，「なぜそう言えるのか？」と思うところには，必ず文献を引用するようにしてください。
　また，自分の書いた論文を過剰に引用する，海外の文献を引用しない，重要な先行研究を引用しないといった公平さを欠く態度を査読者はいやがります。過剰な自己宣伝と受け取られかねない文献引用は賢明とは言えません。

第204則　文献番号を正しい位置につける。

　多くの学術誌では，文献番号は文章の後ではなく，引用された著者名の直後につけることになっています。ただし，複数の研究者による研究結果を著者名なしで引用する場合には文章の最後に文献番

号をつけます（例：Previous reports have shown an incidence of 50%.[13,24,29]）。文献番号の付け方のスタイルは，学術誌によって異なり，上付き文字以外にも，丸括弧あるいは角括弧内に数字を入れるものがあります。

文献引用のシステム

第205則　主な文献引用システムを習得する。

主な文献引用システムは次の3つです。

1. バンクーバーシステム Vancouver System（別称：Citation-Order System，Citation-by-Reference System）：文中に引用された順番に番号をつけるもので，医学誌で最も多く採用されているシステムです。
2. ハーバードシステム Harvard System（別称：Author-Date System，Name-and-Year System）：このシステムでは，文献は，文中で筆頭著者の姓 last name と出版年で引用されます。そして，文献リストは，筆頭著者のアルファベット順に並べられます。このシステムは，APA（American Psychological Association）システムとも呼ばれます。
3. アルファベット-番号システム Alphabet-Number System：文献は筆頭著者のアルファベット順にリストされます。そして，その順に番号をつけ，テキストの引用箇所にはその番号を付けます。

INFORMATION

文献システムは，学術誌によって微妙な違いがあるため，文献引用システムについては，必ず投稿予定誌の投稿規定に従うようにしてください。APAシステムを採用している学術誌については，Publication Manual of the American Psychological Association（APA 2010）を参照してください。

巻末の付録Aに，文献の記載方法を含めた論文の様式に関する統一ガイドラインが示されていますが，そのガイドラインは一般に"バンクーバースタイル"（付録参照）と呼ばれています。それは，それを討議した最初の会議がバンクーバーで開催されたからです。

第206則　文献引用のスタイルは投稿予定誌の投稿規定に従う。

もし，うっかり他の学術誌の文献スタイルで論文を投稿すると，エディターや査読者はその論文が他誌でリジェクトされたのだと思うに違いありません。そんな愚かなミスは決してしないようにしましょう。

文献の中に入手しがたいものがある場合には，文献の入手先を記しておくようにします（例：available from ....）。それがオンラインでは入手しにくいものである場合には，その本の目次や論文の最初のページを pdf 化したものを添付しておくようにしましょう。

統計ソフトの引用の仕方

Methodsのセクションで用いた統計ソフトを記載するときには，次に示す例を参考にしてください。大抵のソフトでは，Help, About とクリックすると，そのソフトの版数を知ることができます。

例 26-1：統計ソフトの引用例

1. All data analyses and statistical computation were conducted with the use of the SAS software (version 9.4) and R (version 3.2.3, http://www.r-project.org, R Foundation for Statistical Computing).
2. We performed all analyses using SAS software (SAS Institute), version 9.4, and IBM SPSS, version 23.0.
3. Analysis was conducted with the statistical program Stata/SE, Version 14 (StataCorp, College Station, TX).
4. SAS software, version 9.4 (SAS Institute), and the R programming language (R Foundation for Statistical Computing) were used for statistical analyses.

以前は，reference セクションに，統計ソフトのマニュアルが文献としてリストされたこともありますが，最近では，必要があれば，統計解析の詳細は，Appendix に記載し，Methods セクションには，以下のように記載するのが普通です。

"Additional details of the statistical analysis are provided in the Supplementary Appendix."

ただ，従来通りの引用の仕方が求められる場合もあるため注意が必要です。R の場合は，"citation()" と入力すると，下記のように適切な引用の仕方が提示されるため，それをコピーして，そのまま引用します。

"R Core Team. (2014). R: A language and environment for statistical computing. R Foundation for Statistical Computing, Vienna, Austria. http://www.r-project.org/."

R のパッケージに関する引用が必要な場合には，citation("") の中に，citation("survival") といった具合に，パッケージ名を入れます。

R については，以下のような引用の仕方もあります。

"R: a language and environment for statistical computing. Vienna: R Foundation for Statistical Computing, 2016."

サンプルサイズの算出の仕方を提示する場合には，Methods あるいは Appendix のセクションに，以下のような形でサンプルサイズ計算ソフトを用いたことを記します。

・Sample-size calculations were made with the use of nQuery Advisor, version 7.0 (Statistical Solutions).
・The PS program (version 3.1.2) was used to compute the sample size.

そして，Reference に以下の文献を加えます。

Dupont WD, Plummer WD: "Power and Sample Size Calculations: A Review and Computer Program", Controlled Clinical Trials 1990; 11: 116-28. (http://biostat.mc.vanderbilt.edu/wiki/Main/PowerSampleSize)

最近の「再現可能な研究 reproducible research」では，データを集めた方法についても記載が求

められることが多く，たとえば，REDCapを用いた場合には，以下のような記載を加えます。

"Study data were collected and managed using REDCap electronic data capture tools hosted at ［自分の属する研究施設］.[1] REDCap(Research Electronic Data Capture)is a secure, web-based application designed to support data capture for research studies, providing(a)an intuitive interface for validated data entry; (b)audit trails for tracking data manipulation and export procedures; (c)automated export procedures for seamless data downloads to common statistical packages; and(d)procedures for importing data from external sources."

そして以下の文献を引用します。

Paul A. Harris, Robert Taylor, Robert Thielke, Jonathon Payne, Nathaniel Gonzalez, Jose G. Conde. Research electronic data capture(REDCap) - A metadata-driven methodology and workflow process for providing translational research informatics support. J Biomed Inform. 2009 Apr; 42(2): 377-81.

引用文献をチェックする

第207則　文献引用が細部まで正しくなされているかどうかをチェックする。

PubMedを使いながら，すべての文献が正しい箇所に，正しい形式で，しかも細部に至るまで間違いなく引用されているかどうかを入念にチェックします。時間がない場合には，人を雇ってでも，文献引用を完璧なものにしてください。

> INFORMATION
> 有料のライティング支援サービスについては，American Medical Writers Associationの下記のwebを参照してください。
> 　http://www.amwa.org/jobs_freelance_directory

引用した文献については，すべてpdfで保存しておき，その内容が誤りなく引用されているかどうかをよく確かめてください。Referenceセクションにミスのある論文は少なくありませんが，あまりに文献リストが雑な論文は，研究自身も雑なものではないかとエディターや査読者に疑念を抱かせる恐れがあります。文献リストが研究の質を映すものと見られていることを十分意識するようにしてください。

オンラインジャーナルやwebサイトを引用する場合には，アクセスした日を「Accessed［年月日］at［webサイト名］)」と記載します。

文献は過去のものから新しいものまで，必要なものが網羅されていなくてはなりません。しばしば，新しい文献の引用がなされていないことがありますが，投稿予定誌からの文献，査読者になりそうな研究者の文献なども，適切な限り引用するとよい印象を与えることできます。

第208則　文献システム管理ソフトを利用する。

文献システムをワンタッチで切り替えることができる非常に優れたソフトが市販されているので，引用文献の数が多い場合や，文献システムの異なる他誌へ論文を再投稿するときに利用すると便利です。

> **INFORMATION**
> EndNote, Reference Manager, RefWorks, Zotero, Mendeley, and Wizfolio などがあります。

第209則　共著者名の引用を忘れないこと

　文中に著者名を引用するときには，共著者の存在を忘れないようにしてください。以下の例のように著者が1人の文献の場合には，he や she を用い，著者が複数の場合には，they を用います。

> **例 26-2：著者の人数の記載法**
> 著者が1人の場合：
> 　Lathers-McGillan[1] described X.　She reported that …
> 著者が2人の場合：
> 　Jones and Wagner[2] reported Y.　They found that …
> 著者が3人以上の場合：
> 　Smith et al.[3] found Z.　They reported that …

　"et al." とは，"他" という意味で，ラテン語の "et alii"（男性の場合）あるいは "et aliae"（女性の場合）を略したものです。複数の著者を引用する場合のルールは学術誌によって微妙に異なっており，et al. とピリオドがあったりなかったり，イタリックであったりなかったりします。また，et al. を用いずに，次のように記す学術誌もあります（Halsey 2012）。

- Smith and associates
- Smith and colleagues
- Smith and coworkers
- Smith and coinvestigators

第27章

企業からの論文

第210則　論文はマーケターではなく科学者が書くもの

　マーケティング臭のする論文は，ほぼ確実にリジェクトされます。"Drug X was effective and should go forward in development." といった結論になる「業界スタイル Industry Style」は学術論文には禁物です。論文のタイトルも，結論めいたものではなく，論文の内容も，作用機序やそれに関連する科学の観点からの結果の興味深さを，偏りなく客観的に論じたものでなくてはなりません。そして，得られた結果が先行研究の研究結果とどういう関係にあるのかを論じる必要があります。

　製薬会社で働く人々は，FDA(Food and Drug Administration；米国食品医薬品局)への申請には慣れているでしょうが，論文の出版にはまた異なるスキルが必要です。なぜなら，論文には，機械的で無味乾燥な膨大な数の表ではなく，読者の興味を引くストーリーがなくてはならないからです。「我々の薬物はより優れている」ことを示すための箇条書きの機械的文書を，先行研究の知見，作用機序，将来展望などを絡めたストーリーに変える力を持つ，科学者や医学統計家と共同することです。

　FDAの申請に必要な分析は，型にはまっていて，ほとんど創造性というものはありません。医学誌に投稿するためには，統計解析と主要アウトカム(エンドポイント)は予め決められていなくてはなりませんが，得られた知見全体を説明するにはその研究に伴う可能性のあるバイアスについても検討しなくてはなりません。

　企業の論文では，以前のFDA申請に用いられていた古い統計手法が用いられているのを見かけることがあります。たとえば，欠測値を扱うのに，多重補完法 multiple imputation ではなく，LOCF法(last observation carried forward，訳注：欠測データを直近の先行観測値で補完する方法)が用いられていることがあり，また，もっと頑健な回帰分析やノンパラメトリック法があるにもかかわらず，分散分析 analysis of variance (ANOVA)などのパラメトリック法が用いられていたりします。また，回帰モデルではなく，単変量解析に頼りすぎる傾向もあります。

　統計学的有意性に達しないP値を，"narrowly missing statistical significance(ぎりぎり統計学的有意に達しない)"とか"trending toward(傾向がある)"という風に表現するのは見苦しいのでやめましょう。

　また，ゴーストライターに執筆を頼んで，そこに名前を貸してもらえる学術機関の研究者の名前を入れるというのはやめ，研究は，学術的体制で行い，以下のように，それを具体的にMethodsのセクションに記述します。

　"The study was designed by the senior (last) author and the first author. The data were collected by the Diabetes Center at Hospital X and analyzed by the lead statistician (the third author) in collaboration with the remaining four authors, all of whom vouch for the completeness and accuracy of the data, analyses, and study protocol. The manuscript was written entirely by the five listed authors. Pharmaceutical Company Y provided funding for the study but did not provide the study drug, which was purchased commercially and the cost paid for by Hospital X. The full protocol is available at NEJM.org."

第211則　薬物の副作用について，透明性の高い情報量の豊かな表を作成する。

　学術誌によっては，副作用が用いた薬物によるものかどうかを論文の著者自身が判断することを嫌うものがあります。また，下記のような，副作用が大したことではなかったかのように装うような表現は厳に避けるべきです。

"patients vomited nonstop for 10 days but the drug was well tolerated."

　CONSORTフローチャートを付けて，研究の経過中，研究参加者数が，脱落などによって，対象者数がどのように推移したかを示すようにしてください。

INFORMATION
Senn(2003, 2008)を参照

第IV部 編集

編 集

編集段階でのキーポイント

・意を尽くして書くことができたか？
・読者に甘えていないか(わかりやすく書けたか)？
・臨床試験は計画通り実施できたか？
・自分の研究結果と先行研究の結果とを十分比較できているか？
・研究結果の臨床的意義は何か？

第28章

投稿直前の論文にまで仕上げる

内部で査読してもらう

第212則　論文を内部査読にかける。

　あるエディターは,「投稿する前に経験豊かな研究者に査読してもらうこと」とアドバイスしており,またある査読者は,「他の論文を精読して,優れた論文とは何かを学ぶこと。経験のある共著者のアドバイスに謙虚に耳を傾けて,論文の質を高め,リジェクトの憂き目に会わないようにしよう」と述べています。

　計画 Planning, 観察 Observing, 執筆 Writing の段階をすぎたところで,焦って投稿してしまう研究者が多く見られますが,たいていはリジェクトの憂き目を見ることになります。論文をアクセプトさせるには,さらに後の2つのステップ,つまり,編集 Editing と修正 Revising の段階を経なければなりません。

　読むのにはかなりの労力を要します。あなたの役目は,できるだけ相手の読みやすい論文を書くことです。

> **アドバイス**
> 論文を投稿する前に,複数の同僚,特に何度も出版の経験のある研究者に,査読を依頼しましょう。また,研究チーム外の何人かの研究者にも査読をお願いし,そのアドバイスに従って,論文を修正することです。

　バンダービュルト大学には,"Studios"と呼ばれる,専門家の内部査読を提供する公式のプログラムがあり,よく利用されています。希望者は,オンラインで短い申請フォームに必要事項を記入して申し込むことができ,事務局は,申請があったら,経験豊富な専門家による学際的なチームを編成し,申請者を含めた1.5時間のオンラインのフィードバックセッションを設けます。"The Clinical and Translational Research Studios: An Interdisciplinary Model"は,2012年に,Association of American Medical Colleges(AAMC)から Award for Innovations in Research and Education を受賞しています。このプログラムは,Academic Medicine に論文としても紹介されており(Byrneら,2012),同じプログラムの実施を希望する大学のために,詳細がその論文の Appendix に記載されています。

　https://victr.vanderbilt.edu/pub/message.html?message_id=141

公平な立場にあり，厳密で率直で深いアドバイスができる同僚を見つけ，論文にコメントをもらうようにしましょう。そして，自分が語りたいと思っているストーリーに読者を自然と引き込むような文章になるまで徹底して修正しましょう。図 28.1 は，内部査読用のフォーム internal peer review form です。これと論文の草稿を，共著者，何人かの同僚，医学統計家などにメールで送って，コメントを記入してもらうとよいでしょう。

皮肉なことに，謝辞の表現がトラブルの元になることが少なくありません。したがって，謝辞に加える予定の人全員に予め謝辞の文章を送付して，謝辞の述べ方，肩書，論文への貢献の程度などの表現が適切かどうかについてコメントをもらうようにしてください。たとえ，投稿予定誌からは求められていなくても，全員から文書で承諾を取っておくのも一法です。

同僚に査読を依頼するときには，どの学術誌に投稿しようとしているのかを明らかにした上で，以下の作業を依頼します。

1. 理解が難しく書き直す必要があると思われる部分をマークする。
2. 論文に対するコメントを，変更履歴で記録，もしくは余白に記入してもらう。
3. (たとえば，専門外でわからないといった理由で)読み飛ばした部分があれば，それがわかるようにしておく。

同僚からのコメントを参考にし，また，以下のようなコメントをもらわないように十分推敲を重ねるようにしてください。

・論文のあちこちに少し理解しにくいところがある。
・Results のセクションで出てくる X, Y, Z などの数字がどこから出てくるのか理解に苦しむ。表にもそのような数字は出ていない。説明が必要。

本文と表の内容が食い違うように見えるところがあれば説明を加え，また，表の内容の単なる繰り返しにすぎない部分があればそれを削除します。

あわてて投稿しないことです。査読には何か月もかかることを忘れないでください。図 28.2 と図 28.3 にリストアップした問題点を指摘されることがないように，編集には十分時間をかけるようにしましょう。専門の業者に論文チェックを依頼することも考慮してください。英語が母国語でない場合は特にそうです。

INFORMATION
有料のライティング支援サービスについては，American Medical Writers Association の下記の web を参照してください。
  http://www.amwa.org/jobs_freelance_directory

図 12.1 でも指摘したように，エディティングでの優先事項は，各セクションを適切な長さにすることです。

アドバイス
Introduction と Discussion はより短く，Methods と Result はより長めに

この様式は，投稿前に，内部で論文を批評し合う際に用いることを目的として作成されたものです。(The purpose of this form is to help medical researchers to critique their colleagues' manuscripts before submission)
一般的指摘(General instructions)： 内容が明確さを欠く部分に，変更履歴もしくは赤ペンでマークをつけてください。(With track changes or a red pen, mark the sections that require clarification) 表現や数値がわかりにくい，あるいは不正確なところに下線を引いてください。(Highlight areas in which the wording or numbers are confusing or incorrect)
この論文の主な問題点を3つ上げてください(Describe the three major weaknesses of this paper)： Ⅰ． Ⅱ． Ⅲ．
以下のポイントの中で，この論文の弱点と思われるものはどれですか？ Check any of the following areas that are weak and require additional work before submission： ____ 投稿予定誌にとっての重要性とオリジナリティ(Importance and originality of the subject for the target journal) ____ 研究デザインあるいはアプローチの適切さ(Adequacy of the study design/ appropriateness of the approach) ____ 患者あるいは研究対象者の適切さ(Adequacy of the patients or materials studied) ____ 結果の解釈の妥当性(Accuracy of the interpretation of the results) ____ 統計学的解析の妥当性(Statistical analysis) ____ Discussionセクションの適切さ(Relevance of the Discussion section) ____ 結論の適切さ(Soundness of the conclusions) ____ 引用文献の適切さ(Appropriateness of the references) ____ 表や図の適切さ，簡潔さ(Appropriateness, clarity, and adequacy of the tables/ figures) ____ 記述の明確さ(Clarity of the presentation) ____ Abstractの正確さと適切さ(Accurateness and adequacy of the abstract)
この研究を再現しようとする場合，どのような追加情報が必要だと思いますか？(What additional information would you need to reproduce this study?) Discussionや分析をもっと充実させるにはどうしたらよいと思いますか？(How would you strengthen the Discussion and analysis?)
該当するものに○をつけてください(Circle all that apply) どのセクションが長すぎると思いますか？(Which sections are too long?) 　　　　　　　　　　Abstract　Introduction　Methods　Results　Discussion どのセクションが短すぎると思いますか？(Which sections are too short?) 　　　　　　　　　　Abstract　Introduction　Methods　Results　Discussion どの表を削除すべきだと思いますか？(Which tables would you delete?) 　　　　　　　　　　1　2　3　4　5　6　7　8+ どの図を削除すべきだと思いますか？(Which figures would you delete?) 　　　　　　　　　　1　2　3　4　5　6　7　8+

図28.1　内部査読用の評価用紙

あなたならこの研究の結果からどのような結論を導くと思いますか？（What conclusions would you draw from these results?）
誤解を招きやすいのはどのセクションだと思いますか？（Which sections of this manuscript could be misunderstood?）
この研究の明らかな欠陥は何だと思いますか？（What flaws are evident in the execution of this study?）
タイトルをどのように改善すればよいと思いますか？（How could the title be improved?）

	いいえ	はい
この研究から何か重要な問題が提起された、あるいは解決されたと思いますか？（Did this study raise and resolve an important question?）	___	___
この論文は投稿予定誌の標準的なフォーマットに従っていると思いますか？（Does this manuscript follow the target journal's standard format?）	___	___
記述は明確で簡潔ですか？（Is the writing clear and concise?）	___	___
読者が素早く内容を把握できるようなパラグラフの構成になっていると思いますか？（Are the paragraphs organized to allow for intelligent skimming?）	___	___
測定の単位が記載され、かつ一貫して同じ単位の略語が用いられていると思いますか？（Are the units of measure included and abbreviated consistently?）	___	___
この研究は興味深いものだと思いますか？（Is this study interesting?）	___	___

図 28.1 （つづき）

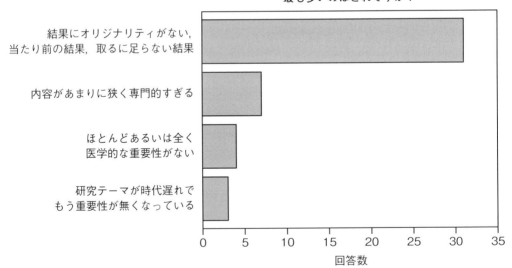

図 28.2 リジェクトの原因となりやすい研究テーマ上の問題
査読者質問票（付録 B）の質問 11 より。カイ二乗検定で $P<0.001$

第 213 則　読者層の幅が広い学術誌に投稿する場合には、投稿前に、専門分野の異なる友人や同僚に論文を査読してもらう。

論文の内容があまりに専門的すぎる、あるいは複雑すぎて著者や共著者以外には誰も理解できないといった論文はアクセプトされる望みはありません。

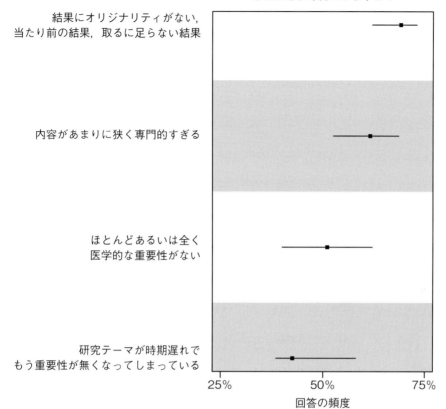

図 28.3　問題の頻度
視覚アナログ尺度(VAS)法による回答(0%＝全くない～100%＝常にある)の中央値でランク付けし，ブートストラップ法で算出した95%信頼区間を示した。査読者質問票(付録B)の質問10より。フリードマン検定で$P<0.001$

British Medical Journalに投稿された論文のうち半分は，以下の3つのうちのどれかの理由で即座にリジェクトされています。

1. オリジナリティがない。
2. 科学的に重大な誤りがある。
3. 自誌の読者に重要な内容ではない。

上記のポイントをよく念頭に置いて，専門外の人には理解し難いと思われるところがあればそこを修正します。完璧なものには至らないまでも，読者に伝えようとしていることが明確になるまで徹底して修正してください。

簡潔明瞭になるまで推敲を加える

第214則　不要なジャーゴンはすべて削除する。

ジャーゴン Jargon とは，特殊な専門用語や，意味が曖昧で少し勿体ぶったような，長たらしくあ

表 28.1 口語体，陳腐な語句，婉曲的表現，俗語の例

口語体，陳腐な語句
・First and foremost
・Crystal clear
・In a nutshell
・Landed a patient in the ICU
・State of the art
・Kept in mind
・On top of this
・By a wide margin
・Does this have legs?
・One off
・The common thread
・Level set
・Low-hanging fruit

婉曲的表現
・Nonsurvivors
・Passed away
・The rat was sacrificed.

俗語
・Lab
・Prepped, bowel prep
・Temp
・Passed out

るいは不必要な単語を用いた表現のことです。医学論文では，ジャーゴンの使用は嫌われるので極力避けるようにしなければなりません。医学研究においては，それぞれの分野に独特な単語や表現というものがあり，専門家同士では通じるかもしれませんが，専門外の人には全く理解できないことがあります。

ジャーゴンと見なされそうな表現をどうしても用いなければならないときには，その単語が最初に出てきたときに，引用符（""）の中にその言葉の意味を付記しておくようにしますが，その後は引用符は用いないようにします。また，口語体 colloquialisms，陳腐な語句 clichés，婉曲的表現 euphemisms，俗語 slang の使用は避けるようにします（表 28.1）。

編集するときには，もっと簡潔で直接的な表現，あるいはもっと一般的な表現はないかということを絶えず自問することです。そうすれば，誇張した表現，大げさな表現，勿体ぶった表現は自然と姿を消すことでしょう。

稚拙な英語で書かれた論文をよく見かけますが，これは査読者にとっては苦痛以外の何ものでもありません。論文は明瞭でジャーゴンのないものとするよう心がけてください。

Martin Fischer(Daintith 1989)は次のように述べています。

「平易な話し方を学ぶべきだ。科学用語のジャーゴンは，"知的なゴミ" にすぎない」。

第 215 則　単純で平叙な表現を用いて，流れるようなストーリーに仕立て上げる。

表 28.2 にあるような表現を避けることで，文章をよりプロフェッショナルなものにすることができます。また，表 28.3 に，英語らしい文章の始め方についてのポイントをいくつかまとめたので参

表 28.2　文頭に用いるにはふさわしくない表現

100 patients underwent（"A total of" を前に付ける）
As a matter of fact
Based on the fact that（"Because" に変える）
Due to（"Because" に変えてみる）
Given the fact that
Hopefully
In a very real sense
In light of the fact that（"Because" に変えてみる）
In order to（"To" に変えてみる）
In other words
In the event that（"If" に変える）
It follows then, that
It goes without saying
It has been reported by Smith that（"Smith reported that" に変える）
It has been shown
It is important to note that
It may be
It was found that
More importantly（"More important" に変える）
Note well that
Of course
Past and present research has outlined
Prior literature suggests that
That is to say
There（もっと積極的表現に変える）
Whether it be
Yet
Y'all[a]

[a] 人を蔑む響きがある。

表 28.3　文頭にはあまり使わない方がよい表現

However（前後にコンマを付けて，文の中ほどに移す）
In addition
In general（"Overall" に変えてみる）
It（it の指す単語あるいは句に変える）
Therefore（文の中ほどに移す）

考にしてください。中には，文頭表現としてはやや陳腐化したものもあります。表 28.3 に，文頭に使うのは控えた方がよい表現をまとめたので参考にしてください。

　2つの関連した文を，その関連性を示しながら自然につなぐためには，2番目の文の冒頭に表 28.4 に示したような接続詞（句）transitional phrase を用いるとよいでしょう。

　接続句の例を1つあげておきましょう。

"Animal experiments have demonstrated X, Y, and Z. On the basis of these preclinical data, we performed a Phase I trial."

表 28.4　接続詞（句）

Although previous reports have shown X
From this number
For these reasons
Further
In contrast
In addition
In the other trial
Moreover
Similarly
These included
This decrease suggests
This relationship can be
This uncertainty has led to
These results contradict the findings from X
Thus

文を数字で始めるのは，たとえ下記のように数字をスペルアウトしたとしても英語としては不自然です。

例 28-1：文頭の数字
"One hundred ninety-seven patients . . ." は文の始まりとしては稚拙。"A total of 197 patients..." の方が英語としては自然です。

第 216 則　やたらとカンマ（""）やダッシュ（─）を用いない。

読者の"息継ぎ"用にと，やたらとカンマを付けるのはやめましょう。不要なカンマをいくつか省くだけでも，文章は相当よくなります。しかし，前後の文章をつなぐような言葉や句の後には，カンマを忘れないようにしなければなりません（例："Conversely,", "In fact,"）。

また，"A, B, C, and D"のように，3つ以上の言葉を並べるときに使う and の前には必ずカンマを付けます。これは or の場合でも同じです。

番号のついた項目を並べる場合には，カンマではなく，セミコロン（；）を使います（例：The inclusion criteria were as follows: (1)＿＿＿; (2)＿＿＿; and (3)＿＿＿.）

メディカルライティングの場合には，通常，ダッシュ（─）よりもカンマが好まれます。ダッシュを使うのはどうしてもその言葉を強調する必要がある場合に限るようにしましょう。

INFORMATION

Sabin（2010）の "Gregg Reference Manual" は，構成の優れた，かつ理解しやすい英文の文例を集めた優れたライティングの本で，Norris（2015）の "Between You & Me: Confession of a Comma Queen" は，The New Yorker の編集長としての彼女の経験を面白く解説したものです。ライティングの参考にしてください。

第 217 則　"that" と "which" を正しく使い分ける。

制限節 restrictive clause とは，先行詞の意味や範囲を限定する節のことで，その前にカンマは必要なく，通常は頭に"which"ではなく"that"がきます。制限節は，文章の意味を保つのに不可欠

であり，その有無で文章の意味が異なってきます。たとえば，"The antibiotics that was most effective was ampicillin（最も効果のあった抗生物質はアンピシリンであった）"という文章では，thatからeffectiveまでが制限節になっており，この節がないと文章は，"The antibiotics was ampicillin（抗生物質はアンピシリンであった）"と，意味の違ったものになってしまいます。

一方，非制限節 nonrestrictive clause とは，カンマで区切られる節のことで，通常頭に，"which"が来ます。非制限節は，文章に必ずしも必須ではなく，その有無で文章の意味が変わってしまうことはありません。たとえば，"Amoxicillin, which was used in Group II, was most effective（アモキシリンは，第II群の患者に用いられ，それが最も効果があった）"という文章では，whichからGroup IIまでが，非制限節で，この節を省いて，"Amoxicillin was most effective（アモキシリンが最も効果があった）"としても，文章の基本的意味は変わりません。

次の2つの文章の意味を比べてみてください。

1. Surgery is required for Stage II tumors, which do not respond to chemotherapy（ステージIIの腫瘍は化学療法に反応しないため，手術療法が必要である）。
2. Surgery is required for Stage II tumors that do not respond to chemotherapy（化学療法に反応しないステージIIの腫瘍には手術療法が必要である）（訳注：化学療法に反応するステージIIの腫瘍もあることになります）。

第218則　プロフェッショナルに記号を用いる。

学術的な記号を用いないと論文が稚拙に見えることがあります（例：±ではなく+/-を用いるような場合）。コンピュータのキーボードの表面に表示はされていませんが，下記の手順に従えば，さまざまな記号（ギリシャ文字，アクセント記号，数学的記号）を打つことができます。

1. Alt キーを押したまま，表28.5にある3桁の数字（ASCIIコード）を押す。
2. Alt キーを離す。

表28.5は，ASCIIコードの一部を示したものですが，Microsoft Wordを用いる場合は，"挿入"，"記号と特殊文字"，"その他の記号"と進めば，様々な記号が表示され，そこから必要なものを選択することができます。

表28.5　シンボルとコード

シンボル	Alt+Three-Digit Code
1/2	171
1/4	172
α	224
β	225
Σ	228
σ	229
μ	230
∞	236
±	241
≥	242
≤	243
÷	246

表 28.6 "data" という単語の使い方

問題となる表現	好ましい表現
This data	These data
Less data	Fewer data
Much data	Many data
Data was	Data were

第 219 則 "data" という言葉は，複数形である。

細かなことですが，査読の際にしばしば指摘されることがあります。"Data" とは，datum（注：滅多に使われない）という単語の複数形であることを忘れないことです。data という単語を正しく使用しているかどうかは，"data" を "numbers" という単語に置き換えてみればすぐにわかります。ある場合には，data という単語を，たとえば次のように別の単語に置き換えることで，見苦しい英文を避けることができます（例："Little data is available ….." は "Little information is available ….." とする）。表 28.6 に，"data" の使い方を示しておきましたので参考にしてください。

第 220 則 プロフェッショナルな文章にして投稿する。

太字，アンダーライン，イタリックも多くの医学誌ではその使用を嫌います。引用符（""）も，他の人の言葉をそのまま引用する場合とか，ある単語や句を通常とは異なる意味に用いる場合以外は，用いないようにします（例：Preoperative "fine-tuning" consisted of….）。

シングルスペースで原稿を投稿してはいけません。ほとんどの学術誌はダブルスペースでの投稿を求めています。原稿の右マージンを揃えたり，行を変えるときに，1 つの単語を途中で切断するのも禁物です。字の大きさは，12 ポイントを用いるようにしましょう。論文を投稿するときには，原稿に漏れがないかどうかをよくチェックしてください。そして最後に，もう一度原稿の全体が，その学術誌の投稿規定に完全に沿ったものであることを確認するようにしましょう。

第29章

細かな，しかし重要な事項

第221則　投稿予定誌のスタイルを忠実に守る。

　学術誌にはそれぞれ固有のスタイルがあるため，それに忠実に従わなければなりません（例：percent か %）。ほとんどの学術誌では，10未満の数字は，それに percent あるいは何か時間や量の単位がついていない限り，アルファベットで綴ることになっています。しかし，同じ文の中で，数字が使われている場合には，以下の文例のように，たとえ数字が10未満でも，数字を使うように統一してください。

例29-1：数字の表記
Group I had a mean score of 25, and Group II had a mean score of 7. （注：seven ではなく，7 が用いられていることに注意）

　確率を示す P についても，ほとんどの学術誌では大文字が使われていますが，そうでない学術誌もあります。したがって，論文を投稿する前に，よくその学術誌のスタイルを検討してください。これらは，細かなことではありますが，その学術誌のスタイルを尊重する姿勢を示すことが大切です。

> **INFORMATION**
> 投稿予定誌のスタイルについては，その学術誌の最新の論文や，Gregg Reference Manual（Sabin, 2010）を参照してください。

　表29.1は，学術誌による表記スタイルの違いの一部を示したものですが，すべての学術誌のスタイルをカバーしているわけではありません。

例29-2：表記スタイル
　原稿には"≦X"と書いておいたのに，学術誌の誌面エディターがスタイルを修正するときに，間違えて"greater than or equal to X"と修正してしまうといったミスが起こることがあります（正しくは smaller than or equal to X）。投稿予定誌のスタイルに従っていれば，こうした間違いを避けることができます。

　学術誌によっては，一人称で記述することを認めないものがありますので，そのような場合には，投稿する前に表29.2を参考にして，修正してください。一人称で書くことが悪いわけではありませんが，アクセプトの確率を高めるためには，その学術誌のスタイルをできるだけ尊重することです。

表 29.1　学術誌間の表記スタイルの違いの例

%	percent
$P<0.001$（大文字）	$p<0.001$（小文字）
less than 3.9	<3.9
orthopaedic	orthopedic
Figure	Fig
vs.	versus, v
grams	g
in-hospital	inhospital
6-year	6-yr
Table 3	Table III
5	five
et al.（ピリオドあり）	et al（ピリオドなし）

学術誌によっては，下記のBMJのように，そのwebサイトでその表記スタイル house style を表示しているものがあります。
　http://www.bmj.com/about-bmj/resources-authors/house-style
ウィキペディアからも，下記のURLからスタイルについての情報を入手できます。
　https://en.wikipedia.org/wiki/List_of_style_guides

表 29.2　一人称から三人称への変換

一人称	三人称
Our objective	The authors' objective
Our results	The current study
We analyzed	The authors analyzed
We are indebted to, We thank	The authors thank
I showed that	This study shows that
I used a chi-square test	A chi-square test was used

第222則　プロフェッショナルに見えるタイトルページに仕上げる。

　巻末付録に，タイトルページに盛り込むべき一般的事項を説明してありますが，タイトルページの仕様は，学術誌によって実にさまざまです。巻末付録に書かれていない点を以下に列挙しておきます。

- 真に研究に貢献した人のみを共著者とする（注：研究に貢献していないのに共著者に加えることを gift authorship という）。
- 各共著者の最終学位を記す。
- 各共著者の現在の職位と研究が行われた時点での所属を記す。
- 論文の内容がいつどこで発表されたかを詳細に記す。
- 研究費の補助を受けた団体組織のフルネームと，補助金番号 grant number があればそれを記す。

> **アドバイス**
> 最終目標は，エディターに，「この論文であれば，たいした編集の苦労なく出版できそうだ」と思わせることです。

第30章

文章を磨く

> "相手に意味が伝わるかどうかの責任は書き手にあり読み手にあるのではない。常に読み手を念頭に置いて書くことだ"
> ——JUDITH SWAN

文豪から学ぶ

　ある査読者は，「優れた論文を読み，それを分析し，理解することだ。そして文章に優れた同僚を見つけることだ。」とアドバイスしています。

第223則　オーウェルの6原則に従う。

　オーウェル George Orwell (1970) は，文章について，以下の6原則を提示しています。

1. まわりくどい隠喩 metaphor や直喩 simile, 誇張した表現を用いない。
2. 短い言葉で足りるときに，ことさら長い言葉を用いない。
3. 言葉を切り詰めることができるときは常にそうする。
4. 能動的表現でよいときに，ことさら受動的表現を用いない。
5. 日常語にそれに相当する言葉があるときに，ことさら外国語，科学的用語，不必要にわかりにくい言葉（ジャーゴン jargon）を用いない。
6. これらの原則を破ることは，すなわち素養のなさをさらけだすことである。

　能動態と受動態のどちらを使うのがよいかという質問を受けることがよくありますが，一般にはオーウェルが言うように，能動態を用いる方がよいでしょう。しかし，特に Methods のセクションでは，"誰"が実施したかということよりも，"何"が実施されたかに重きがあるため，受動態で書くのが普通です。

　能動態がいつも正しいというのは迷信で，場合によります。したがって，受動態をすべて能動態に変えれば問題が解決するわけではありません。科学は方法であり，したがって，"誰"がしたかよりも，"何"（実験や解析）がなされたかに重きが置かれます。誰が行っても，同じ方法論を用いれば同じ結果が導かれるべきだからです。

第224則　ヘミングウェイのガイドラインに従う。

　ヘミングウェイ Ernest Hemingway は，下記の4項目をビジネスライティングのベストルールとして提案しています。

1. 短い文を用いる。

2. 最初のパラグラフは短いものとする。
3. 勢いのある表現を用いる。
4. 消極的な表現ではなく，積極的な表現を用いる。

第225則　ソーローのアドバイスに従う。

ソーロー Thoreau は，「簡潔に，簡潔に，簡潔に」と述べています。このアドバイスに従えば，論文は，確実によくなることは間違いありません。しかし，皮肉なことに，ソロー自身も誤ちを犯していると思いませんか？　彼も，「簡潔に」と一言いえばよかったのです。

第226則　医学誌のエディターのアドバイスに耳を傾ける。

表30.1 は，多くのエディターと査読者からのアドバイスをまとめたものです。

第227則　The Elements of Style を読む。

いかに論文を書き慣れている人でも，Strunk ら(2009)の古典的著作である，The Elements of Style は大いに読む価値があります。

第228則　Style: Lessons in Clarity and Grace を読む。

Joseph M. Williams(2013)によるこの本は，文章の書き方や文法について書かれた，読みやすく，かつ内容豊かな本です。Williams はこの本の中で，「不必要な言葉を省く」とか，「簡潔に」とかいった抽象的なガイドラインではなく，具体的にどのようにすればよいかを実例をあげて説明しています。

医学誌にふさわしい文章に仕上げる

第229則　読者の興味を引くような例をあげる。

適切な範囲であれば，読者の興味を引くような例をあげるのはよい考えです。医学誌では，学術的な範囲である限り，それは認められます。

第230則　見直し，見直し，見直し，そして削除，削除，削除

表30.2 に，論文の文章の質をより高める上で，省略可能なことが多い単語や語句をリストしておきましたので参考にしてください。

第231則　不適切な言葉や語句を見つけて削除する。

ワープロソフトの検索機能を使って，"there"を探し，見つけ次第それを削除し，次いでその文を，能動的な動詞を用いて書き直します(Payne 1987)。これは，誰がどうしたのかを明確にするためですが，それによって，大抵の文章はよくなります。表30.3 に，"there"を省くことによってどのように文章が改善するかその例を示したので参考にしてください。

また表30.4 から表30.14 には，英文誌に論文を投稿する場合に参考となる表現を示したので参考にしてください。

表 30.1　エディターと査読者からのアドバイス[a]

- 極力簡潔に！
- 投稿規定をよく読みそれを遵守すること
- 投稿規定とその学術誌に掲載されたいくつかの論文を読み，その学術誌のスタイルと，どういう論文が期待されているかを理解する。
- その論文が投稿予定誌のスコープに合うことを確認する。
- 論点がわかりやすいように明確に書く。方法を明確に書く。あまり多くの変数を扱うのは避ける。
- 研究テーマや研究方法を決める前に，関連文献をよく勉強する。投稿予定誌に掲載されたいくつかの論文を読んで，そのスタイルや雰囲気をつかむ。
- 投稿予定誌に掲載されたいくつかの論文をよく読み，それに基づいて時間をかけて論文を修正する。
- 簡潔で，論点の明確な文章，簡潔でわかりやすい表や図にするよう努力する。
- 何が新しく，臨床家にとってなぜ重要かを強調する。
- パンチの効いた Introduction，偏りのない文調，誇張のない結果の提示，結果の意味の深い洞察。そうした論文になるよう努力すること
- 投稿予定誌に掲載された論文をよく読み，読者が何を期待しているか，読者はどのような人々かを理解し，フォーカスの定まった論文とする。
- 医学的な重要性があり，研究の妥当性の高い論文であること
- 投稿前によく考え抜く。
- 研究は厳密にデザインし厳格に実施する。研究結果は明確に提示し，研究の強みと弱点を公平に評価する。
- 研究結果を先行研究の文脈の中に明確に位置付ける。
- 本質的に重要な情報だけを選ぶ。
- 論証するのに必要な情報はすべて含める。
- 明確で，丁寧，かつ洞察の深い論文とする。
- オリジナリティがありかつ簡潔であること。
- 投稿する前に，中立な立場の人に論文を査読してもらう。
- 文法的に間違いがないように専門家にチェックしてもらう。
- 4 分の 1 ほど短くする。
- 研究の目的，結果，その重要性などについて，自分が十分納得できるまで論文を書き始めないこと。論文内容のチェックリスト（例：CONSORT, STROBE）を使って，読者が研究を理解する上で必要なすべての情報が網羅されているかどうかを確かめる。外国での研究やその分野でよく知られた研究を決して無視しないこと
- 研究の意義，仮説，方法，データ分析，結論が，明確かつ論理的に書かれていること
- 経験豊富な研究者に相談するか，あるいは共同で論文を書く。その際，一流誌の論文を参考にする。
- 内容や文法の問題について，多くの人からコメントをもらう。
- 各セクションに十分な情報が含まれていることを確認する。
- 研究プロジェクトを企画する前に，その方面の専門家に研究の方法論についてアドバイスをもらい，十分な時間をかけて研究を実施する。
- 研究を実施する前にその必要について十分吟味し，結果の意義が自ずと明らかな研究に仕立てる。
- 研究プロジェクトを立ち上げるときに，研究デザイン，方法，分析方法についてよく検討する。
- 査読者がどう考えるかを念頭に置きながら論文を書く。
- 書いては書き直し，しばらく頭を冷やし，そしてまた見直す。見直しは，査読者の立場に立って行う。
- 正直であれ。

[a] 査読者質問票（付録 B）の質問 31 より

表 30.2　省略すべき単語や語句

a lot
additionally
and/or
as to
basically
case(referring to a research participant)
he/she, s/he, his/her
known to be
literally
needless to say
paradigm shift
rather(adjective)
really
seem
so that
so as to/in order to(substitute "to")
that have been
utilized
very
whilst

表 30.3　"There" を削除することによって，文章がいかによくなるかの例

原文：There has been an increase in the number of patients...
修正後：More patients are...
原文：There were no pulmonary emboli or deep wound infections.
修正後：No pulmonary emboli or deep wound infections occurred.
原文：There were 603 patients with...
修正後：A total of 603 patients had...
原文：Because there can be...
修正後：Because X can exist...
原文：There were seven pregnancies...
修正後：Seven infants had...
原文：There was a significant increase in adverse outcome...
修正後：Adverse outcome increased significantly...
原文：There is evidence to suggest that those who cease smoking...
修正後：Those who cease smoking may...

表 30.4　問題となる表現

望ましくない表記	望ましい表記
while most studies	whereas most studies
whilst 20.2% of those	whereas 20.2% of those
Since this was	Because this was
In this country	In the United States
Half the patients	One-half of the patients
reproducible methodology	reproducible method
analysis was done	analysis was performed
There are several limitations	This study has several limitations
over a short period	for a short period
similar to those above	similar to those used earlier
the above-listed criteria	the previously listed criteria
mentioned above	mentioned previously
prior to	before
parameter	characteristic
an SCI patient	a patient with spinal cord injury
the albumin was	the albumin concentration was
5-minute Apgar score ＜7	5 min Apgar score of less than 7
delivered before 37 weeks	delivered before 37 weeks of gestation
White's classification	the White classification
Out of 55 patients	Among the 55 patients
amongst cancer patients	among patients with cancer
Center for Disease Control	Centers for Disease Control and Prevention
mucus membrane	mucus（名詞），mucous（形容詞）membrane
data was utilized	data were used
investigator, who was blinded to	investigator, blinded to
This demonstrates	This shows
Data were collected on	Data were collected concerning
have good outcome	experience a good outcome
came to the identical conclusion	agreed
All chart data	All data from the charts
data established before	data collected before
a group of MD's	a group of M.D.s
seven PhD's	seven Ph.D.s
Table 1 compares the risk factors.[a]	A comparison of the risk factors is shown in Table 1.

[a] 表と図自体が何かを比較することはできない（人間ではないので）。

表 30.5　文献の結果を記述する場合

望ましくない表記	望ましい表記
has been shown to be	is
was found to be	was
In the X report, it was found that	The X report showed that
Smith et al looked at	Smith et al. examined
One of the few studies on X is a paper by Smith et al.	Smith et al. conducted one of the few studies on X.
The current study confirms previous results that indicate	The results of the current study agree with those from previous studies that indicated
X has been well studied showing	X has been studied extensively. Results have shown that
This finding is in contrast to reports for	This finding differs from those reported regarding
There have been studies comparing	Previous studies have compared
The literature reports	Several reports in the literature describe
It would appear that	It appears that

表 30.6　用語上の問題

望ましくない表記	望ましい表記
This method came about due to	This method was developed attributable to
get	("become infected with" などのようにもっと的確な言葉を用いる)
The percent with X goes up	The percentage with X increased
like	analogous to, similar to, such as
We felt	We believe

表 30.7　大文字か小文字かの問題

望ましくない表記	望ましい表記
Chi-Square	chi-square
class IV	Class IV
fishers exact test	Fisher's exact test
Level 1 Trauma Center	level I trauma center
medicare and medicaid	Medicare and Medicaid
pearson correlation coefficient	Pearson correlation coefficient
social security number	Social Security number
students t test	Student's *t*-test

表30.8 語句の並べ方

望ましくない表記	望ましい表記
with what is traditionally independently able to walk	with what traditionally is able to walk independently
has also been	also has been
as the source of data	as the data source
outcome has usually been	outcome usually has been
should also be examined	also should be examined

表30.9 数字表記上の問題

望ましくない表記	望ましい表記
(range 28-92).	(range, 28 to 92 days).
(44/87)	(44 of 87)
Using an estimate of $1,000 per day	With an estimate of $1,000 per patient per day of hospitalization
3 million a year	3 million per year
7 days	a stay of 7 days
stay beyond 11 days	stay in the hospital for longer than 11 days
one percent	1 percent, 1%
an albumin <3.4	an albumin concentration of <3.4
Patients were between 18-65 years of age.	Patients were between 18 and 65 years of age.
Of the 155, 79 patients had	Among the 155 patients, 79 had
There were over 70 million injuries.	More than 70 million injuries occurred.
1,600,000,000 dollars	$1.6 billion[a]
very few	only two patients
quite a small percentage	4%(具体的数値を用いる)
practically all	98%(具体的数値を用いる)

[a] 米国での1 billionは10億(10の9乗)を意味しますが,英国では,1兆(10の12乗)を意味する.どちらのシステムが用いられているかが読者にわかるようにしなければならない.

表 30.10　ハイフンのつけ方

望ましくない表記	望ましい表記
beta blockers	beta-blockers
Cox proportional hazards model	Cox proportional-hazards model
do not resuscitate orders	do-not-resuscitate orders
dose response effect	dose-response effect
double blind study	double-blind study
double check	double-check（動詞として用いるとき）
end expiratory pressure	end-expiratory pressure
end stage renal disease	end-stage renal disease
finetuning	fine-tuning
fluid containing cysts	fluid-containing cysts
follow up	follow-up（名詞あるいは形容詞として用いるとき）
halflife	half-life
health care costs	health-care costs
high risk group	high-risk group
in depth study	in-depth study
intraabdominal surgery	intra-abdominal surgery
intraobserver	intra-observer
lactose containing food	lactose-containing food
little known study	little-known study
long term care	long-term care
low grade fever	low-grade fever
metaanalysis	meta-analysis
needlestick	needle-stick
noninsulin dependent diabetes mellitus	non-insulin-dependent diabetes mellitus
over a two year period	during a 2-year period
part time employee	part-time employee
S/D ratio	S/D あるいは S-D ratio
short term	short-term
six month review	6-month review
small bowel resection	small-bowel resection
small cell carcinoma	small-cell carcinoma
triple blinded	triple-blinded
third trimester values	third-trimester values
two sided t test	two-sided t-test
one tailed t test	one-tailed t-test
up to date report	up-to-date report
well established efficacy	well-established efficacy
Xray	X-ray（形容詞あるいは動詞として用いるとき）, X ray（名詞として用いるとき）
The X ray indicated	The radiograph showed
An X ray was made	A radiograph was made
A X ray reading	An X-ray reading
a 8 hour procedure	an 8-hour procedure
a 80 year old patient	an 80-year-old patient
a 25 fold increase	a 25-fold increase

表 30.11　ハイフンをつけて用いることの多い接頭辞と数字

✓接頭辞
- all-
- cross-
- ex-
- high-
- low-
- quasi-
- self-

✓数字
- twenty-one through ninety-nine

✓分数
- one-half
- two-thirds
- six-tenths

表 30.12　ハイフンを用いなくてもよい言葉

望ましくない表記	望ましい表記
African-American respondents	African American respondents
At base-line, X was 10.	At baseline, X was 10.
case-mix	case mix
check-list	checklist
co-author	coauthor
double-check	double check（名詞）
fault-finding	faultfinding
follow-up	follow up（動詞）
germ-free	germ free
died in-hospital	died in the hospital
health-care reform	health care reform
high-risk for pneumonia	high risk for pneumonia
home-care	home care
inter-observer	interobserver
life-saving therapies	lifesaving therapies
multi-center	multicenter
non-compliant	noncompliant
non-fatal	nonfatal
non-operative	nonoperative
non-orthopaedic	nonorthopaedic
non-parametric	nonparametric
non-smoker	nonsmoker
non-white	nonwhite
post-operative	postoperative
pre-existing	preexisting
proof-read	proofread
seat-belt	seat belt
set-up	set up（動詞），setup（名詞）
state-wide	statewide
step-wise	stepwise
straight-forward	straightforward
a ten-fold increase	a tenfold increase
vaccinations were up-to-date	vaccinations were up to date

表 30.13　英語的な複数形表記が好まれる言葉

単数形	複数形
amoeba	amoebas（amoebae ではない）
analysis	analyses
apparatus	apparatuses
cannula	cannulas
cranium	craniums
crisis	crises
focus	focuses
formula	formulas
hypothesis	hypotheses
index	indices（数学に関係する場合）
	indexes（本の索引を意味する場合）
matrix	matrices（数学や医学に関係する場合）
	matrixes（その他の場合）
myoma	myomas
schema	schemas
vortex	vortexes

表 30.14　非英語的な複数形表記が好まれる言葉

単数形	複数形
alumna, alumnus	alumni
bacterium	bacteria
criterion	criteria
datum（ほとんど使われない）	data
decubitus	decubitus
erratum	errata
medium	media
minutia	minutiae
nucleus	nuclei
ovum	ova
phenomenon	phenomena
radius	radii
stigma	stigmata
stimulus	stimuli
stratum	strata

INFORMATION

ハイフンをつけようかどうかと迷ったら，それをつけるのは，それがなければ意味を間違いやすい場合に限るということを思い出してください．ハイフンについては，American Heritage Dictionary（2012）か Merriam-Webster's Collegiate Dictionary（2016）などの辞典を参照してください．医学用語のハイフンについては，AMA Manual of Style（American Medical Association, 2007）の 6.12 節を，ハイフンの一般的ルールについては，Gregg Reference Manual（Sabin 2010）と，Chicago Manual of Style（2011）の表 6.1 を参照してください．多くの学術誌では，Dorland's Illustrated Medical Dictionary（2011）を標準的スタイルとして用いています．O'Connor（1992）の Writing Successfully in Science と Fiske（1994）の Thesaurus of Alternatives to Worn-Out Words and Phrases（1994）も役に立ちます．

第31章

注意すべき表現

第232則　間違って使われることの多い表現とそれに替わる適切な表現を覚える。

　表31.1は，医学論文でよく間違って使われる表現とそれに替わる表現を対で示したものです。"whereas"と"while"が混同して使われることが少なくありませんが，"at the same time（同時に）"という意味を表わす場合以外は，"while"という単語は用いないようにしましょう。また，違いや類似性を論じるときには，"compared to"よりも，"compared with"の方が適しています（Sabin, 1992）。また，"disinterested"は，"バイアスのない，公平な"といった意味合いですが，"uninterested"は，"興味がない，飽き飽きした，無関心な"といった意味なので混同しないようにしてください。

INFORMATION
AMA Manual of Style（American Medical Association, 2007）については，第9章を参照してください。

第233則　略語の使用は最小限にとどめ，可能ならば全く用いない。

　原稿を内部査読に回す前に，ワープロのスペルチェック機能で略語 abbreviation や頭字語 acro-

表31.1　間違って使われることの多い表現とそれに替わる適切な表現

while	whereas
compared to	compared with
disinterested	uninterested
since	because
that	which
complimentary	complementary
affect	effect
assure	ensure
each	every
varying	various
lay	lie
principle	principal
efficacy	effectiveness
efficiency	effectiveness
defuse	diffuse
loathe	loath
forgo	forego

nyum 検索してみてください。電子医学辞書である Stedman's Plus Medical/Pharmaceutical Spell-checker を用いるのも一法でしょう。これらの自動スペルチェックは，略語を使いすぎていないかを確かめるのにも役立ちます。略語を用いるのは，化学物質名や標準的な測定単位，あるいはその他広く認められているものにとどめ，文章であれ，図表であれ，極力略語は用いないのが原則です。自分で勝手に新しい略語を作って用いることなどは論外です。どうしても，略語を用いなければならないときは，初出のときに，必ずそれをスペルアウトするようにしてください。

> **アドバイス**
> 略語を使いすぎる論文は読みにくく，読みにくければ，リジェクトされるのが普通です。

多くの学術誌には，用いてもよい略語のリストが示されていますが，その用い方にも，一貫性が求められます。また，その言葉が論文中に一度か二度しか出てこないような場合には，略語は用いないようにしてください。

例 31-1
New England Journal of Medicine では以下の略語は使用が認められています。AIDS, ANOVA, DNA, ELISA, HDL, HIV, NIDDM, SD, RNA. 逆に，以下の略語は認められていません。BUN, CI, CNS, CSF, EKG, MI, OR, qid, RBC

第 234 則　"it" で始まる文章は書き直す。
次の 2 つの文章を比べてみてください。

1. It was important to freeze the blood samples to ensure accurate measurements.
2. Freezing the blood samples was important to ensure accurate measurements.

"it" で文章を始めるよりも，文頭から，文章の内容がわかるような書き出しにしましょう。たとえば，"In 2016 …" とか "Among the 19 patients …." といった具合です。

文章の質を高める 1 つのコツは，キーとなる語句を文の末尾に置き，ピシッと決まるように文を締めくくることです。文の末尾は，読者にとっても最も印象に残るところだからです。

たとえば，以下の 2 つの文章を読み比べて見てください。

1. Sepsis cost the US healthcare system more than $20 billion, making it one of the most expensive hospital complications with prolonged stays in the intensive care unit.
2. Sepsis, one of the most expensive hospital complications, cost the US healthcare system more than $20 billion.

後の文章の方が印象が強いと思いませんか？

第 235 則　読みやすく書く。
「簡潔さ clarity」と「科学的であること」は一見競合するように見えますが，Oppenheimer（2006）はある実験を通して，「一般に信じられているのとは異なり，文章を複雑にしても，著者の知性がより高く見えることはなく，実際は，その逆だ」と述べています。

優れた用語辞典 thesaurus（シソーラス）を購入して用いるようにしましょう。オンラインの用語辞

典である visualthesaurus.com も，正確な用語を調べる上で役に立つサイトですが，それ加えて，最新の辞典を常に座右に置くようにしましょう．医学誌では Merriam-Webster's Collegiate Dictionary が標準としてよく使われています．American Heritage Dictionary of the English Language も，問題表現に関する記述が豊富な優れた辞典です(表 31.1 と表 31.2)．また，多くの医学誌では，Dorland's Illustrated Medical Dictionary がよく用いられています．

最後に，原稿をチェックするときには，読者が混乱しそうな箇所がないかどうか注意深くチェックしてください．

New England Journal of Medicine のエディターであった，Lorraine Loviglio は，次のように述べています．「文学的なバリエーション variation(注：文章に変化をつけるために，同じ意味のことを，文章の場所によって異なる単語で表現すること)は，医学論文には無用であり，常に簡潔を旨とすべきである」．したがって，たとえば，placebo group と control group を交互に使うといったことや，

表 31.2　誌面エディターが赤を入れることの多い誤記

望ましくない表現	望ましい表現
ageing	aging
appears to be	may be
ascertained	found
cancelled	canceled[a]
data base	database
determine	detect, learn, find out
die from	die of
do	perform
EKG	ECG, electrocardiogram
implementing	starting
inducement	induction
Kaplan Mier method	Kaplan-Meier method
labelling	labeling
magnitude	size
many persons	many people
neurological deficit	neurologic deficit
obtundation	obtusion
of insufficient magnitude	too small
prior to	before
referred to	called
refractive	refractory
regardless of	despite
relative to	compared with
remittive	remissive
questionable utility	questionable use
the main results	the primary results
towards	toward

[a] どちらのスペルも使われている．どちらが一般によく使われているかを見る方法としては，Google Books Ngram Viewer でグラフを作成してみるとよい．下記の URL にアクセスし，cancelled と canceled など使用頻度を見たい単語をコンマで区切って入力し，西暦何年から何年の範囲までかを指定すると，自動的にグラフが作成される．

https://books.google.com/ngrams

また，下記の URL にアクセスすると，様々な単語のスペリングについての情報を得ることができる．

http://grammarist.com/spelling/

同じ文章の中で，"pressure sores"，"decubitus"，"bed sores"（注：いずれも，褥瘡を表わす）を使い散らすようなことはやめて，同じ言葉を終始一貫して使うようにしてください。

> **アドバイス**
> 書くことは重要ですが，書き直すことはさらに重要です。Joseph Garland は次のように述べています。「よい医学論文を書くために大切なことは，書くことではなく，書き直すことだ」(Familial Medical Quotations, 1968)。

ここまでで，編集 editing のステップが終わりました。さあ，いよいよ最後のステップ，修正 revising に入りましょう。

第 V 部 修 正

REVISING

修正段階でのキーポイント

・その論文の質を高め，査読者から高い評価を受けるためには，どうすればよいか？
・その分野の専門家でなくても読める文章か？*

---

*注：たとえ，論文がある特定の分野の学術誌に投稿されるとしても，専門家でない人にも読める文章にするように修正することが大切です。

第32章

最終原稿を修正する

第236則　最終原稿を何度も読み返して校正する。

　いよいよ投稿直前の段階，つまり修正 revising の段階です。その分野の専門でない人が読む立場に立って，原稿を一語一語声を出して読んでみましょう。そして，自分の言いたいことが十分表現できているかどうかを確かめてください。たとえば，読むときにやや声が小さくなる非制限節（注："which"で始まる節）の前に，ちゃんとカンマが打たれているかどうかといったことです。音読は，点の打ち方，言葉使い，文章の流れなどをチェックするのに役立ちます。また，たとえば，同じ意味を表わすのに，Class, Stage, Grade といった言葉が使い散らされていないかどうかなど，用語の不統一がないかどうかも大切なポイントです。

　文章の中に，他人の文章をそのまま写したような部分はありませんか？　研究者はよく，関連論文や研究仲間の書いた文章から Methods や Discussion を抜き書きすることがありますが，そのままでは「剽窃（ひょうせつ）」になってしまいます。他の文献からの情報を用いる場合には，自分の言葉で書き直すか，文献を引用する必要があります。自分の以前の論文から引用する場合でも，自己剽窃 self-plagiarism にならないように，エディターにその出典を明らかにし，その文献を引用しなくてはなりません。

第237則　時制に注意

既存の文献情報を記述するときには，下記のいずれを用いても構いません。

現在形（例："X" is a risk factor for "Y"）
過去形（例："Jones demonstrated X"）
現在完了形（例："Investigators have demonstrated X"）

　方法や研究結果を述べるときには過去形を用いますが（例：We found that X），結論を述べるときには，現在形を用います（例：We conclude that Z is a risk factor for Y, independent of X.）。

> **INFORMATION**
> メディカルライティングにおける論理や時制の使い方に関しては，Day ら（2011）の著書，あるいは Publication Manual of the American Psychological Association（American Psychological Association, 2010）を参照してください。

第238則　同じことの繰り返しとなっている文章や不必要な言葉を削除する。

　ワープロソフトの変更履歴や赤ペンを使って，無意味な部分，余計な部分，同じことの繰り返し redundant になっている部分，的外れの表現，くどい表現などがないかをチェックしてみてくださ

い。また，内部査読から指摘された不適切な表現などもここで削除します。

　たとえば，対象者の包含基準 inclusion criteria を，結果のところでまた長々と繰り返す人がいますが，それは，「上述した基準 the aforementioned criteria」とすれば済むことです。表 32.1 に，通常なら削除可能な表現をリストしておきましたので，参考にしてください。

　Crichton（1975）はメディカルライティングでしばしば見られる問題表現に関する論文を，New England Journal of Medicine に寄稿しています。その結果を示したのが，図 32.1 と図 32.2 です。"無駄な言葉が多い verbiage"，"表現がくどい wordiness" が最も多いことがおわかりいただけると思います。

　次のようなコメントをもらわないように，表現には十分気をつけてください。

「だらだらとして rambling，繰り返しが多く repetitive，憶測に基づく議論が見られる」

表 32.1　不必要な表記

望ましくない表記	望ましい表記
an excessive number of	excessive
as the result	because
at a high risk	at high risk
at this moment in time	now
before beginning the study	before the study
Between the period of 1/1/2015 and 6/30/2015	Between 1/1/2015 and 6/30/2015
data for all of the variables	data for all variables
in order to	to
in terms of	in, of, for
is able to	can
is known to be	is
it would appear that	apparently
Many studies have been done which support	Studies support
on the basis of	by
one of the	a
over a period of time	over time
prolonged hospital course	prolonged hospitalization
so that	so, to
that have been reported	reported
The general consensus is	The consensus is
The majority of	Most
The nutritional status	Nutritional status
small number of	few
the subsequent postoperative course	postoperative results
There are, however, no reported studies where the potential use of X has been evaluated.	We are not aware of any studies in which X has been evaluated.
this time interval	this interval
those who had given up smoking	former smokers
total number	total
was calculated by arithmetically adding	was calculated by adding
We were also able to discern a trend of higher risk of X	The risk of X was higher
which is known to be	still

第 32 章　最終原稿を修正する　　**241**

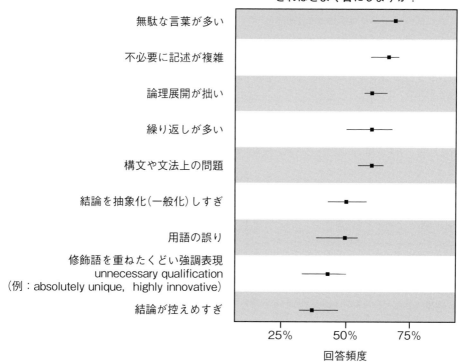

図 32.1　ライティング上の問題の頻度
視覚アナログ尺度(VAS)法による回答(0%＝全くない〜100%＝常にある)の中央値でランク付けし，ブートストラップで算出した 95% 信頼区間を示した。査読者質問票(付録 B)の質問 27 より。フリードマン検定で $P<0.001$

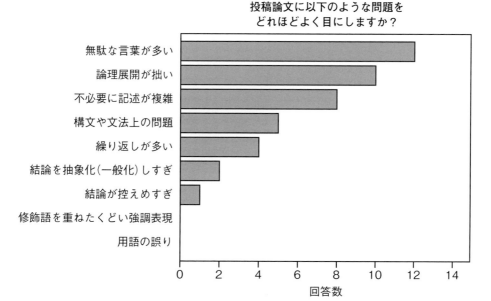

図 32.2　ライティングでよく見られる問題
査読者質問票(付録 B)の質問 28 より。カイ二乗検定で $P=0.009$

第 239 則　表や図の場所に関する投稿規定を守る。

　表のタイトルは，表の上部に付けます。図の脚注 figure legend は図とは別の独立したページにまとめ，表と図のページの間に挿入して投稿します。脚注では，図と使用されたすべての略語について説明します。決して，表や図を Results のページに貼り付けたりしないようにしてください。それらは本文の後につけるものです(表 12.1)。

　また，グラフを文中に入れてはいけません。それだけで素人とみなされる恐れがあります。また，同じ論文の中で，いろいろな種類のフォントやフォントのサイズを用いるのもいかにも素人っぽいのでやめましょう。

第 240 則　論文は 7 月か 8 月に投稿する。

　学術誌は年間を通して発行されていますが，投稿論文の数は夏季には減少するため，この時期に投稿すると，アクセプトされる確率が高まります。これは，一流誌であっても同じです。

第 241 則　計算を綿密にチェックする。

　電卓やスプレッドシート(例：Excel)などを使って，各グループの人数に計算の合わないところがないかどうかを綿密にチェックしてください。査読者も同じことをすることが多く，そのような間違いが発見されるとアクセプトの可能性は低くなります。

第33章

カバーレター

第242則　説得力のあるカバーレターを書く。

あるエディターは投稿論文で悩まされる問題の1つを次のように述べています。

「カバーレターに，投稿の表明，他誌に投稿していないこと，著者名しか書かれてない。つまりなぜその論文が査読に値するかがカバーレターに書かれていない」

カバーレターは，一般に考えられるよりも，はるかに重要なものです。エディターの目に最初に触れるのがカバーレターであり，エディターはカバーレターの内容や専門性を見て最初の判断をすることになります（注：カバーレターだけはシングルスペースで書くこと）。

カバーレターの目的は，どういう論文をなぜ投稿しようとしているのかを丁寧に説明することにあります。タイトルと論文の長さ，表や図の数に始まり，なぜその学術誌に投稿することにしたのか，つまり，なぜ，あなたの論文がその学術誌の読者の興味を引くと考えるのか，何がその論文の強みなのかなどを説明し，その学術誌のどのカテゴリー（原著論文，短報，総説）に適していると考えるかも明記しなければなりません。また，手紙の冒頭や封筒には，"Dear Edior"ではなく，現在のエディターの名前を正しい綴りで書くようにしてください。間違っても，前に投稿した学術誌のエディター名を消し忘れないことです。

エディターは，投稿論文が，その学術誌のインパクトファクターを高めるかどうかに関心があるため，その論文の内容のどこが新しく重要なのかを素早く把握しようとします。したがって，あなたは，その論文が今後数年以内に他の研究者から引用される可能性のある重要な情報を含んでいることを，誇張のない範囲で説明しなければなりません。

Cellの前エディターであるVivian Siegelは，医学関係誌のエディターとのやり取りで留意すべきこととして，以下の点を強調しています。(1)エディターをシニアの同僚もしくはメンターと考え，しかし専門的で礼儀正しい姿勢で接すること，(2)エディターにあなたの研究の意義をできるだけわかりやすく説明すること，(3)この分野ではこれまで何が知られていて，この論文がそこに何をもたらすのかを明らかにすること，(4)何が新しく，なぜ査読に値するのかを手短かにまとめること，(5)この研究が取り組んでいる重要なリサーチクエスチョンはXで，これはYという理由で重要であるという論理で書くこと，(6)この論文に関連して投稿中あるいは近く投稿予定の論文の有無を明らかにすること，(7)適切な査読者を提案すること（特殊な方法論を用いたり，その方面の専門家が少ない場合には特にこれが重要）。

「**査読前問い合わせ** presubmission inquiries」とは，投稿予定論文が，その学術誌の興味やスコープに合うかどうかを事前に問い合わせることを言い，同時に複数の学術誌に対して行うことができます。複数の学術誌に同時に"投稿"することは倫理に反しますが，"問い合わせ"については，それが可能です。これでその学術誌の出版にはそぐわないという返事が来れば時間を節約でき，最もポジ

ティブな返事をくれた学術誌に投稿すれば，相手も投稿を期待しているという意味で，アクセプトされる確率が高いことになります。この「査読前問い合わせ」では，研究の内容を1～2ページにまとめ，抄録を付け，なぜその論文がその学術誌にふさわしいと思うかを説明します。問い合わせは，論文が完成する前でも可能なので，むしろ完成前に行うべきです。

たとえば，New England Journal of Medicineには，「査読前問い合わせ」専用のサイトがあり，下記のURLからアクセスすることができます。

https://cdf.nejm.org/misc/authors/PresubmissionInquiries.aspx

エディターや副エディターは，よく学会に参加します。その機会を捉えて自己紹介し，科学者同士としての関係を築き，査読者として貢献する意思があること，なぜ自分がその分野の査読が可能かを説明するとよいでしょう。そして，自分の研究についても説明し，口演やポスター発表がある場合にはそれに招いてみることです。そして，その学術誌をなぜ自分が好むのか，さらに強い学術誌にするために自分がどう考えるかなども議論するとよいでしょう。Vivian Siegelは以下のように言っています。

「エディターを同僚と考え，彼らを自分の応援団とすること」

> **INFORMATION**
> プロフェッショナルなレターを書くための文例については，Gregg Reference Manual(Sabin, 2010)の第13章を参照してください。

第243則　エディターがどのような論文をよい論文と考えているかをよく認識する。

エディターがよい論文の条件としてあげるものを表33.1にリストしておきました。可能であれば，

表33.1　エディターから見たよい論文の定義[a]

- 読み終わったときに，「こりゃいける！」と思わせる論文
- ストーリーが完璧で，理解するのに，読者が他の文献をわざわざ検索しなくても済む論文
- 簡潔，明確，明快，論理的な論文
- 簡潔で，方法論の記述が十分で，議論が無駄なくまとまった論文
- 現実的課題に重要な貢献となる論文
- 研究デザインに優れ，厳密に実行され，その結果が明確に報告された論文。その論文が扱うリサーチクエスチョンがなぜ重要で，その研究でどれほどその解明ができたか，将来どのような研究が必要かが明確に説明された論文
- 明確かつ簡潔で，しかし研究デザイン，研究の背景，データ分析などに過不足ない説明がなされた論文
- 概念化が的確になされ，研究デザインに優れ，意義が明確で，タイムリーで，科学的知識や実践の進歩に貢献する論文
- テーマの重要性が高く，結論がデータに明確に裏付けられ，かつ，知見の重要性が，IntroductionやDiscussionで明確に位置付けられた論文
- ライティングが優れ，堅固な研究デザインによって得られた知見を論理的に提示した論文
- 重要な研究テーマを扱い，バイアスがない，もしくは少なく，統計学的にも医学的にも意味のある論文
- ライティングが優れ，研究デザインが堅実で，医学的に重要な論文

表 33.1 （つづき）

- 医学的，科学的に重要なテーマが扱われ，研究デザインに優れ，データのバイアスが少なく，サンプルサイズが十分大きく，その研究の意義が先行研究の文脈に明確に位置付けられている論文
- 適切な方法論を用いて，重要なリサーチクエスチョンに取り組み，知識のギャップを埋めるのに貢献する論文
- 仮説を科学的に証明し，医学の向上に寄与する論文
- 医療を変える可能性のある論文
- 明快かつ論理的に記述され，文献検索が的確で，医学的重要性があり，読者の興味を引くと思われる論文

✓研究デザインが優れている。
- 方法論が明快
- 確固とした理論的な根拠に基づいて，独創性の高いテーマを研究しているもの；仮説が明快，かつ，サンプルサイズが適切で，データに基づく適切な結論がなされているもの
- 研究デザインが優れている。
- 適切な統計学的手法が用いられている（データのタイプやサンプルサイズにふさわしい統計）。
- 厳密な科学的方法や統計学的方法に基づいて研究が行われている。
- 臨床との関わりが明確な適切なデータが用いられている。
- 研究テーマが重要で，必要な情報が十分かつ明確に記述され，研究デザインが明快で適切に実施されている。

✓結果のオリジナリティと重要性
- 情報が新しい。
- 医学的に有益
- 医学的応用範囲が広い。
- 研究デザインが優れ，テーマに新規性があり，Discussion が長すぎず，的確で，かつ情報に富んでいる。
- 新しくかつ興味深く，方法論の確かな論文
- 独創的で，よく研究計画が練られ，実行され，かつ適切にまとめられている。
- 新しく，真理を突き，かつタイムリーな論文

✓論文の書き方/まとめ方が優れている。
- 明快
- その学術誌の読者に的確にフォーカスされている。
- 論文の書き方/まとめ方が適切で，論理的かつ明快。Methods セクションがよく書けている。
- 文献引用が適切
- 投稿予定誌の投稿規程に合致し，読者が興味を持つような，新しく，重要で，かつ詳細な情報が含まれている。関連する最新の国際的文献が引用されている。

✓データの裏付けのある結論
- 結果の過剰な解釈がない。
- 結果の解釈が適切

✓論文の書き方が優れかつ簡潔
- 方法論の記述が簡潔かつ明快
- 優れた研究デザインで，論文の書き方が簡潔かつ適切
- ライティングが優れた論文
- 内容が投稿予定誌のスコープに合致し，ライティングが優れた論文
- 論理の流れが明快
- 論文の書き方が優れ，かつ有益な情報を含む。

[a] 査読者質問票（付録B）の質問 30 より

カバーレターの中でそれらの条件の一部を満たしていることを強調しておくとよいでしょう。

第244則　自ら複数の査読者を推薦する。

　New York Times の A.H. Sulzberger は次のように述べています。「常に公平であるべきだと頭ではわかっていても，いつもそうとばかりはいかない」。同じように，査読者も公平であろうとは努めますが，人の常として，あるタイプの研究に偏った見方を持っていて，フェアな評価をすることができない査読者もいます。

　そのため，投稿者自身に査読者の候補を提案することを，認める，もしくは強く推奨する学術誌も少なくありません。しかし，そうは言っても，自分の研究所の同僚や前の論文の共著者などをあげても，まず認めらることはありません。

　可能であれば，自分の見解を理解し，フェアな見方ができ，かつその論文の学術性を正当に評価できると思われる人を推奨するようにしましょう。そして，査読者がまず注目するのが，その論文に自分の論文が適切に引用されているかどうか，そしてその知見が正しく評価されているかどうかであることを忘れないことです。ただ攻撃するためだけにその査読者の論文を引用して，査読者に不快感を与えるのは何の得にもなりません。

　もちろん自分や同僚を査読者に推薦することは非倫理的ですが，最近，偽のメールアドレスを用いた，そうした事例が発覚しています。

　研究が非常に特殊な場合には，査読者をその名前ではなく，該当する専門分野で推薦することもできます。

　査読して欲しくない相手がいる場合には，そのことをエディターに知らせておきましょう。エディターは，それを尊重してくれるはずです。学術誌によりますが，投稿画面の該当欄にその人の名前を記入し，"Designate as Non-Preferred Reviewer" などとラベルされたボックスにチェックを入れれば済みます。

　投稿の数日前には共著者と話し合って，推薦する査読者名のリストを作成するようにしましょう。

第245則　論文中のデータの中に，すでに出版あるいは発表されているものがあれば，そのことに率直に触れておくこと。

　その論文のデータが以前に出版されたことがないことを，エディターに強調しておく必要があります。また，その学術誌の査読が済むまでは，どの学術誌にも投稿する予定がないことを述べておかなければなりません。また，その研究のデータで何らかの形 (例：学会抄録) で出版されたものがあれば，そのことに触れ，かつそのコピーを添付する必要があります。また，過去に出版した論文で，投稿論文と関わりの深い論文があればそのことに触れ，かつその論文に比べて，何が "新しい" 知見であるのかを説明するようにします。

第246則　連絡先となる著者を明示する。

　タイトルページとカバーレターには，論文の連絡先となる著者 corresponding author の氏名，住所，電話番号，e-mail アドレスを記しておく必要があります。外国から投稿する場合には特に住所は正確に記すようにしなければなりません。

第247則　自分や共著者についての情報を丁寧に紹介する。

　あまりこうした紹介をする著者はいませんが，学術誌によっては，それが役立つ場合があります。カバーレターの中に，自分がその分野に精通した研究者であることを示すような，自分の業績や経験などについての情報を簡潔に述べてください。研究がどこで行われたかは Methods のセクションに書かれるべきことですが，カバーレターの中でも，なぜその場所で研究を実施したのか，その必要性

と利点を述べるようにしてください.

　また，すべての共著者が最終原稿に目を通し，内容を承諾していることも述べる必要があります（巻末付録 A の II.A.2 を参照）．

　以上，優れたカバーレターの条件について述べてきましたが，論文投稿時には，あるエディターが述べているように，「フォーマットに正しく従い，投稿規定に指定された順番に原稿を並べていること」を十分に確認してください．

第 34 章

査読者のコメントへの対応

> "査読者は間抜けばかりだ。私の言っていることを全く理解できていない"
> ——ある医学研究者

第 248 則　論文の査読や採否の決定がどのようなプロセスで行われるかを理解する。

　査読者は通常相当の時間をかけて論文を評価します。報酬は普通ありません。査読者のコメントは，多くの場合，投稿された論文をどうにかして改善しようと頭を絞った結果ですから，敬意を払わなければなりません。

　論文が返却されてきたら，コメントに従って修正を行いますが，すべてのコメントについて，それにどのように対応したかを記すのが原則であり礼儀です。

　出版の最終段階において，エディターや査読者の気分を害するのは何の得にもなりません。エディターは経験が豊富であり，気分を害するよりも味方に付けることです。実際，エディターはその論文がより多くの読者が理解できるように何とかその論文の質を高めようと努力しているのです。

アドバイス

受け入れられないようなコメントが査読者から返ってきた場合には，なぜ受け入れられないかを説明する必要があります。単に，"私はそう思わない(I disagree.)"と書くのは禁物です。一般論で言えば，査読者のコメントの 90％ には同意するように心がけてください。

　的をはずれた批判や，ないデータを要求するようなコメントが来ることがあります。そのコメントが全く受け入れられない場合には，修正をする必要はありませんが，同じような疑問を読者が持つことを想定して，論文の中に，説明を追加しておくとよいでしょう。カバーレターの中でもその説明が必要です。

　査読者のコメントのコピーを添付し，別紙に，各コメントに対してどのように対応したかを詳しく記載します（例："Reviewer 1, Comment 3—NS(有意差なし)was changed to "$P=0.06$" on page 6, line 17"）。

　再投稿の通知がきても，アクセプトされることが保証されたわけではありません。採否は，査読者の納得がいくような修正がなされたかどうかによります。決して，査読者のコメントを傲慢に無視したり，査読者を見下すような態度を取ってはいけません。

　もっと情報を集めるようにとか，もっと詳しい分析が必要であるとかいったコメントが来ることもあります。すべてのコメントを慎重に考慮し，それが論文にとってマイナスにならない限り，極力それをうまく取り入れるのが賢明です。

表 34.1　修正した論文を再投稿するときの注意

1. 査読者やエディターのコメントに従い，指摘されたすべてのポイントについて修正する。
2. 単なる見せかけの修正はしない。
3. 共著者全員から修正について許可を得る。
4. どのような修正をしたかを詳細に説明する。コメントのそれぞれについて，旧稿と修正稿の該当するページ数，パラグラフ数，行数を付して回答する。
5. 旧稿，修正稿の区別を表書きし，それぞれに日付をつけて，一緒に送付する。
6. 添付する手紙と修正稿に論文の受け付け番号をつける。
7. 迅速に対応する。

　エディターも，査読者のコメントが不当で，著者がそうしたコメントに応じない場合があることを承知しています。したがって，理不尽なコメントが来た場合には，エディターと電話で話せば片がつくこともあります。通常エディターは良識人ですから，相談に応じてくれるはずです。エディターは，あなたが，なるべく論旨明快で，簡潔で，内容が確かな論文を出版できるよう手助けしたいと望んでいるのです。

第 249 則　再投稿する場合の注意を守る。

　表 34.1 は修正した論文を再投稿するときの注意をまとめたものです。

　査読者のコメントに気分を害したり腹を立てるのは無理もないことですが，論文を出版したいと思えば，これを乗り越える，もしくは少なくとも出版されるまでは我慢しなくてはなりません。批判には必ず学ぶべきものがあります。たとえ論文の中に書かれていることを指摘された場合でも，重要なポイントを読む人にもっとわかりやすくするにはどうするかを学ぶ機会と前向きに捉えるようにしましょう。見識ある敬意に満ちた対応を心がけ，決して，怒りやイライラが表に出ることがないようにしてください。

　ある査読者は，以下のようにアドバイスしています。

　"査読者のコメントを考慮することはもちろん大切ですが，決してネガティブに捉えないことです。また，仮に，査読者の側に無理解や誤解があったとしても，それは書き方に問題があった可能性があります。早めに同僚からコメントをもらうようにしましょう。コメントが多ければ多いほど，論文はよくなります。今日では，ほとんどの論文が出版可能となっており，できる限り完成度の高い論文に仕上げ，リジェクトされてもひるまず他誌に投稿するようにしてください"

第 250 則　批判にくじけないこと

　修正もなしにアクセプトされる論文というものはほとんどありません。もちろん招待論文の場合には出版される確率はきわめて高くなりますが，通常の論文が，数人の査読者とエディターから何のコメントもなしにアクセプトされるということはまず考えられません。

第 251 則　他誌に投稿し直す場合には，修正してから投稿する。

　論文がリジェクトされたら，気持ちが萎えないうちに，すぐに修正して，他誌に投稿するようにしましょう。一流誌に投稿された論文の 90% 以上はリジェクトされていますが，リジェクトされた論文の 80% 以上はどこかの学術誌で出版されています。しかし，残念なことに，そうした論文のうち 20% は，最初の学術誌の査読者が指摘した問題点を修正することなしに出版されています。修正に労を厭うことがあってはいけません。

　論文の間違いを修正するのは，著者の義務です。指摘された問題点を全く修正することなく他誌に

投稿したら，また運悪く同じ査読者に回るということもありえます。そういう場合には，同じコメントがなされて即座にリジェクトされてしまうことになります。

リジェクトされたら，エディターのよほど熱心な勧めがない限り，再投稿しても普通は徒労に終わるだけです。たとえ，すべてのコメントに丁寧に応えたとしても，その決定を覆すことは困難であり，粘っても何か月もの時間が無駄になってしまうことでしょう。

リジェクトに対しては「異議申し立て appeal」を行うことができますが，攻撃的な応答をしたり，いらだった口調の e-メールの送り付けたり，エディターに即座に電話するといった態度は決して取らないことです。まずは同僚と「異議申し立て」について慎重に相談し，あくまで科学的立場に立って，冷静で論理的な対応をすることです。たとえば，堅固な研究デザインで行った研究で，重要な質問にすべて妥当な回答をしたにも関わらず，結果がネガティブ（有意差がない）という理由だけでリジェクトされた場合には，当然「異議申し立て」をする権利があります。残念ながら，学術誌の中には，インパクトファクターを損なうという理由で結果がネガティブであった臨床試験の論文を好まないものがあるのは事実です。しかし，エディターは決して敵ではありません。尊敬すべきシニアの同僚と扱っていただきたいと思います。

第252則　採択の決定がどのように行われるかを理解する。

経験の浅い研究者は，査読者が論文の採否を決定すると思っており，査読者の中にもその権限があると勘違いしている人が少なくありません。しかし，ほとんどの学術誌で，採否を最終的に決定するのは，主エディター editor-in-chief です。査読者やエディターが論文をさまざまな角度（図28.1）からスコアリングするシステムをとっている学術誌も多く，そのスコアを重み付けしつつ合計得点を出して，論文をランク付けします。総スコアの高い論文ほど出版の可能性が高くなります。表34.2は，スコアリングによく用いられるカテゴリーを示したものです。エディターが査読者に，図34.1のような様式の評価票に記入を求める学術誌もあります。どのような形態であれ，このような評価システムが取られていることを念頭において論文を書けば，アクセプトされる確率を高めることができます。

ほとんどどの学術誌にも，出版できる数の2～20倍の投稿があります。したがって，よい論文であるにもかかわらず，高位のランキングを獲得できなかったために，リジェクトの憂き目を見る論文も少なくありません。通常，査読はスコアリングによって行われるため，ささいなミスが論文のスコアを下げ，そのためにスコアが採用レベルに達しないということが起こり得ます。研究者の中には，ささいな問題で論文の採否が決まることはないと考えている人が多いようですが，実際はそうではないということです。

表34.2　出版優先順位スコアで考慮される主な要素

✓一部の学術誌では下記の項目について，1～5点の評点システムを用いている。
　方法論的妥当性
　独創性
　読者のニーズにどれほど合っているか。
　内容（ライティングに問題があっても，研究結果が優れている場合にはそれを評価する）

✓下記のような評点システムを取っている学術誌もある。
　医学的あるいは科学的な質
　研究テーマがタイムリーなものであるかどうか。
　自誌の読者のニーズに合っているかどうか。
　査読者のコメント
　編集にどれほどの手間がかかるか。

1. 質
   - □ 優
   - □ 良
   - □ 可
   - □ 不可
2. 総合評価
   - □ アクセプト
   - □ 若干の修正の上アクセプト
   - □ かなりの修正が必要。その上で再審査
   - □ リジェクト
     理由：
     - □ 研究テーマが重要性に乏しい。
     - □ 結論がデータに裏付けられていない。
     - □ すでに同様の文献が多数存在する。
     - □ 論文としての書き方・まとめ方が稚拙
3. 問題点が解消された上での出版の優先度
   - □ 最優先
   - □ 優先
   - □ 優先度低い
   - □ コメントに対する満足な回答は困難と思われる

図 34.1　典型的な査読用評価票

第 253 則　査読につきものの問題をよく理解しておくこと

ある査読者は次のように述べています。

「査読というのはそもそも不完全なシステムであり，他に方法がないから採用されているにすぎない。私は，その論文を読みもしないで，またその論文の優れた点を理解もできないでコメントする信じられないほど愚かな査読者がいることを知っている。また，時に査読者間で矛盾した修正が要求されることもある。私たちに何ができるだろうか？　これは複雑なプロセスであり，不適切な査読の結果，重要だが有意差のなかった研究や，研究方法が通常用いられているものでなかったために論文がリジェクトされることもまれではない」

最終段階

第 254 則　校正原稿を丁寧にチェックする。

論文がアクセプトされて，出版社から校正ゲラ galley proof が送られてきたら，それを丁寧にチェックしてください。また，必ず共著者にも丁寧に目を通してもらうことです。研究機関によっては，広報（渉外）委員会にゲラのコピーを提出しなければならないところもあります。

この段階ではもう大きな変更をすることはできません。

修正をしたら速やかにエディターに送付します。返送は 48 時間以内という学術誌も少なくありません。時間の制限があるため，この段階では，タイプミス，P 値の誤り，スペルや文法上の誤りなどに特に注意を払ってください。表は，誌面編集の際に大きく変えられてしまうことがあるため，誤り

表 34.3　優れた論文の事例

- Papers published in *NEJM, JAMA, AJPH, or Nature*
- Brown MS, Goldstein JL. Familial hypercholesterolemia: defective binding of lipoproteins to cultured fibroblasts associated with impaired regulation of 3-hydroxy-3-methylglutaryl coenzyme A reductase activity. *Proc Natl Acad Sci U S A*. 1974; 71(3): 788-792.
- Watson JD, Crick FH. Molecular structure of nucleic acids: a structure for deoxyribose nucleic acid. *Nature*. 1953; 171(4356): 737-738.
- Jemal A, Siegel RL, Ma J, et al. Inequalities in premature death from colorectal cancer by state. *J Clin Oncol*. 2015; 33 (8): 829-835.
- Most articles by Leonard Seeff (e.g., Seeff et al., 1992)
- Some of the work by Haynes and Sackett (e.g., Haynes et al., 2011; Sackett, 1979)
- "Strategies for the Analysis of Oncogene Overexpression: Studies of the Neu Oncogene in Breast Carcinoma" (Naber et al., 1990)
- "A Controlled Trial of Antepartum Glucocorticoid Treatment for Prevention of the Respiratory Distress Syndrome in Premature Infants" (Liggins & Howie, 1972)
- "The Effect of Vitamin E and Beta Carotene on the Incidence of Lung Cancer and Other Cancers in Male Smokers" (The Alpha-Tocopherol, Beta Carotene Cancer Prevention Study Group, 1994; Marantz, 1994)
- "Standardized Nerve Conduction Studies in the Lower Limb of the Healthy Elderly" (Falco et al., 1994)
- Hoberman A, Greenfield SP, Mattoo TK, et al. Antimicrobial prophylaxis for children with vesicoureteral reflux. *N Engl J Med*. 2014; 370 (25): 2367-2376.
- "Hemodynamic Changes in the Early Postburn Patient: The Influence of Fluid Administration and of a Vasodilator (Hydralazine)" (Pruitt et al., 1971)
- Stamler J, Wentworth D, Neaton JD. Is relationship between serum cholesterol and risk of premature death from coronary heart disease continuous and graded? Findings in 356,222 primary screenees of the Multiple Risk Factor Intervention Trial (MRFIT). *JAMA*. 1986; 256 (20): 2823-2828.
- Von Hoff DD, LoRusso PM, Rudin CM, et al. Inhibition of the hedgehog pathway in advanced basal-cell carcinoma. *N Engl J Med*. 2009; 361 (12): 1164-1172.
- Girard TD, Kress JP, Fuchs BD, et al. Efficacy and safety of a paired sedation and ventilator weaning protocol for mechanically ventilated patients in intensive care (Awakening and Breathing Controlled trial): a randomised controlled trial. *Lancet*. 2008; 371 (9607): 126-134.
- Grant RM, Lama JR, Anderson PL, et al. Preexposure chemoprophylaxis for HIV prevention in men who have sex with men. *N Engl J Med*. 2010; 363 (27): 2587-2599.
- See Cynthia Dunbar or Arthur Nienhuis: Nienhuis AW, Dunbar CE, Sorrentino BP. Genotoxicity of retroviral integration in hematopoietic cells. *Mol Ther*. 2006; 13 (6): 1031-1049.
- Pandharipande PP, Girard TD, Jackson JC, et al. Long-term cognitive impairment after critical illness. *N Engl J Med*. 2013; 369 (14): 1306-3016.
- Needleman J, Buerhaus P, Pankratz VS, et al. Nurse staffing and inpatient hospital mortality. *N Engl J Med*. 2011; 364 (11): 1037-1045.
- The LIFE Study results: Pahor M, Guralnik JM, Ambrosius WT, et al. Effect of structured physical activity on prevention of major mobility disability in older adults: the LIFE study randomized clinical trial. *JAMA*. 2014; 311 (23): 2387-2396.
- Sui X, Golczak M, Zhang J, et al. Utilization of dioxygen by carotenoid cleavage oxygenases. *J Biol Chem*. 2015; 290 (51): 30212-30223.

NEJM: *The New England Journal of Medicine*, JAMA: *The Journal of the American Medical Association*, AJPH: *American Journal of Public Health*.

がないかどうかを，もともとの表に照らして入念にチェックしてください．もし，投稿時に「in press」であった引用文献がすでに出版されていたら，巻号，ページ数などを記入します．また，引用文献に学会抄録が使われていたら，それが論文化されていないかどうかを調べ，論文になっていたら，それと差し換えます．

　この段階では，誌面エディター copyeditor と円滑にやり取りすることが大切です．修正がない場合でも必ず校正原稿を返送するようにしてください．また，校正原稿中につけられた誌面エディターの記号や符号の意味がわからないときには，直接誌面エディターに問い合わせるようにしてください．

第255則　優れた論文から学ぶ．

　これまでの本書の記述では，いかに問題を回避するかという点に重きを置いてきましたが，最後に，優れた論文とはどのようなものであるかを示すために，アンケートに答えてくれたエディターや査読者が優れた論文としてあげた論文の例を表34.3に示したのでぜひ読んで見てください．この他にも，米国医師会(AMA)が出版している"One Hundred Years of JAMA Landmark Articles"にも，多くの優れた論文の例が紹介されています．

第256則　最後に

　最後に Lock(1991)の言葉を引用して，締めくくりとしたいと思います．よい論文とは「構成がしっかりとし，論点が明確で，結論の切れ味の鮮やかな論文である」．

付　録

A. 医学雑誌掲載のための学術研究の実施，報告，編集および出版に関する勧告
B. 査読者質問票
C. データ収集票
D. ヘルシンキ宣言　人間を対象とする医学研究の倫理的原則

付録 A

医学雑誌掲載のための学術研究の実施，報告，編集，および出版に関する勧告
2017年12月改訂版

Recommendations for the Conduct, Reporting, Editing, and Publication of Scholarly Work in Medical Journals (*Updated December 2017*) [原文：http://www.icmje.org/]

日本語訳　株式会社 翻訳センター
出典　ICMJE*

Ⅰ．本勧告について
　A．本勧告の目的
　B．本勧告の対象者
　C．本勧告の沿革

Ⅱ．著者，研究貢献者，査読者，編集者，雑誌の発行元および所有者の役割と責務
　A．著者と研究貢献者の役割の定義
　　1．著者となることの重要性
　　2．著者とは？
　　3．著者以外の研究貢献者
　B．著者の責務―利益相反
　　1．参加者
　　　a．著者
　　　b．査読者
　　　c．編集者および雑誌スタッフ
　　2．利益相反の報告
　C．投稿および査読の過程における責務
　　1．著者
　　　a．ハゲタカジャーナル，別名偽物ジャーナル
　　2．雑誌
　　　a．機密保持
　　　b．適時性
　　　c．査読
　　　d．公正性
　　3．査読者
　D．雑誌の所有者と編集の自由
　　1．雑誌の所有者

---

*International Committee of Medical Journal Editors（医学雑誌編集者国際委員会）
　許可を得て転載

2．編集の自由
   E．研究参加者の保護

III．医学雑誌での掲載に関わる出版および編集上の問題
   A．訂正，撤回，再出版，およびバージョン管理
   B．科学における不正行為，懸念の表明，および撤回
   C．著作権
   D．重複出版［Overlapping Publications］
      1．多重投稿［Duplicate Submission］
      2．多重出版と事前掲載
      3．容認される二次出版
      4．同一のデータベースに基づいて執筆された原稿
   E．通信欄
   F．料金
   G．増刊号，テーマ特集，特別シリーズ
   H．出資，連携
   I．電子出版
   J．広告
   K．学術雑誌とメディア
   L．臨床試験登録
      1．データの共有

IV．原稿の作成および投稿
   A．医学雑誌に投稿する原稿の作成
      1．一般原則
      2．報告ガイドライン
      3．原稿のセクション
         a．タイトルページ
         b．抄録
         c．緒言/序論
         d．方法
            i．参加者の選定および記述
            ii．技術情報
            iii．統計
         e．結果
         f．考察
         g．参考文献
            i．一般的注意事項
            ii．スタイルおよび形式
         h．表
         i．図版（図）
         j．測定単位
         k．略語と記号
   B．雑誌への原稿送付

I. 本勧告について

A. 本勧告の目的

　ICMJE が作成した本勧告のねらいは，医学雑誌で公表される研究などの実施および報告におけるベストプラクティスと倫理基準について概説すること，また著者や編集者，ならびに査読や生物医学分野の出版に従事するその他の関係者が，正確かつ明瞭で再現可能な，偏りのない医学記事を作成し，雑誌によって発信できるよう，支援することである。また，本勧告は，メディア，患者とその家族，さらに一般読者にとっても，医学情報の編集と出版のプロセスを理解する一助となることが期待される。

B. 本勧告の対象者

　本勧告の主たる対象は，公表のための論文を ICMJE 加盟誌に投稿する可能性のある著者である。ICMJE 非加盟ながら，任意で本勧告を採用する雑誌も多い（www.icmje.org/journals.html を参照）。ICMJE は，本勧告の使用を奨励するものであって，その遵守を監視または強制する権限は有しない。いかなる場合も，著者は各雑誌の投稿規定を遵守した上で本勧告を用いる必要がある。また著者は，試験の種類を特定した報告ガイドライン（ランダム化試験の報告に関する CONSORT ガイドラインなど，http://equator-network.org）も参照すべきである。

　本勧告に従う雑誌では，自誌の投稿規定に勧告内容を盛り込み，それらの規定が ICMJE の勧告に準拠している旨を明記することが望ましい。ICMJE のウェブサイトで ICMJE 勧告準拠誌として公表されることを希望する雑誌は，ICMJE 事務局（icmje@acponline.org）まで電子メールにて連絡されたい。また，過去に公表を希望したものの，現在は ICMJE 勧告に従っていない雑誌も，同様に事務局まで連絡し，リストからの削除を依頼する必要がある。

　ICMJE は，本勧告の広範な普及と，また教育上の非営利目的のため，著作権を意識することなく本文書全体を複製することを奨励する。ただし ICMJE では，新たな問題が生じた際にはある期間ごとに本勧告を改訂しているため，本勧告および文書を使用する場合，必ず ICMJE ウェブサイト（www.icmje.org）で公式の最新版を確認するよう読者に案内すること。

C. 本勧告の沿革

　ICMJE は，旧称「生物医学雑誌への統一投稿規定［Uniform Requirements for Manuscripts Submitted to Biomedical Journals］（URM）」のもと本文書の改訂を重ねてきた。最初の URM は，雑誌全般について投稿原稿の形式や作成方法を標準化する手段として 1978 年に公表された。その後，年を追って原稿の作成という枠組みを超えた出版関連の問題が浮上してきたため，個別声明の作成や文書の改訂を経て，より広い範囲を対象とする「医学雑誌掲載のための学術研究の実施，報告，編集，および出版に関する勧告［Recommendations for the Conduct, Reporting, Editing, and Publication of Scholarly Work in Medical Journals］」に改題されている。本文書の各旧版については，www.icmje.org の「アーカイブ［Archives］」セクションを参照されたい。

II．著者，研究貢献者，査読者，編集者，雑誌の発行元および所有者の役割と責務

A．著者と研究貢献者の役割の定義

1．著者となることの重要性

　著者となること［authorship］は功績であり，学術的，社会的，金銭的な面でも重要な意味合いがある。同時に著者は，出版された研究に対する実行責任および説明責任も負うこととなる。以下の勧告の目的は，論文に対して実質的な知的貢献を行った者の著者としての認定と，著者と認定された貢献者による，出版物に対する各自の実行責任および説明責任の理解とを確実なものとすることである。

　著者に名を連ねていても，どのような貢献によって著者と認められたかはわからないため，現在，雑誌によっては，少なくとも原著論文については，提出された研究の参加者として氏名が挙げられた者がそれぞれどのように貢献したかについて情報を求め，公表している。編集者には，研究貢献についての方針［contributorship policy］を確立し，実施することが強く望まれる。この方針により，研究に対する貢献にまつわる曖昧さは大幅に解消するが，著者資格を満たすための貢献の質と量についての問題はまだ解決できていない。そこでICMJEでは，著者［author］を他の貢献者［contributor］から区別する雑誌を含め，あらゆる雑誌で使用可能な著者資格の基準を作成した。

2．著者とは？

　ICMJEは，著者資格を以下の4基準に基づいて判断することを勧告する。

1. 研究の構想またはデザイン，あるいは研究データの取得，解析，または解釈に実質的に貢献した。さらに
2. 論文を起草したか，または重要な知的内容について批評的な推敲を行った。さらに
3. 出版原稿の最終承認を行った。さらに
4. 研究のあらゆる部分について，その正確性または公正性に関する疑義が適切に調査され，解決されることを保証し，研究のすべての側面に対して説明責任を負うことに同意した。

　著者は，各自が担当した部分に対する説明責任を負うだけでなく，論文の他の部分についてもどの共著者が責任を負っているかを識別できなければならない。さらに著者には，共著者の担当部分の公正性についても確信していることが求められる。

　著者として名を挙げられた者は，全員が著者資格の4基準すべてを満たす必要があり，4基準を満たす者は全員著者と認める必要がある。4基準のうち一部を満たしていない研究貢献者は，「謝辞」の対象とすべきである（後述するセクションII.A.3を参照）。これらの著者資格基準の目的は，功績に値し，研究に対して責任を負うことのできる者にのみ著者の地位を限定することである。さもなくば著者資格が認められるはずの共同研究者に，基準2または基準3を満たす機会を与えないことで著者資格を奪う手段とするのは，本基準の意図するところではない。したがって，基準1を満たす者には，全員に原稿の作成，査読，および最終承認に参加する機会を与えるべきである。

　研究の実施者には，これらの基準を満たす者を特定する責任があり，研究計画時に特定しておいた者を，研究を進める過程で適宜修正するのが理想的である。著者として名を挙げられた者全員が4基

準をすべて満たしていることを判定する責任は，投稿先の雑誌ではなく，著者全員が共同で負うべきである。著者資格に関する適否の判断や対立の仲裁は，雑誌側編集者の役割ではない。著者資格を満たす者について合意に至らない場合は，雑誌側の編集者ではなく，その研究の実施施設に審査を依頼すべきである。原稿の投稿後や掲載後に著者側から著者の削除または追加の要請があった場合，雑誌側編集者は，変更要求についての説明，および記載されているすべての著者と，削除または追加される著者本人とが署名した当該変更に関する同意書を求める必要がある。

　連絡著者［corresponding author］とは，原稿の投稿，査読，および出版のプロセスにおける雑誌側との主要連絡責任者である。著者の詳細情報，倫理委員会の承認，および臨床試験登録資料の提出や，利益相反のフォームと申告書の回収など，雑誌の事務的要件がすべて適切に完了していることを保証するのは，通常連絡著者である。ただし，これらの任務は単独または複数の他の共著者に委任することもできる。連絡著者は，投稿および査読の全過程を通じて編集上の問い合わせに速やかに回答でき，また掲載後は，その研究に対する批評に回答したり，掲載論文に関して疑義が生じた場合に雑誌側からのデータや追加情報の要請に協力できる立場にいる必要がある。雑誌とのやり取りについては，連絡著者が一義的な責任を持つが，ICMJEでは，記載されているすべての著者に全通信内容のコピーを送ることを編集者に勧告する。

　複数の研究者からなる大規模なグループで研究を行う場合，研究の開始に先立って誰が著者となるかを決定しておき，原稿の投稿前に誰が著者であるかを確認するのが理想的である。著者として名を挙げられたグループメンバーは，全員が最終原稿の承認を含む著者資格の4基準をすべて満たしている必要があり，その研究に対する公的責任を負うとともに，他の著者の担当部分についてもその正確性および公正性に確信がなければならない。またメンバーには，各自が利益相反開示フォーム［conflict-of-interest disclosure form］を記入することが求められる。

　複数の著者からなる大規模研究グループには，グループ名を著者名とするものがあるが，個人名は添える場合と添えない場合がある。グループで執筆した論文を投稿する場合，連絡著者はグループ名があればそれを明記し，さらに著者としてその研究に対する功績が認められ，責任を負うことのできるグループメンバーを明記する。論文の著者欄にはその投稿原稿に対する直接の責任者が明記され，MEDLINEでは著者欄に挙げられた氏名がそのまま著者として記載される。著者欄にはグループ名が記載され，著者欄の注記に，個人名は著者か研究貢献者かの区別とともに論文中に別途記載する旨明記されている場合，MEDLINEには著者または研究貢献者（著者以外の研究貢献者［non-author contributor］とも呼ばれる）のいずれかであるグループメンバーの個人名が記載される。

3．著者以外の研究貢献者

　著者資格の4基準の一部には該当するが，すべては満たしていない研究貢献者は，著者とはせず謝辞の対象とすべきである。貢献者にとって単独（他に研究貢献がない場合）では著者資格を満たさない活動の例としては，資金の調達，研究グループの一般的な管理業務［general supervision］や一般的な事務的支援［general administrative support］，執筆支援［writing assistance］ならびに技術的内容や文章の編集［technical editing, language editing］，および校正が挙げられる。貢献内容が著者資格に至らない者については，個人別またはひとくくりのグループ（「臨床研究者」［clinical investigators］または「参加研究者」［participating investigators］など）で謝辞の対象とし，その貢献内容を明記する（「学術的助言者として貢献」［served as scientific advisors］，「研究提案の批評的校閲」［critically reviewed the study proposal］，「データ収集」［collected data］，「被験者の提供およびケア」［provided and cared for study patients］，「原稿の執筆または技術的内容の編集に参加」［participated in writing or technical editing of the manuscript］など）。

謝辞の対象者は研究のデータおよび結論を保証しているものとみなされることがあるため，編集者は，謝辞の対象者全員から謝辞に記載することへの承諾を書面で得るよう連絡著者に求めることが望ましい。

B. 著者の責務―利益相反

科学研究の計画，実施，執筆，査読，編集，および出版の過程で利益相反［conflicts of interest］の取り扱いが示す透明性の程度は，科学的方法に対する社会の信頼や掲載論文の信憑性を左右する要因のひとつである。

利益相反が生じるのは，一義的な利益（患者の幸福や研究の妥当性など）に関する専門的な判断が，二義的な利益（金銭の取得など）によって影響を受ける可能性がある場合である。利益相反がどう認識されるかは，利益相反そのものと同じくらい重要である。

金銭的関係（雇用，顧問，株式の所有または購入権，謝礼金，特許，有償鑑定など）は最もわかりやすい利益相反であり，雑誌，著者，そして科学そのものの信頼性を損なう可能性が最も高い。しかし利益相反は，個人的な関係や対抗意識，学問的競争，知的信念など，他の理由によっても起こりうる。著者は，研究の出資者（営利，非営利を問わず）と，あらゆる研究データに対する閲覧権，データ解析や解釈の権限や，自ら時と場所を選んで論文の作成および発表を行う自主性に干渉するような契約を結ぶことは避けるべきである。

1. 参加者

著者のみならず，査読者［peer reviewer］，編集者［editor］，および雑誌の編集委員を含む，査読および出版過程に参加する全員が，原稿の査読および出版の過程における各自の役割を果たす際に利益相反について配慮する必要があり，潜在的な利益相反とみなされる可能性のある関係はすべて開示しなければならない。

a. 著者

原稿を投稿する際，原稿の種類や形式を問わず，著者は，研究にバイアスを生じる可能性や，あるいはバイアスを生じるとみなされる可能性のある金銭的および個人的な関係をすべて開示する責任がある。ICMJEは，著者による利益相反開示の円滑化と標準化を図るため，利益相反開示フォーム［Form for Disclosure of Conflicts of Interest］を作成した。ICMJE加盟誌は著者に対してこのフォームの使用を求めており，ICMJEでは非加盟誌にもその採用を奨励している。

b. 査読者

査読者に原稿の批評を依頼する際は，査読に影響しうる利害相反があるかどうかを質問する。査読者は，原稿に対する自らの見解にバイアスを生じかねない利益相反があれば編集者に開示し，バイアスが生じる可能性のある原稿については査読を辞退すべきである。査読者は，査読した研究から得た知識を，出版に先立って，自らの利益を追求する目的で流用してはならない。

c. 編集者および雑誌スタッフ

原稿について最終決定を下す編集者は，利益相反や，相反しうる利害関係のある原稿が審査対象となった場合，編集上の決定を辞退すべきである。編集上の決定に参加するその他の編集スタッフも，自らの金銭的利害関係やその他の利益相反（編集上の判断に影響する可能性がある場合）の現状を編集者に申告し，利害の相反する意思決定は辞退すべきである。編集スタッフは，原稿に対する作業を通じて得た情報を私的利益のために流用してはならない。編集者は，自分自身の職責に関わる，また自分が所属する雑誌のスタッフに関わる潜在的な利益相反を，定期的な開示声明によって公表する必要がある。また客員編集者も，同様の手順を踏むべきである。

2. 利益相反の報告

掲載論文には，以下について申告する声明または根拠書類（ICMJE の利益相反開示フォームなど）を添えるべきである。

- 著者の利益相反
- 出資者名を含む研究支援の提供者，また，研究のデザイン，データの収集/解析/解釈，報告論文の執筆，論文投稿に関する意思決定においてそれらの提供者が果たした役割がある場合，その説明，あるいはそのような関与がなかった旨の声明
- 研究データに対する著者の閲覧権の有無，ならびにデータ閲覧の性質と範囲，現在も閲覧可能かどうかの説明

上記の声明を裏付けるため，研究結果に特許上または財務上利害関係のある資金提供者が出資した研究の著者に対し，編集者は，たとえば「私は当研究における全データを制限なく閲覧する権利を有しており，データの公正性およびデータ解析の正確性に対する全責任を負う」との供述書への署名を求めることもできる。

C. 投稿および査読の過程における責務

1. 著者

著者は，本文書のセクション IIA および IIB に詳述されている，著者資格および利害相反の申告に関するすべての原則を遵守すべきである。

a. ハゲタカジャーナル，別名偽物ジャーナル

「学術的医学誌」をうたいながら，そのような機能を果たしていない業者が増えている。こうした雑誌（「ハゲタカジャーナル」[predatory journal]，別名「偽物ジャーナル」[pseudo-journals]）は，ほとんどすべての投稿原稿を採用/掲載し，論文の処理料（つまり掲載料）を請求するが，これは論文が掲載対象に採用されたあとになって著者に通知されることが多い。これらの雑誌は，しばしば査読審査をするといいながら実施せず，また意図的に評価の確立した雑誌に似た雑誌名を使うことがある。ICMJE 加盟誌だと名乗りながらそうではなく（現在の ICMJE 加盟誌については www.icmje.org/journals.html を参照），ICMJE，COPE，WAME といった団体の勧告を遵守しているなどと宣言することもある。研究者はこうした業者が存在することを認識しなければならず，研究成果を掲載するための投稿対象としてはならない。投稿先となる雑誌の公正性，沿革，運営，および評判について評価するのは著者の責任である。一流査読誌の特徴を識別するのに役立つガイダンスは，さまざまな団体から入手することができる（http://www.wame.org/identifying-predatory-or-pseudo-journals や http://www.wame.org/about/principles-of-transparency-and-best-practice）。科学分野の指導者や先輩など，長年学術出版を経験した人々に支援を求めることも有益であろう。

2. 雑誌

a. 機密保持

雑誌に投稿された原稿は秘匿特権付情報［privileged communication］であり，部外秘とすべき著者の私有財産である。投稿原稿の内容が一部または全部事前に開示されれば，著者が不利益をこうむる恐れがある。

したがって編集者は，論文が投稿後審査中であるかどうか，論文の内容，査読の進捗状況，査読者による批評，最終的な採否を含め，投稿論文に関する情報を著者および査読者以外と共有してはならない。投稿原稿や査読者の見解を法的手続きのために利用したいという第三者からの要請に対しては

丁重に断り，そのような機密書類の提出が命じられた場合も，提出せずにすむよう最善を尽くすべきである。

また，編集者は査読者に対し，原稿，関連資料，およびそこに記載されている情報を極秘扱いとする旨を明確に示す必要がある。査読者および編集スタッフは，著者の研究について公に議論してはならず，また投稿論文が掲載される前に査読者が著者のアイデアを盗用することがあってはならない。査読者は，個人的に使用する目的で原稿を保存してはならず，査読結果の提出後，紙のコピーを破棄し，電子的コピーを消去する必要がある。

投稿原稿が不採用となった場合，現地の規制により保管が求められない限り，編集システムから原稿のコピーを消去することが雑誌発行元のベストプラクティスである。不採用となった投稿原稿のコピーを保管する雑誌は，投稿規定にその旨を明記する必要がある。

投稿原稿が掲載される場合，将来その研究について疑義が生じた際その対応に役立てるため，雑誌は投稿原稿原本，査読結果，改訂，および通信内容のコピーを少なくとも3年間，現地の規制によっては永久に保管する必要がある。

編集者は，査読者および著者の許可がない限り，査読者のコメントを掲載または公表してはならない。雑誌の方針として査読者の身元を著者に明かさず，コメントに査読者が署名しない場合は，査読者から書面で同意が表明されない限り，著者を始めその他何者にも査読者の身元を明かしてはならない。

不正や虚偽の申し立てがあった場合は守秘義務が守れないことがあるが，編集者の意向が守秘義務の放棄である場合は，著者または査読者にその旨を通知すべきであり，そうでない場合は機密保持を尊重しなくてはならない。

b. 適時性

編集者は，利用可能な資材と手段を用いて，原稿が確実に適時処理されるよう最善を尽くすべきである。掲載を意図している原稿は速やかに掲載するよう努め，掲載を計画的に遅らせる場合には著者と交渉すべきである。また，雑誌側がそれ以上検討するつもりがない原稿は，著者が別の雑誌に投稿できるよう，編集者はできるだけ早い段階で不採用とするべく努める必要がある。

c. 査 読

査読［peer review］とは，専門家による投稿原稿の批評的評価であり，通常編集スタッフ以外の専門家が行う。公平で偏りのない独立した批評的評価は，科学研究を含むすべての学術活動の本質的な要素であることから，査読は科学的方法の重要な実践手段である。

査読の実際の価値についてはさまざまな議論があるが，この査読という過程によって，科学界に属する人々による投稿論文の公正な審議が促進される。より実用的な面では，査読はどの原稿が自誌への掲載に適しているかを編集者が判断する助けとなる。また査読は，報告の質を改善する上で著者や編集者の役に立つことが多い。

雑誌側には，適切な査読者を選定するためのシステムを確立しておく責任がある。編集者には，出版形態が電子版のみの場合の補助資料を含め，投稿原稿の評価に関連する可能性のあるすべての資料を査読者が閲覧できるよう保証し，また査読者のコメントが，査読者の申告した利益相反に照らして適切に評価および解釈されるよう保証する責任がある。

査読誌（査読審査を行う雑誌）には投稿された原稿すべてを査読に託す義務はなく，また査読者の助言が肯定的であれ否定的であれ，それに従う義務もない。雑誌のあらゆる掲載内容の選定に関する最

終的な責任は雑誌編集者にあり，その雑誌に向いているかどうかといった，投稿原稿の質とは無関連な事柄が編集上の決定をもたらす場合もある。編集者は，掲載前であれば随時，採用後であっても研究の公正性について懸念が生じた場合には，いかなる投稿原稿も不採用とすることができる。

査読に託す原稿の数と種類，各原稿ごとに必要とされる査読者の人数と種類，査読者を公表するかしないかの別，さらに査読作業のその他の面で，雑誌による違いが見られることがある。こうした理由から，また著者に対する情報提供として，雑誌側は自誌の査読作業についての説明を公表すべきである。

各雑誌は，査読者に担当原稿の採用/不採用についての最終決定を通知し，自誌に対する査読者の貢献に謝意を示すべきである。編集者には，査読者のコメントを，同じ原稿を担当している他の査読者たちと共有し，査読作業の間に査読者がお互いから情報を得られるよう図ることが奨励される。

査読の一環として，編集者には研究のプロトコール，統計解析計画書（プロトコールとは別に作成されている場合）や，さらにプロジェクトに特化した研究に伴う契約書についても審査することが奨励される。編集者は，論文掲載時または掲載後にこうした文書を公開することを，研究の掲載を認める前に著者に促すべきである。論文掲載の条件のひとつとして，これらの文書の公開を求める雑誌もある。

第三者データ解析およびデータの公開に対する各雑誌の要件は，今回の改訂の時点ではまだ流動的であり，掲載前や掲載後の査読用にデータを入手可能とすることの重要性について，見方が変わりつつあることがうかがわれる。現在では，研究を掲載に採用する前に，部外の生物統計専門家に研究データの統計解析を依頼している雑誌編集者もいる。また，閲覧，使用，または再解析のため第三者に研究データが入手可能かどうかを著者に問い合わせる編集者や，査読や再解析のために他の研究者とデータを共有するよう著者を促し，あるいは要求する編集者もいる。各誌は，データ解析に関する具体的な要件を確立/公表するとともに，投稿を考えている著者が容易に閲覧できる場所に掲示すべきである。

真の科学的査読は，論文が発表されたその日に始まるという考え方もある。この精神に基づき，医学雑誌は，読者が掲載論文に関するコメント，質問，または批評を投稿するための手段を準備すべきであり，掲載後の論文に関して疑義が生じた場合には，著者は適切に対応し，掲載誌からのデータや追加情報の要請に協力する責任を負う（セクション III を参照）。

ICMJE は，研究者には，発表した結果を裏付ける一次データおよび解析手順を少なくとも 10 年間保管する義務があると考える。ICMJE は，これらのデータが確実に長期間利用可能となるよう，データリポジトリに保存することを奨励する。

d．公正性

編集上の決定は，投稿原稿の雑誌に対する関連性，独創性，質，そして重要な問題に関するエビデンスへの貢献度に基づいてなされるべきである。このような決定は，営利上の利害，個人的な人間関係や思惑，あるいは研究結果が否定的であるとか定説に対する明らかな反論であるといった事柄に左右されてはならない。さらに，結果が統計的に有意ではなかった，あるいは結論が得られなかった研究についても，著者は雑誌への投稿やその他の手段によって公表すべきであり，編集者はそのような研究を掲載の検討対象から除外すべきではない。そのような研究も，メタアナリシスを通じて他の研究から得られたエビデンスと統合すれば，重要な問題を解く上でなお役立つエビデンスをもたらす可能性があり，またそのような否定的な，あるいは結論に至らない結果が公になることにより，不要な追試をせずに済むなど，同様の研究を検討している他の研究者の役に立つこともある。

各雑誌発行元は，自誌の異議申し立て手順を明示し，異議および不服申し立てに対応するための体制を準備すべきである。

3. 査読者

雑誌に投稿された原稿は秘匿特権付情報であり，部外秘とすべき著者の私有財産である。投稿原稿の内容が事前に開示されれば，著者が不利益をこうむる恐れがある。

したがって査読者は，原稿およびそこに記載されている情報を極秘扱いとする必要がある。査読者は，投稿論文が掲載される前に著者の研究について公に議論したり，著者のアイデアを盗用したりすることがあってはならない。査読者は，個人的に使用する目的で原稿を保存してはならず，査読結果の提出後，コピーを破棄する必要がある。

査読者には，査読の依頼に対して速やかに返答し，合意した期間内に査読結果を提出することが求められる。査読者のコメントは，建設的かつ率直で，品位を保たなければならない。

査読者は，自らの利益相反を申告し，利益が相反する場合には査読作業を辞退すべきである。

D. 雑誌の所有者と編集の自由

1. 雑誌の所有者

医学雑誌の所有者［owner］と編集者［editor］は，目指すところは同じでも責任が異なり，その違いが両者の対立につながることがある。

医学雑誌の所有者は，編集者の任免について責任を負う。編集者の任命時に，所有者は，編集者の権利と義務，権限，一般的な任用条項，および意見の対立を解消するための手段が明示された契約を編集者と結ぶべきである。編集者の業績評価は，読者数，原稿の投稿数および処理にかかる時間，そして雑誌に関するさまざまな指標(ただし，必ずしもこれらに限定されない)など，両者が合意した評価基準を用いて行うことができる。

所有者による編集者の解任は，科学における不正行為［scientific misconduct］があった，雑誌の長期的な編集方針について意見の食い違いがある，合意した業績基準に照らして業績がふるわない，あるいは編集者という信頼すべき職務と相容れない不適切な行動が認められるなど，相当の理由がある場合のみとする。

任命および解任は，雑誌を所有する団体の少数の幹部による評価ではなく，第三者の専門家から成る委員会の評価に基づくべきである。社会が科学における言論の自由を重視していること，また雑誌所有者の利益に反しかねない形で現状に異議を唱えることが編集者の責任である場合も多いことから，特に解任においてはこうした手順を踏む必要がある。

医学雑誌は，そのガバナンスおよび雑誌所有者(出資者である学会など)との関係を明確に示すべきである。

2. 編集の自由

ICMJEは，編集長が雑誌の編集内容および出版の時期に関する全権を有するという，世界医学雑誌編集者協会［World Association of Medical Editors］による編集の自由［editorial freedom］の定義を採用する。雑誌の所有者は，個々の論文記事の評価，選定，掲載スケジュール，または編集業務に対し，直接，または編集者の意思決定に強く影響するような環境をつくることにより，介入しては

ならない。編集者は，ある研究が雑誌にとってどのような営利的見通しを持つかではなく，その研究の妥当性，およびその研究が雑誌の読者にとってどの程度重要であるかに基づいて編集上の決定を行うべきであり，たとえ出版側の営利目的に反する見解であっても，報復を恐れることなく，すべての医学的側面について批評し，かつ信頼に足る見解を示す自由を与えられなければならない。

また編集長は，増刊号を含む誌面に掲載する広告や出資者が提供するコンテンツ［sponsored content］の適否について最終決定権を持つべきであり，雑誌名の使用や，雑誌の掲載内容の営利的使用に関する方針全般についても最終的な決定権を有するべきである。

各雑誌には，編集者による編集方針の確立と維持を支援する第三者編集顧問委員会［independent editorial advisory board］を設置することが奨励される。編集者は，編集上の決定や，論争を起こす可能性のある意見表明を裏付けるため，必要に応じて査読者，編集スタッフ，編集委員会，および読者など幅広い助言者に意見を求めるべきである。所有者は，編集者に対して法的措置が取られた場合に適切な保護手段が得られ，また必要に応じて法的な助言が受けられるよう保証する必要がある。法的問題が生じた場合，編集者は可及的速やかに自身の顧問弁護士および雑誌所有者/発行元に通知しなければならない。編集者は，ICMJE の方針（セクション II C.2.a を参照）に従って著者および査読者の機密情報（氏名および査読者のコメント）を保護すべきである。編集者は，ニュース欄やソーシャルメディアへの掲載内容を含め，雑誌の解説［journal commentary］として記載される情報について，事実確認のためのあらゆる妥当な措置を取る必要があり，また雑誌制作に従事するスタッフに，その場で同時にメモを取ること，可能なら出版前にすべての関係者から回答を求めること，などの報道におけるベストプラクティスの遵守を徹底させるべきである。真実および公益を守るためのこのような活動は，名誉棄損の申し立てに抗弁する際，とりわけ妥当となる場合がある。

編集者は，実践上の編集の自由を確保するため，委任された管理職や経営の責任者ではなく，雑誌の幹部所有者との直接交渉権を持つべきである。

編集者および編集者団体は，編集の自由という概念を擁護し，この自由が著しく侵害された場合には，国際的な医学会や学術団体，そして一般社会の注意を喚起する義務がある。

E．研究参加者の保護

いかなる研究者も，ヒトを対象とする研究の計画，実施，報告を，ヘルシンキ宣言［Helsinki Declaration］（2013 年改訂版：https://www.wma.net/policies-post/wma-declaration-of-helsinki-ethical-principles-for-medical-research-involving-human-subjects/）に基づく倫理原則に，確実に合致させるべきである。またいかなる著者も，研究の実施にあたって現地，地域，または国の規制および法令に準拠した外部審査機関（倫理委員会，治験審査委員会など）に承認を求めるべきである。その研究がヘルシンキ宣言に準拠して実施されたかどうかが疑わしい場合，著者は自らの方法の根拠を説明し，研究中疑義のある面については，現地，地域，または国の規制および法令に準拠した審査機関から明示的な承認が得られていることを証明しなければならない。また，信頼できる審査機関による承認を受けた研究についても，編集者は実施方法が適切であったかどうかについて独自に判断することができる。

患者にはプライバシーを守らせる権利があり，これはインフォームド・コンセント［informed consent］を得ることなく侵されることがあってはならない。氏名，イニシャル，病院番号など，患者を特定しうる情報は，これらの情報が科学的な目的のために必要不可欠であり，かつ患者（あるいはその親または後見人）が掲載に同意することを書面で提示しない限り，記述，写真，家系図にそれらの情報を掲載してはならない。この趣旨のインフォームド・コンセントを得るためには，特定され

る可能性のある患者に掲載予定の原稿を提示する必要がある。また著者は，これらの患者に対し，出版後，患者を特定しうる資料が，印刷物だけでなくインターネットから提供される可能性があるかどうかを明らかにすべきである。患者の同意は書面によるものとし，現地の規制や法律に従って雑誌発行元または著者，あるいはその両者がこれを保管しなければならない。適用される法律は地域によって異なるため，各雑誌は法的な助言を参考にしながら各自の方針を立てること。雑誌発行元が同意書を保管すれば患者を特定しうる情報を知ることになるため，同意書は著者に保管してもらい，同意書の代わりに同意書を取得して保管していることを証明する声明を著者から書面で得る方が，患者の機密保持がより確実であると判断する雑誌もある。

　患者を特定する情報のうち，不必要な詳細は省略すべきである。匿名性の維持に何らかの疑いがある場合は，インフォームド・コンセントを得る必要がある。たとえば，患者の写真の目元部分を隠すだけでは匿名性の保護としては不十分である。患者が特定できないよう特徴を隠す場合，著者はその変更が科学的な目的を歪めないことを保証し，編集者もその旨注記する必要がある。

　インフォームド・コンセントに関する要件は，雑誌の投稿規定のひとつとすべきである。インフォームド・コンセントを入手した場合は，論文掲載時にその旨を表示しなければならない。

　動物を使用した研究を報告する場合，著者は各研究施設および国の実験動物の管理と使用についての基準に準拠したかどうかを表明しなければならない。動物を使用した研究に関するより詳しいガイダンスは，国際獣医学雑誌編集者協会［International Association of Veterinary Editors］の「動物倫理および福祉に関する著者向け合意指針」［Consensus Author Guidelines on Animal Ethics and Welfare］(http://veteditors.org/ethicsconsensusguidelines.html)から入手できる。

III．医学雑誌での掲載に関わる出版および編集上の問題

A．訂正，撤回，再出版，およびバージョン管理

　誠実な誤り［honest error］は科学や出版にはつきものであり，そのような誤りが見つかった場合は訂正を掲載する必要がある。事実に関する誤りは訂正が必要となる。議論の対象となる問題については，投書［letter to the editor］，印刷版/電子版の通信［correspondence］，あるいは雑誌発行元が提供するオンライン・フォーラム［online forum］での掲示として扱うのが最善である。過去に出版した内容を更新したもの（システマティック・レビューや臨床ガイドラインの更新版など）は，過去の掲載論文の別版ではなく新しい出版物とみなされる。

　訂正が必要な場合，雑誌発行元は少なくとも以下の基準に従うべきである。

- 元の掲載論文を参照し，変更の詳細を可及的速やかに通知する。訂正通知は電子版またはページ番号の振られた印刷版のページに掲載し，電子版または印刷版の目次に載せて適切な索引登録を確保する。
- また，新版の論文を掲載し，旧版からの変更点と変更日を詳述する。
- 当該論文の変更前の各版はすべて保管する。保管した文書は，読者が直接閲覧可能とするか，または読者の求めに応じて提供可能とする。
- 変更前の電子版には，その論文にさらに新しい版があることをよく目立つように表記する。
- 引用の参照先は最新版とする。

　コーディングの問題や計算ミスによって広範囲に影響する誤りが生じ，不正確な記述が論文全体に

及ぶことがある。そのような誤りによっても論文の結果，解釈，および結論の方向性や有意性が変わらない場合は，上記の最小限の基準に従って訂正を掲載する。

誤りが深刻で，論文の結果や結論が無効となるような場合は，撤回［retraction］が必要になることがある。しかし，結果，解釈，および結論の方向性や有意性の大幅な変更の原因が誠実な誤り（分類ミス［misclassification］または計算ミス［miscalculation］など）である場合は，撤回後再出版［retraction with republication］（「差し替え」［replacement］とも呼ばれる）を検討することができる。誤りが意図的なものではないと判断され，科学的根拠が妥当であるとみなされ，変更版がさらなる査読および編集者の精査を通過した場合は，説明を添えた撤回後再出版により，その科学文献の全面訂正が可能となる。そのような場合は，透明性の徹底を図るため，補助資料や付録で変更の内容を示すことが役に立つ。

B．科学における不正行為，懸念の表明，および撤回

科学における不正行為［scientific misconduct］には，データの捏造［fabrication］，画像の欺瞞的な操作を含むデータの改ざん［falsification］，および盗用［plagiarism］などがあるが，必ずしもこれらに限定されない。臨床試験やヒトを対象とするその他の研究結果の公表を怠ることも，科学における不正行為の一種と考える人もいる。これらの行為はいずれも問題となるが，その重みは一様ではなく，状況ごとに適切な関係者が個別の審査をおこなう必要がある。科学における不正行為が指摘された場合や，あるいは投稿原稿または掲載論文に記載された研究の実施方法や公正性［integrity］について何らかの懸念が生じた場合，編集者は出版倫理委員会［Committee on Publication Ethics］（COPE）（publicationethics.org/resources/flowcharts）などの委員会が規定する適切な手続きを開始すべきであり，これらの手続きの結果が出るまで懸念の表明を掲載することも選択できる。手続きに著者の所属施設での調査が含まれる場合，編集者はその調査結果を把握するよう努め，適宜その結果を読者に知らせ，科学における不正行為が調査によって証明された場合には記事の撤回を公表する。不正行為が立証されない場合もありうるが，議論の対象となっている問題を読者に印象付けるため，投書による意見のやりとりを公表することも可能である。

懸念表明および撤回声明は，単なる投書として掲載すべきではない。これらについては，懸念表明や撤回声明であることを明示して，電子版またはページ番号の振られた印刷版のページに掲載し，電子版または印刷版の目次に載せて適切な索引登録を確保し，見出しに元の論文のタイトルを記載する。オンラインの場合は，撤回通知と元の論文を相互にリンクさせ，撤回された論文のすべての形態（抄録，全文，PDF）に撤回された旨を明記しなければならない。撤回声明の執筆者は，当該論文の著者と同一人物であることが理想であるが，元の著者が望まない場合や執筆できない場合，編集者は状況に応じて他の責任者による撤回を認めることもでき，あるいは編集者自身が撤回声明または懸念表明の単独執筆者となってもよい。撤回通知の本文では，論文が撤回される理由を説明し，当該論文の完全な引用情報を含めなければならない。撤回された論文は，撤回された旨を明記した上で，パブリック・ドメインに残す必要がある。

不正な論文の著者が行った過去の研究は，有効なものと見なすことはできない。編集者は，以前その著者が自誌に掲載した他の研究について，著者の所属施設に有効性の保証を要請するか，あるいは撤回することができる。これらを行わない場合は，告知によって過去に掲載された研究論文は有効性が不確実であるとの懸念を表明するという手段を選ぶこともできる。

方法論が不適切な場合も研究の公正性が損なわれることがあり，撤回につながる可能性がある。

撤回および懸念表明に関するより詳しいガイダンスについては，COPEのフローチャートを参照の

こと。また，撤回論文の参照防止についてのガイダンスは，セクション IV.g.i を参照のこと。

C. 著作権

　雑誌発行元は，掲載論文に適用される著作権［copyright］の種類を明示し，雑誌側が著作権を保有する場合は，音声，動画，プロトコール，およびデータセットを含むあらゆる種類の内容に対する著作権の移譲について，雑誌側の立場を詳しく説明すべきである。医学雑誌発行元は，著作権を雑誌側に移譲するよう著者に要請することがある。また，出版権の移譲を求める雑誌もある。あるいは，著作権の移譲を求めず，クリエイティブ・コモンズ・ライセンス［Creative Commons license］などの形をとるところもある。同一の雑誌においても，掲載論文の著作権上の地位が動くこともあり，著作権の対象とならないもの(たとえば，政府の公務員が業務の一環として執筆した論文など)もある。また，内容によっては編集者が著作権の適用を控える場合や，他の合意の下で保護される場合もある。

D. 重複出版 ［Overlapping Publications］

1. 多重投稿 ［Duplicate Submission］

　著者は，使用言語が同じであれ別であれ，同一原稿を複数の雑誌に同時に投稿すべきではない。この基準の根拠は，複数の雑誌に同時に投稿された論文の掲載権について，雑誌間で紛争となる可能性があること，また複数の雑誌が気づかぬまま，また必要もないのに同一原稿の査読と編集を行い，同じ論文を掲載してしまう可能性があることである。

2. 多重出版と事前掲載

　多重出版［duplicate publication］とは，すでに掲載された論文と内容が大幅に重複する論文を，その過去の論文について明確に言及することなく掲載することである。パブリック・ドメインへの情報提供も事前掲載［prior publication］とみなされる場合がある。

　医学雑誌の読者は，著者および編集者による意図的な論文の再掲載(たとえば，歴史的あるいは画期的とみなされるような論文など)であることの明示がない限り，自分が原著論文を読んでいるものと信じるのが当然である。この見解の根拠は，国際著作権法，倫理規範，そして無駄なく資源を利用するという理念である。原著研究論文の多重出版はとりわけ問題となるが，それは，あるひとつの研究についてだけ，データが不用意に二重計上されたり結果の重みが不適切に評価されたりする原因となって，既存のエビデンスを歪曲する可能性があるからである。

　投稿する原稿で報告する研究内容の大部分が既刊の論文ですでに報告されている場合や，他誌に投稿中または採用された別の論文に収載されているか，あるいは密接に関連している場合，著者は原稿送り状にその旨を明記し，編集者が投稿原稿の扱いを決定する際に役立つよう，関連資料のコピーを提供すべきである。セクション IV.B も参照のこと。

　本勧告は，投書，プレプリント［preprint］，または学会発表の抄録［abstract］やポスター［poster］などの予備的報告に続く，完成報告の掲載を雑誌側が検討することを妨げるものではない。またこの勧告は，学会では発表されたがまだ完全な形では公表されていない内容や，現時点では講演要旨集［Proceedings］などの形式による公表を検討している内容の，その後の論文掲載を雑誌側が検討することを妨げるものでもない。予定されている学会についての報道は，通常この原則に反するとはみなされないが，データの図表を加えた詳しい報道は違反とされることもある。また著者は，学会発表以外の場で自らの研究結果を発信することにより，雑誌編集者にとって自分の研究の優先順位がど

れぐらい下がるかを考慮すべきである。

　公衆衛生上の緊急事態(公衆衛生当局の定義による)の場合，公衆衛生に直接関わる重要情報については，雑誌掲載の検討対象から除外されることを懸念せずに周知を図るべきである。

　採用はされたがまだ掲載されていない論文や投書に記述されている科学的情報を，公共メディア，政府機関，または企業と共有することは，多くの雑誌の方針に反する。ただし，論文または投書の内容が，治療技術の大きな進展，報告に値する疾患，または公衆衛生上の危険性(たとえば，薬剤，ワクチン，その他の生物学的製剤，医療機器による重篤な有害作用など)に関わる場合は，そのような伝達方法が正当と認められることがある。印刷物，オンラインを問わず，このような情報伝達によって論文の掲載が脅かされることがあってはならないが，可能であれば編集者と事前に協議し，承認を得ておくべきである。

　セクション III.L で示した基準を満たす登録システムへの試験結果の掲載は，結果が簡潔な(500語)構造化抄録［structured abstract］や表(登録参加者，主要評価項目，有害事象を示す)に限定される場合，ICMJE はこれを事前掲載とみなさない。ICMJE は著者に対し，試験結果がまだ査読誌に掲載されていない旨の声明を登録システムに掲載すること，また結果が雑誌に掲載された時点で掲載論文の完全な書誌情報を追加して登録システムに掲載した結果を更新することを奨励する。

　異なる雑誌の編集者同士が公衆衛生の観点から最も有益であると考える場合は，同じ論文をそれらの雑誌が同時または共同で出版することもある。しかし，米国国立医学図書館(NLM)では，このような同時に発行された共同出版物をすべて別々に索引登録するため，編集者は同時出版の存在を読者に明示する声明を掲載すべきである。

　こうした告知をせずに多重出版をしようとする著者は，少なくとも投稿原稿がただちに不採用となることを覚悟すべきである。編集者が違反に気づかないままそのような論文が掲載されてしまった場合，著者による弁明または承諾の有無を問わず，論文撤回が当然と認められる場合がある。

　多重出版の処理に関するより詳しいガイダンスについては，COPE のフローチャートを参照のこと。

3. 容認される二次出版

　他誌やオンラインですでに出版されている内容を二次出版［secondary publication］することは，特にできるだけ多くの読者に重要情報を届けることを目的とするとき，正当かつ有益である場合がある(政府機関や専門学会によって同一言語または他言語で作成されたガイドラインなど)。その他さまざまな理由による二次出版も，以下の条件を満たしていれば正当とみなされる場合がある。

1. 著者が両方の雑誌の編集者から承認を得ていること(二次出版に関わる編集者に一次出版論文の閲覧を可能とすること)。
2. 一次出版の優先権を尊重するため，一次出版と二次出版との間隔を，双方の編集者と著者が交渉して取り決めること。
3. 二次出版される論文の対象は，一次出版とは異なる読者層であること。要約版で十分な場合もある。
4. 二次出版の内容が，一次出版のデータおよび解釈を忠実に反映していること。
5. 二次出版では，読者，同じ分野の研究者，文献情報提供サービス［documenting agencies］に対し，「本論文は最初［雑誌名および全書誌情報］にて報告された研究に基づくものである」といった注釈により，全体あるいは一部が他所に掲載された論文である旨を告知し，一次出版の

参照情報を示すこと。
6. 二次出版のタイトルは，それが一次出版された論文の二次出版であること（完全ないし要約された再出版または翻訳版）を明示していること。ただし，NLM は翻訳版を「再出版」とはみなさず，MEDLINE に索引登録される雑誌に原著が掲載されている場合も，翻訳版には引用または索引登録を行わないことに注意する必要がある。

同一誌が同時に1報の論文を複数の言語で出版した場合，MEDLINE の引用には複数言語の版があることが表示される（例：Angelo M. Journal networking in nursing: a challenge to be shared. Rev Esc Enferm USP. 2011 Dec 45［6］:1281-2, 1279-80, 1283-4. Article in English, Portuguese, and Spanish. No abstract available. PMID 22241182）。

4. 同一のデータベースに基づいて執筆された原稿

異なる，または同一の研究グループから，同一のデータセット（たとえば，公共のデータベースから得たデータセットや，同じエビデンスに関するシステマティック・レビュー/メタアナリシスなど）を解析した複数の投稿があった場合，それらの投稿論文は，解析手法と結論のどちらかまたは両方が異なっている可能性があるため，編集者は各論文を個別に検討すべきである。データの解釈および結論が類似している場合，先に投稿された論文を優先することは，必須ではないものの妥当と考えられる。異なる解析方法は互いの不足を補う可能性があり，また有効性も同等である場合があるため，上述の点で重複した複数の原稿の掲載を編集者が検討することはさしつかえない。ただし，同一のデータセットに基づく複数の原稿は，それらを別個に掲載することで互いに得られる価値が検討に値するものでなければならず，また透明性を考慮し，同一のデータセットに基づく過去の論文について適切な引用を載せる必要がある。

臨床試験データの二次解析では，一次出版されたデータについては引用元を示し，その内容が二次的な解析/結果であることを明記し，また一次出版された試験と同じ試験登録番号と永続的な一意のデータセット識別子を使用する必要がある。

大規模試験の場合，同一の参加者集団を対象として，異なる研究上の課題に関する多数の論文を個別に作成することが当初から計画されていることがある。その場合，すべての評価項目パラメータが最初の試験登録で規定されていれば，著者はその試験登録番号を使用することができる。複数のサブ試験を別個の試験として（たとえば，ClinicalTrials.gov などに）登録している場合は，該当する試験に固有の試験識別番号を使用すべきである。重要なことは透明性であり，どの形態をとるにせよ，読者にはっきりとわかるよう示す必要がある。

E. 通信欄

医学雑誌は，掲載論文についてのコメント，質問，批評を投稿する手段を読者に提供すべきである。通信欄［correspondence section］やオンライン・フォーラムを用いることが多いが，必ずしもこれらに限られるわけではない。投書やオンライン・フォーラムで言及された論文の著者には，自身の研究に対する重要な批評に対して同じ手段で回答する責任があり，編集者は著者に回答を要請すべきである。また投書の執筆者には，利益の競合や相反があれば，それについて申告するよう求める必要がある。

投書には，適切な長さ，正しい文法，雑誌のスタイルに合わせるための編集を加えることができる。あるいは，たとえばオンラインでのコメント投稿システムなどを通じて，未編集の投書を読者に提供する形を取ってもよい。そのようなコメントは，ページ番号の振られた電子版または印刷版のページに改めて掲載されない限り，MEDLINE では索引登録されない。雑誌発行元が投書をどのよ

うに扱うにせよ，その扱い方は公表すべきである．いかなる場合も，編集者は品位に欠ける，不正確な，または相手の名誉を棄損するようなコメントの排除に努めなければならない．

　責任ある討論，批評，および意見の相違は科学の重要な特質である．雑誌編集者は，自誌が掲載した内容についてそのような議論が交わされることを奨励すべきであり，自誌を議論の場とするのが理想的である．編集者には，的はずれな投書や興味を起こさせない投書，あるいは説得力に欠ける投書を退ける権利があるが，さまざまな意見に表明の場を与え，討論を促す責任もある．

　また公正を期し，投書数を管理可能な範囲内におさめるため，雑誌側は掲載内容に対する意見投稿や特定の話題についての討論に期限を設けてもよい．

F．料　金

　雑誌発行元は，収入源の種類を透明化すべきである．投稿原稿の処理や雑誌への掲載に必要な料金［fee］や手数料［charge］については，投稿を考えている著者が，審査を求めて原稿を投稿する前に気づくよう見つけやすい場所に明示するか，あるいは著者が投稿原稿の作成を開始する前に説明するものとする（http://publicationethics.org/files/u7140/Principles_of_Transparency_and_Best_Practice_in_Scholarly_Publishing.pdf）．

G．増刊号，テーマ特集，特別シリーズ

　増刊号［supplement］とは，関連する問題や話題を扱った論文を集めたものであり，雑誌の別冊または通常号の一部として出版され，資金源がその雑誌の発行元ではないこともある．資金提供者が話題や観点を選択することによって，増刊号の内容に偏りが生じる可能性があることから，雑誌発行元は以下の原則を採用すべきである．これらの原則は，外部からの資金や客員編集者が関わるテーマ特集［theme issue］や特別シリーズ［special series］にも適用される．

1. 本誌の編集者は，著者，査読者，増刊号の内容の選定に関する全決定権を含め，増刊号についての方針，実務，内容について全責任を負い，また全権を有する．資金提供団体による編集は認めない．
2. 本誌の編集者は，増刊号用の外部編集者（単独または複数）を任命する権利を有し，任命した編集者の作業に対して責任を負う．
3. 本誌の編集者は，増刊号の原稿を外部の査読にかける権限，ならびに外部の査読の有無に関わらず投稿原稿を不採用とする権限を保有する．これらの条件については，増刊号の編集作業を始める前に，増刊号の著者，および該当する場合は外部編集者に通知する必要がある．
4. 増刊号発行の発案者，増刊号が取り上げる研究および増刊号出版の資金源，ならびに資金提供者の製品のうち，増刊号が取り上げる内容に関連するものについては，増刊号の導入部分に明記する．
5. 増刊号における広告は，雑誌本体における広告と同様の方針に従う．
6. 本誌の編集者は，読者が通常の編集ページと増刊号のページとを容易に見分けることができるよう配慮する．
7. 本誌および増刊号の編集者は，増刊号の資金提供者から個人的な便宜や直接報酬を受けてはならない．
8. 増刊号中の二次出版（別途掲載された論文の再出版）については，原著の参照およびタイトルにより，はっきりと区別できるようにする．
9. 本文書で別途説明した著者資格および潜在的利益相反の開示に関する原則は，増刊号にも適用される．

H. 出資，連携

さまざまな人物や団体が，出資［sponsorship］，連携［partnership］，会議［meeting］，またはその他の活動形態を通じて，雑誌発行元や編集者と交流を図ろうとすることが考えられる。編集の独立性を守るため，これらの交流は上記の「増刊号，テーマ特集，特別シリーズ」（セクションIII.G）で概説した原則に従って行われるべきである。

I. 電子出版

現在，ほとんどの医学雑誌は印刷版に加えて電子版でも出版されており，電子版のみが出版されている雑誌もある。印刷出版［print publishing］と電子出版［electronic publishing］に関する原則に違いはなく，本文書の勧告は双方に等しく適用される。しかし，電子出版ではバージョニング［versioning］が可能となる一方で，ここで取り上げるリンクの安定性や内容の保存に関する問題が生じる。

修正およびバージョニングに関する勧告については，セクションIII.Aにて詳述する。

電子出版では雑誌の枠を超えたリンクが可能となるが，リンク先のサイトや情報源には雑誌編集者の編集権は及ばない。このような理由に加え，外部サイトにリンクすることは，リンク先のサイトを暗に推奨していると受け取られる可能性があるため，雑誌発行元は外部サイトへのリンク設定については慎重を期す必要がある。外部サイトへのリンク設定を行う場合は，リンク先サイトに掲載されているあらゆる内容，広告，製品，またはその他の情報について推奨するものではなく，雑誌側ではいかなる責任や義務も負わないこと，またリンクの有効性についても責任を負わないことを明記すべきである。

雑誌のウェブサイトや，第三者のアーカイブまたは信頼できるリポジトリに掲載論文を永久保存することは，歴史的文献記録［historical record］として極めて重要である。たとえオンライン掲載が短期間だったとしても，コピーがダウンロードされている可能性があるため，ほとんどの場合，雑誌のウェブサイトから論文を完全に削除することは認められない。そのようなアーカイブは，誰でも自由に，またはメンバー会員に閲覧可能とすべきである。保管先のアーカイブは複数であることが望ましい。ただし，法的な理由（名誉棄損の申し立てなど）により削除が必要となる場合は，削除された論文のURLに詳細な削除理由を記載し，当該論文は雑誌の内部アーカイブに保管しなければならない。

雑誌の掲載内容をすべて永久保存することは雑誌発行元の責任であり，雑誌が廃刊となる場合には，雑誌ファイルを，内容の閲覧公開が可能な信頼できる第三者に確実に移譲する。

雑誌のウェブサイトでは，雑誌スタッフや編集委員のリストおよび投稿規定など，記事以外のページには最終更新日を掲載する必要がある。

J. 広告

ほとんどの医学雑誌は広告を掲載しており，それが出版社の収入源となっているが，このような広告が誌面の大半を占めたり，編集上の決定に影響を及ぼしたりすることがあってはならない。

雑誌発行元は，印刷版と電子版の両方について，広告掲載に関する正式かつ明文化した方針を設けるべきである。編集記事と並べて表示することを意図して，その記事が取り上げた製品の広告を売り込むことは，ベストプラクティスに反する。広告は，広告であることが区別できるようにすべきである。編集者は，印刷版およびオンライン版の広告の承認，ならびに広告掲載方針の徹底において，全面的かつ最終的な権限を持つ必要がある。

雑誌には，健康に深刻な害をもたらすことが証明されている商品の広告を掲載すべきではない。編集者は，広告掲載について，各国の既存の規制または業界基準を確実に遵守するか，または雑誌独自の基準を確立する必要がある。法律で定められていない限り，団体または機関の利益のために案内広告やその他の非表示広告の内容が左右されるべきではない。編集者は，広告について寄せられたすべての批判について，掲載を検討すべきである。

K. 学術雑誌とメディア

雑誌発行元は，メディアとの関係において，競合する優先事項のバランスをとる必要がある。一般の人々は，雑誌のあらゆる掲載内容から恩恵を受ける正当な権利，および重要な情報を妥当な期間内に入手する権利を有しており，編集者はそれを手助けする責任を負う。しかしながら，学術研究が査読を経て入念に審査される前に報道されてしまった場合，不正確または時期尚早な結論が流布してしまう可能性があり，一方臨床医が研究報告の結論について患者に助言できるためには，まずその報告の全容が入手可能となっている必要がある。

このバランスをとり，原著論文が雑誌に掲載される前にその話題が一般メディアで紹介されることを防ぐため，一部の国や雑誌では記事差し止め制度 [embargo system] を設けている。この差し止め制度は，メディアに「平等な条件」[level playing field] をもたらし，入念な準備に時間がかけられない状態で，競争相手より先にスクープしなければならないという重圧が最小限となることから，取材や記事作成に従事する者のほとんどはこれを歓迎している。また，金融市場に影響し得る情報を含む論文もあるため，経済的な混乱を最小限に抑える上でも，生物医学情報の公表時期を合わせることは重要である。記事差し止め制度については，雑誌の利益を守る自己本位なもので，科学的情報の迅速な普及を妨げるとして反発する見方もあり，ICMJEでもこのような批判があることは認識しているが，この制度には損失より利益の方が大きいと考える。

以下の原則は，印刷出版と電子出版に等しく適用されるものであり，編集者がメディアとの関係についての方針を確立するにあたって役立てることができる。

- 編集者は，研究者から得られた医学情報が，査読誌を通じて秩序正しく一般の人々に伝達されるよう促すことができる。これは，投稿論文が査読中または掲載待ちの間は研究内容を公開しないという合意を著者と交わす一方，原著論文が雑誌に掲載されるまで報道を控えてもらう代わりに，プレスリリースの発行などによりメディアが正確な記事を作成できるよう協力するという合意をメディアと交わすことによって実現できる。
- 編集者は，記事差し止め制度が法的強制力や取り締まり手段のない自主管理制度であることに留意する必要がある。もし相当数の報道機関や生物医学雑誌がこの制度に従わないと決意すれば，この制度はたちまち機能しなくなる。
- 著者が自作に懸ける信念はさておき，一般の人々の健康にとって，内容をそろえて雑誌掲載する前にニュースとして報道しなければならないほど明確かつ緊急を要する重大な臨床的意義を持つ医学研究はごくわずかである。そのような例外的な状況が起こった場合は，公衆衛生を担当する適切な規制当局が，医師およびメディアに対して事前に情報を発信するかどうかを判断し，その決定に対して責任を持つ。著者および管轄当局が，ある原稿について，特定の雑誌に掲載前公表の検討を求めている場合は，何らかの公表をする前にその編集者に相談する必要がある。編集者が速報の必要性を認めた場合は，掲載前の公表を制限する方針の適用を除外しなければならない。
- 掲載前の公表を制限するための方針は，学会での発表内容を取り上げたメディアの報道や，学会で発行された抄録に適用すべきではない（「多重出版」のセクションを参照）。学会で研究報告を

行う研究者は，発表内容について記者と話し合うことをためらうべきではないが，実際に発表した内容以上の詳細情報を提供することは避けなければならず，そうした詳細情報の提供によって，雑誌編集者にとって自分の研究の優先順位がどれぐらい下がるかを考慮すべきである(「多重出版」のセクションを参照)。

・論文の掲載が間近になった時点で，編集者または雑誌スタッフは，プレスリリースや質疑応答，あるいは論文のコピーの事前配布を行ったり，記者を適切な専門家に紹介するなど，メディアによって正確な報道がなされるよう支援する必要がある。こうした支援は，メディアが報道の時期を論文掲載の時期に合わせることを条件とすべきである。

L. 臨床試験登録

ICMJE の臨床試験登録方針は，一連の論説［editorials］で詳述されている（Updates and Editorials [www.icmje.org/update.html] 及び FAQ [http://www.icmje.org/about-icmje/faqs/clinical-trials-registration/] を参照)。

簡潔に言えば，ICMJE は，臨床試験については最初の患者登録時以前に公的な臨床試験登録システムに登録することを論文掲載の審査条件として求めており，また求めるようすべての医学雑誌の編集者に勧告する。ICMJE のウェブサイトで公開している「ICMJE ガイダンス準拠誌」リスト［icmje.org/journals.html］への収載を希望する編集者は，同リストへの収載により，自誌が ICMJE の臨床試験登録方針を採用するものとみなされることを認識する必要がある。

ICMJE では，臨床試験［clinical trial］について「対象者もしくは対象集団を，介入群と，必要な場合は同時併行の比較［concurrent comparison］または対照群に前向きに割り付け，健康に関連した介入と健康アウトカムの関係を検討する研究」と定義する。健康に関連した介入［health-related intervention］とは，生物医学的または健康関連アウトカムを変化させるために使用する介入を指し，たとえば，薬物，外科的治療，医療機器，行動療法，教育プログラム，食事介入，質的改善介入，看護プロセスの変更などが挙げられる。健康アウトカム［health outcome］とは，患者または被験者において得られるあらゆる生物医学的または健康関連の評価項目を指し，薬物動態評価項目や有害事象なども含む。ICMJE は最初の参加者の登録時期については定義しないが，最初の参加者から同意を取得するまでに試験を登録することがベストプラクティスとされる。

ICMJE は，WHO 国際的臨床試験登録プラットフォーム［International Clinical Trials Registry Platform］(ICTRP)(www.who.int/ictrp/network/primary/en/index.html)の一次登録システムとなっているすべての登録システム，または WHO ICTRP にデータを提供している ClinicalTrials.gov への一般の閲覧が可能な登録は，試験登録の条件を満たすと認める。ICMJE がこれらの登録システムを承認する理由は，これらがいくつかの基準を満たしているためである。これらの登録システムは，一般の無料閲覧が可能で，将来予想される登録者をすべて受け入れることができ，非営利団体によって運営され，登録データの妥当性を保証する手段を有し，電子的な検索が可能である。試験登録の条件を満たすためには，試験の登録時，最初の参加者の登録前に，最小限 20 項目の試験登録データセット (http://prsinfo.clinicaltrials.gov/trainTrainer/WHO-ICMJE-ClinTrialsgov-Cross-Ref.pdf または www.who.int/ictrp/network/trds/en/index.html) が必要となる。これら 20 項目のいずれかが欠けている，あるいはいずれかのフィールドに意味のない情報が入力されている試験登録や，EU-CTR に提出された第 I 相試験などの一般の閲覧が可能とされていない試験登録を，ICMJE は不十分であるとみなす。また，必須項目ではないが，ICMJE は著者に対し，試験結果がまだ査読誌に掲載されていない旨の声明を登録システムに掲載すること，また結果が出版された時点で登録内容を更新し，掲載論文の完全な書誌情報を入力することを奨励する。

臨床試験登録の目的は，研究結果の選択的出版［selective publication］や選択的報告［selective reporting］を防ぐこと，不要な重複研究を防ぐこと，計画中または実施中の試験について，参加する可能性のある患者や一般の人々が情報を得やすくすること，ならびに新規研究を承認するかどうか検討している審査委員会が，検討対象の研究に関連した類似研究やデータの概要を得やすくすることである。これらの目的は，たとえば原稿投稿時に事後登録を行うことでは果たせない。またこれらの目的は，観察研究など他のデザインの研究にもあてはまる。そのため ICMJE は，臨床試験型以外の研究も登録することを奨励するが，臨床試験以外の研究における曝露または介入は研究者の指示によるものではないため，必須とはしない。

　新規に実施した試験（親試験）の二次的なデータ解析は，独立した試験としては登録せず，親試験の試験登録番号を参照すべきである。

　ICMJE は，著者に対し，臨床試験登録システムに報告する集約された臨床試験結果について，各自の資金提供機関ならびに規制機関が求める要件を確実に満たすことを期待し，また必須とされない場合でも，登録システムでの結果報告を推奨する。登録システムで報告された結果と雑誌に掲載された結果に不一致があった場合，それを説明する責任を負うのは著者であって雑誌編集者ではない。上記の基準を満たす登録システムへの試験結果の掲載は，結果が短文の（500 語）構造化抄録や表（登録された試験参加者，基準値の特性，主要および副次評価項目，有害事象を含む）に限定されている場合，ICMJE はこれを事前掲載とみなさない。

　ICMJE は，雑誌発行元に対し，掲載論文の要約の末尾で試験登録番号を公表するよう勧告する。また ICMJE は，報告対象である試験や原稿中で言及される他の試験を指す略称を最初に使用する際，入手可能ならその試験登録番号も記載することを著者に勧告する。

　編集者は，臨床試験の登録が適切に行われていない場合，その事情が意図的に，あるいは結果的に報告にバイアスをもたらした可能性が高いかどうか検討すべき場合がある。試験の事前登録は重要であることから，この方針の適用外となる場合でも試験登録は必要であり，著者はいつ登録が完了し，なぜ登録が遅れたかを掲載原稿に記載し，編集者は例外が認められた理由について声明を掲載する必要がある。そのような例外はめったに起きないはずであり，臨床試験の事前登録をしない著者は，ICMJE 加盟誌に不採用とされるリスクをおかしていることを強調しておく。

1．データの共有

　データ共有声明に関する ICMJE の方針は，別途論説として詳述されている（Updates and Editorials［www.icmje.org/update.html］を参照）。

1. 2018 年 7 月 1 日時点で，ICMJE 加盟誌に投稿される臨床試験成績の報告原稿には，以下に説明するデータ共有声明を含めなければならない。
2. 2019 年 1 月 1 日以降に参加者登録を開始する臨床試験については，試験登録にデータ共有計画を含めなければならない。臨床試験登録に関する ICMJE の方針は，www.icmje.org/recommendations/browse/publishing-and-editorial-issues/clinical-trial-registration.html で解説されている。試験登録後に生じた共有計画の変更があれば，原稿とともに投稿/掲載される声明に反映させ，またそれに基づいて登録内容を更新すべきである。

データ共有声明で表示しなければならない内容：
匿名化済み個人別参加者データ（データ辞書を含む）の共有の可否；
共有対象として特定されるデータ；

入手可能となる他の関連資料(プロトコル,統計解析計画書など)の有無;
データの入手が可能となる時期と期間;
共有データの閲覧基準(対象者,対象となる解析の種類,共有方法など).

これらの要件を満たすデータ共有声明の実例を**別表**に示す.

共有データを用いた二次解析について,データ受領時に合意された条件がある場合,著者は当該データの使用がそれらの条件に準拠していることを立証しなければならない.また著者は,データ作成者の功績を適切に顕彰し,またそのデータを根拠とする研究の検索が可能となるよう,永続的な一

表 ICMJEの各要件を満たすデータ共有声明の例[*]

	例1	例2	例3	例4
個人別参加者データ(データ辞書を含む)の入手可否	可	可	可	不可
共有対象として特定されるデータ	試験中に収集したすべての匿名化済み個人別参加者データ	当該論文で報告する結果の根拠となる匿名化済み個人別参加者データ(本文,表,図,付録)	当該論文で報告する結果の根拠となる匿名化済み個人別参加者データ(本文,表,図,付録)	なし
入手可能となる他の資料	プロトコル,統計解析計画書,インフォームド・コンセントのフォーム,総括報告書,解析コード	プロトコル,統計解析計画書,解析コード	プロトコル	なし
データの入手が可能となる期間(開始・終了日)	論文掲載直後から,無期限	論文掲載3か月後から5年後まで	論文掲載9か月後から36か月後まで	非該当
共有対象者	すべてのデータ閲覧希望者	方法論的に妥当な提案のできる研究者	審査のために指定された外部の審査委員会(学識ある仲介者)から提案したデータ使用について承認を受けている研究者	非該当
共有目的となる解析の種類	目的は不問	承認された提案の目的達成	個人別参加者データのメタアナリシス	非該当
データの入手方法	データは(リンク先を表示)からいつでも入手可能	提案の送信先:xxx@yyy データ閲覧希望者はデータ閲覧同意書に署名が必要 データは外部サイト(リンク先を表示)から5年間入手可能	提案の申し込み期間:論文掲載後36か月間 36か月後以降は,データは著者の大学のデータ保管庫から入手可能,ただし研究者に対する支援は蓄積メタデータのみ 提案の申し込みとデータ閲覧についての案内:(リンク先を表示)	非該当

[*]これらの実例はデータ共有に関する選択肢の一部であって,すべてを示すものではない.

意の識別子を用いてデータの出典を参照しなければならない。二次解析について執筆する際は，自らの解析と先行する解析との違いについて十分説明しなければならない。加うるに，自ら作成した臨床試験のデータセットを共有させる者はその努力によって大きな功績に値し，また他者の収集したデータを使用する者はデータの収集者に共同研究を求めるべきである。しかし共同研究は常に可能なわけではなく，現実的ではない場合も不要な場合もあるため，データ作成者の努力の顕彰が必要となるのである。

IV. 原稿の作成および投稿

A. 医学雑誌に投稿する原稿の作成

1. 一般原則

原著論文の本文は，通常，緒言/序論［Introduction］，方法［Methods］，結果［Results］，および考察［Discussion］のセクションに分かれている。この「IMRAD」と呼ばれる論文形式は，恣意的に定めた出版形式ではなく，科学的発見の過程を反映したものである。各セクションの内容をさらに整理するため，セクション内に小見出し［subheading］が必要となることも多い。他の種類の論文（メタアナリシス［meta-analyses］など）では異なる形式が必要な場合があり，症例報告［case report］，レビュー［narrative review］，および論説［editorial］では，形式の構造は比較的自由で構造化しないこともある。

電子形式の出現で，電子版では詳細情報やセクションの追加，情報の階層化，相互リンク，論文の一部抜粋などを行うことができるようになった。投稿時には，主体となる論文原稿とともに電子版のみの補助資料も提出し，査読に託す必要がある。

2. 報告ガイドライン

これまでにさまざまな研究デザインを対象とした報告ガイドラインが作成されており，たとえば無作為化試験を対象としたCONSORT（www.consortstatement.org），観察研究を対象としたSTROBE（http://strobe-statement.org/），システマティック・レビューおよびメタアナリシスを対象としたPRISMA（http://prisma-statement.org/），診断の精度に関する研究を対象としたSTARD（www.stard-statement.org/）などがある。こうしたガイドラインは，医学論文の評価者である編集者，査読者，読者，およびその他の研究者の批評に耐え得る十分詳細な研究論文を作成する助けとなることから，各雑誌は著者に対し，これらに従うよう求めることが望ましい。レビューの著者には，データの探索，選択，抽出，および統合に用いた方法について説明することが奨励され，システマティック・レビューの場合は必須となる。報告ガイドラインの有益な情報源として，EQUATOR Network（www.equator-network.org/home/）およびNLMのResearch Reporting Guidelines and Initiatives（www.nlm.nih.gov/services/research_report_guide.html）が挙げられる。

3. 原稿のセクション

以下は，すべての研究デザインや原稿形式について，各セクション内の報告内容に関する一般的要件である。

a. タイトルページ

原稿のタイトルページには，論文とその著者に関する一般的な情報を記載する。通常は，論文のタイトル，著者の情報，免責事項，支援提供元，ワード数，そして場合によっては図表の数を記

載する。

論文のタイトル　タイトルは，論文全体から選び抜いた記述であり，抄録とともに，電子検索の感度と特異性を高めるために必要な情報を含めるべきである。報告ガイドラインでは，研究デザインに関する情報をタイトルに含めるよう勧告しており，必須とする雑誌もある（無作為化試験，システマティック・レビュー，およびメタアナリシスの場合は特に重要である）。雑誌によっては，通常 40 文字以内（文字およびスペース）の短いタイトルをタイトルページに記載するか，あるいは電子投稿システム用の別の見出しとするよう求める場合もある。電子投稿では，タイトルの文字数を制限する場合がある。

著者の情報　各著者の最高学位は，公表しない雑誌もあるが，記載すべきである。研究業績が帰属すべき施設や団体と部署名は，具体的に記載する必要がある。大半の電子投稿では，郵送先住所および電子メールアドレスを含め，著者の連絡先について全情報の提供が求められるが，タイトルページには連絡著者の電話番号，ファックス番号，および電子メールアドレスを記載すべきである。ICMJE では，著者の Open Researcher and Contributor Identification（ORCID）を記載することを奨励している。

免責事項　免責事項［disclaimer］の例には，投稿論文中で表明した見解は著者独自のものであり，所属施設や資金提供者の公式な立場を示すものではないことを述べた声明などがある。

支援提供元　これには，助成金，機器，薬剤やその他の，論文に記載されている研究の実施や論文自体の執筆に対する支援が含まれる。

ワード数　論文の本文（抄録，謝辞，表，図の説明文，および参考文献を除いた部分）のワード数により，編集者および査読者は，その論文に記載された情報が論文の長さに見合っているか，投稿原稿が雑誌の形式に適合しているか，またワード数制限の範囲内に収まるかどうかを判断することができる。同じ理由から，別途抄録のワード数を提供することも有用である。

図表の数　一部の投稿システムは，必要ファイルをアップロードする前に，あらかじめ図表数の明細を求める。そうすることで，編集スタッフおよび査読者は，すべての図表が実際に原稿に含まれていることを確認でき，また図表は紙面を取るため，図表が提供する情報がその論文の長さに見合っているか，また原稿が雑誌の紙面制限の範囲に収まるかどうかも評価することができる。

利益相反の申告　各著者は，利益相反に関する情報を原稿に記載し，また各雑誌は利益相反に関する情報の書式および掲載場所についての基準を作成する必要がある。ICMJE では，ICMJE 加盟誌が使用するための利益相反開示フォーム（www.icmje.org/coi_disclosure.pdf）を作成し，非加盟誌にもこのフォームの採用を奨励している。このフォームを使用することもできる一方，編集者は，利益相反の情報を原稿のタイトルページに記載するよう求めることで，編集上の決定を行う前に各著者からフォームを回収したり，査読者や読者が各著者のフォームに逐一目を通したりする労力を省く場合がある。

b. 抄　録

原著論文，システマティック・レビュー，およびメタアナリシスの場合，構造化抄録が必要となる。抄録には，その研究の経緯や背景，目的，基本的手順（研究参加者の選択，設定条件，評価項目，解析の手法），主な結果（可能であれば具体的な効果量［effect size］とその統計的有意性および臨床的意義を示す），および主要な結論を記載する。抄録では，その研究または観察のどこが新しく，重要かを強調するとともに，重要な限界についても言及し，結果を過大解釈してはならない。臨床試験の抄録には，CONSORT グループが認定した必須項目（www.consort-statement.org/resources/downloads/extensions/consort-extension-for-abstracts-2008pdf/）を記載すべきである。資金提供元に

ついては抄録のあとに別途記載し，MEDLINE検索のための適切な表示および索引登録に役立てる。

　論文の内容を示すものとしては，唯一抄録のみが多くの電子データベースに索引登録され，また多くの読者に読まれる部分であることから，著者は論文の正確な内容を確実に抄録に反映させる必要がある。しかし，残念ながら抄録に記載されている情報が本文の情報と異なっていることも多い。著者および編集者は，改訂や査読の作業を進める過程で，抄録と本文の情報の一致を確実なものとする必要がある。構造化抄録の形式は雑誌によって異なり，複数の形式を採用しているところもある。著者は，投稿先に選んだ雑誌が指定する形式で抄録を作成する必要がある。

　ICMJEは，雑誌発行元に対し，掲載論文の抄録の末尾で臨床試験登録番号を公表するよう勧告する。またICMJEは，著者に対し，報告対象の試験や原稿中で言及されている他の試験を指す略称を最初に使用する際，入手可能ならその試験登録番号も記載するよう勧告する。公共のリポジトリに保管されているか，または現在二次解析の対象となっている場合のいずれかまたは両方にあてはまるデータは，永続的な一意のデータセット識別子と，リポジトリの名称および番号を抄録の末尾に記載する必要がある。

　c．緒言/序論

　研究の経緯や背景(問題の本質およびその意義)を説明する。研究や観察の具体的な目的，調査目標，または検証すべき仮説について言明する。直接関連する参考文献のみを示し，これから報告する研究のデータや結論は含めない。

　d．方　法

　「方法」セクションが指針とすべき原則は，研究がどのように行われ，なぜその手法がとられたかを明確にすることである。「方法」セクションに求められる目標は，データを閲覧する者が結果を再現できるだけの十分な詳細情報である。一般的に，このセクションには研究の計画またはプロトコールの作成中に入手可能だった情報のみを含めるべきで，研究中に得られた情報は，すべて「結果」セクションの内容となる。ある団体に研究実施の支援(たとえば，データの収集および管理など)を有償あるいは契約を結んで委託した場合は，「方法」セクションで詳述する必要がある。

　「方法」セクションには，その研究が現地，地域，または国の規制および法令に準拠した外部審査機関(倫理委員会，治験審査委員会など)によって承認された旨の声明を含める必要がある。その研究がヘルシンキ宣言に準拠して実施されたかどうかが疑わしい場合，著者は自らの方法の根拠を説明し，研究中疑義のある面については現地，地域，または国の規制および法令に準拠した審査機関から明示的な承認が得られていることを証明しなければならない(セクションⅡ.E.を参照)。

　［ⅰ．参加者の選定および記述］

　適格基準や除外基準，参加者の出身人口群を含め，観察または試験の参加者(対照群を含めた健康被験者または患者)の選定について明確に記述する。研究をデザインする段階では，年齢，性別，あるいは民族といった変数について研究との関連性が常に理解されているわけではないため，いかなる種類の研究においても，研究者は主だった人口群を組み入れるよう努めるべきであり，少なくとも，これらの変数とともに，関係のある他の人口統計学的変数についても記述データを提供する必要がある。なお，性別［sex］(生物学的因子を指す場合)とジェンダー［gender］(性自認，心理社会的または文化的因子)という用語については，正しい用法を確実に守ること。不適切でない限り，被験者については性別/ジェンダー，動物や細胞については性別を報告し，性別/ジェンダーの判定に用いた方法を記述する。たとえば，特定の性別のみを組み入れるなど，排他的な集団を対象とした研究では，その理由が明白な場合(前立腺癌など)を除き，著者は根拠の正当性を示す必要がある。また，人種または民族性についても判定方法を明確に定義し，その妥当性を立証する必要がある。

[ⅱ. 技術情報]

　研究の主要目的および副次目的(通常は主要評価項目および副次評価項目)を具体的に記述する。方法, 機器(メーカー名および住所を括弧書きで記載), 手順について, 他者がその結果を再現できるよう十分に詳述する。すでに確立された方法については, 統計的手法も含め, 参考文献を提示する(次項を参照)。すでに公表されているがあまり知られていない方法については, 参考文献とともに簡単な説明を加える。新しい方法や大幅に修正された方法については, その方法の説明と使用の理由を示し, それらの方法の限界を査定する。使用したすべての薬剤および化学薬品の一般名, 投与量, 投与経路などを正確に記述する。また, 適切な学名および遺伝子名を明記する。

[ⅲ. 統　計]

　統計手法は, 元データの閲覧が可能な専門知識のある読者がその研究に対する手法の妥当性を判断し, 報告された結果を検証することができるよう十分に詳述する。可能であれば, 結果を定量化し, 測定誤差や不確実性を表す適切な指標(信頼区間など)とともに提示する。統計学的仮説検定(P値などのみに頼ることは避ける。効果量および推定量の精度に関する重要な情報を伝えきれないからである。研究デザインや統計手法に関する文献は, 可能であれば定評のある標準的な研究を挙げる(掲載ページを示すこと)。統計用語, 略語, および一部を除く記号については定義を記載する。使用した統計ソフトとそのバージョンも明記する。予定された解析は, 探索的解析(サブグループ解析など)から区別する。

e. 結　果

　研究結果は, 本文および図表で論理的に順を追って提示し, はじめに主要な, または最も重要な所見を述べるようにする。図表中のデータをすべて本文で繰り返すことはせず, 最も重要な知見のみを強調また要約する。「方法」セクションで示したすべての主要評価項目および副次評価項目について, データを提供する。追加資料/補助的資料および技術的詳細については, 本文の流れを損なうことなく必要に応じて参照できるよう付録[appendix]に収めてもよく, また雑誌の電子版のみに掲載することもできる。

　解析結果は, 算出値(たとえばパーセンテージなど)のみではなく, 算出に用いられた絶対数も記載し, それらの統計的有意性(該当する場合)を明記する。図表の使用は, 論文の論点の説明および裏付けデータの評価に必要なものに限定する。項目が多い場合には表のかわりにグラフを用いるが, グラフと表でデータを重複させてはならない。「ランダム」[random](無作為化の手法を示唆する),「正規」[normal],「有意」[significant],「相関」[correlations],「標本」[sample]などの統計専門用語を非専門的な文脈で用いることは避ける。

　年齢や性別などの人口統計学的変数による報告データの分割は, 研究間でサブグループのデータ併合を容易にすることから, 階層化を妨げるやむを得ない理由がない限り, 所定の手順として行うべきである。階層化が不可能な場合は, その理由を説明する必要がある。

f. 考　察

　考察では, まず主要な所見を簡潔に要約した後, それらの所見について考えられる機序や説明を論じていくとよい。その研究のどこが新しく, 重要かを強調し, 関連するエビデンス全体に照らして研究所見を論じる。研究の限界について述べ, その研究所見が, 将来の研究および臨床現場や臨床方針にもたらす影響について検討する。また適切な場合は, 性別/ジェンダーなどの変数が研究所見に及ぼす影響や所見との関連性について考察し, データの限界について論じる。「緒言/序論」や「結果」のセクションなど, 原稿の他の部分で述べたデータやその他の情報については, 詳細を繰り返さない。

　結論は研究目標と関連付けて述べ, 制限を設けない言明やデータによる十分な裏付けのない結論は

避ける。特に，臨床的な意義と統計的有意性は明確に区別し，原稿に経済面についての適切なデータや解析が含まれていない限り，経済的利益や費用について言及することは避ける。まだ終了していない研究について優先権を主張したり，そのような研究の存在をほのめかしたりすることは避ける。妥当性がある場合は新しい仮説を述べ，仮説であることを明記すること。

g．参考文献

[i．一般的注意事項]

著者は，直接参考文献にはできるだけ原著論文を提示すべきである。著者，編集者，または査読者は，個人的な利益のために参考文献を利用してはならない。総説[review article]の参照は，多数の文献を読者に紹介する効率的な方法とはなり得るが，総説は必ずしも原著論文を正確に反映しているわけではない。その一方で，ある話題に関する原著論文の参照リストが膨大になると，紙面をとりすぎることがある。特に現在では，掲載論文の電子版に参考文献を追加することが可能であり，読者は電子的な文献検索によって公表論文を効率的に検索できるため，文献数が少なくても主要な原著論文を押さえていれば，より網羅的なリストと同等の役割を果たすことが多い。

学会抄録は参考文献には使用しない。こうした抄録を本文中に括弧書きで引用することはさしつかえないが，頁脚注としては記載しない。採用後まだ掲載されていない論文を参考文献とする場合は，「掲載準備中」[in press]または「出版予定」[forthcoming]と表示すべきである。投稿後まだ採用されていない原稿の情報を引用する場合は，その情報提供者から書面で承諾を得た上で，本文中に「未発表知見」[unpublished observation]と明記して引用する。

掲載論文では，使用したデータセットを，永続的な一意の識別子を用いて参照しなければならない。

公開情報源からは得られない重要情報を提供するものでない限り，「私信」[personal communication]の引用は避ける。私信を引用する場合は，本文中に括弧書きで相手の氏名および情報入手日を明記する。自然科学の論文に引用するためには，私信の提供者から使用許可およびその情報が正確であるという確認を書面で得なければならない。

参考文献の引用に誤りがないかをすべて点検する雑誌もあるが，確認しない雑誌もあるため，掲載後の論文に引用文献の誤りが見受けられることもある。このような誤りを最小限にするために，PubMedなどの電子的文献データベースを用いて，あるいは原本の印刷物と照らし合わせて，引用文献を検証しておく必要がある。また著者には，文脈中で撤回について言及する論文を除き，撤回された論文が引用されていないかどうか点検する責任がある。MEDLINEに索引登録されている雑誌の掲載論文については，ICMJEはPubMedを論文の撤回に関する確かな情報源と考えている。MEDLINEでは，撤回された論文は「Retracted publication[pt]」([pt]は出版のタイプを示す)を検索語としてPubMedを検索するか，PubMedの撤回論文リスト(https://www.ncbi.nlm.nih.gov/pubmed/?term=Retracted + publication+[pt])を直接調べることにより特定できる。

参考文献には，本文で最初に言及された順番に通し番号を振る。本文，表，および図の説明文では，括弧書きのアラビア数字で参考文献を識別する。

表や図の説明文のみで引用された参考文献については，その図表が本文中で最初に言及された順番に従って番号を振る。雑誌名は，MEDLINEで用いられているスタイルに従って略記する(www.ncbi.nlm.nih.gov/nlmcatalog/journals)。電子的情報(インターネット情報)については，本文中に括弧書きで引用元を示すよう求める雑誌もあれば，付番した参考文献として本文の後に置く雑誌もある。著者は，この点について，投稿を予定している雑誌の発行元と協議する必要がある。

［ⅱ. スタイルおよび形式］

参考文献は，NLM の医学雑誌編集者国際委員会［International Committee of Medical Journal Editors］(ICMJE)による「医学雑誌掲載のための学術研究の実施，報告，編集，および出版に関する勧告：参考文献のサンプル」(www.nlm.nih.gov/bsd/uniform_requirements.html)のウェブページに要約され，NLM の Citing Medicine 第 2 版(www.ncbi.nlm.nih.gov/books/NBK7256/)に詳述されている基準に従って記載する必要がある。これらの情報源は新しい媒体の開発に伴って定期的に更新されており，最新版には印刷文書，未発表資料，視聴覚媒体，CD-ROM，DVD またはディスクに保存された資料，ならびにインターネット上の資料に関するガイダンスが含まれている。

h. 表

表は情報を簡潔に記録し，効率的に表示するものであり，また必要な程度に詳細かつ精密な情報を提供する。データを本文ではなく表に示すことで，本文の長さを短縮できることが多い。

表は各雑誌の要件に従って作成する。誤りを避けるため，雑誌が採用している出版用ソフトウェアに表を直接インポートすることができればそれが最善である。表には本文で最初に引用された順番に従って通し番号を振り，各表にタイトルを付ける。表のタイトルは簡潔かつ自明でなければならず，読者がわざわざ本文に戻って確認しなくても表の内容を理解できるような情報を含める。各表が必ず本文中で引用されていることを確かめる。

表の各列には，手短な，または略語による見出しを付ける。説明的な内容は，見出しではなく脚注に記載すべきである。一般的でない略語はすべて脚注で説明し，情報の説明に必要であれば記号を用いる。使用する記号は雑誌によって異なる場合があるため(アルファベットや*，†，‡，§ などの記号)，従うべき慣行について各雑誌の投稿規定を確認する。標準偏差や標本平均の標準誤差など，変動の統計的尺度に何を用いたかを明記する。

既発表または未発表の他の情報源から得たデータを用いる場合は，許可を得た上で出典に対し十分な謝辞を述べる。

印刷版に掲載するには情報量が多すぎる実証データを収載した表を追加する場合，その雑誌の電子版に掲載するのが適切な場合もあり，また記録保管サービス［archival service］での保管や，読者が著者本人から直接入手できるようにすることも可能である。このような追加情報が入手可能であることやその入手先については，読者に対し本文中で適切に補足する必要がある。検討対象となるこれらの表も投稿論文とともに提出し，査読者の閲覧に供する。

i. 図版(図)

図版のデジタル画像は，印刷出版に適した形式で提出する。大半の投稿システムでは，画像の質について細かい規定を設けており，原稿のアップロード後にチェックを行っている。印刷したものを提出する場合，専門家レベルの描画を撮影したものか，写真画質のデジタルプリントを提出する。

X 線写真その他の臨床画像や診断画像，病理標本の写真，顕微鏡写真については，高解像度の写真画像ファイルを送付する。事前画像と事後画像は，同一の濃度(明暗)，方向，および照明色で撮影すべきである。多くの科学論文ではブロットが主要なエビデンスとして用いられることから，ブロット写真の原図を雑誌のウェブサイトに保存するよう編集者が求める場合もある。

図を作り直す雑誌もあるが，多くの雑誌では行っていない。そのため，図中の文字，数字，記号は明瞭かつ全体で統一させたものとし，掲載のために図が縮小されても十分に判読できる大きさとする必要がある。図はその多くが将来そのままスライド発表で使用されるため，できる限りひと目で内容がわかるようにする。タイトルや詳細な説明は図版の説明文に記載し，図版そのものには記入しない。

顕微鏡写真には縮尺目盛を入れる。顕微鏡写真で使用する記号，矢印，文字は背景に対して目立たせる。顕微鏡写真に入れた目盛について説明し，染色方法を明らかにする。

図には本文で引用された順番に従って通し番号を振る。図がすでに公表されたものである場合は，原図の出典に対して謝辞を述べ，著作権所有者から得た複製許可の書面を提出する。パブリック・ドメインの文書を除き，著作者や発行元の如何を問わず，許可を得る必要がある。

図の説明文は，それぞれの図版に対応するアラビア数字を添えて原稿の別ページに配置する。図版の一部分を特定するために記号，矢印，番号，または文字を使用した場合は，説明文中でそれぞれ何を示すかを明確に述べ，説明を加える。

j. 測定単位

長さ，高さ，重量，容積の測定値はメートル法単位（メートル，キログラム，リットル）またはその10の整数乗倍で報告する。

温度は摂氏温度（℃）で表記する。血圧は，雑誌側から特に他の単位が指定されていない限り，水銀柱ミリメートル（mmHg）で表記する。

血液検査値，生化学検査値，その他の測定値の報告に用いる単位は雑誌によって異なる。著者は必ず雑誌ごとにその投稿規定を参照し，検査についての情報を現地で使用されている単位系と国際単位系［International System of Units: SI］の両方で報告すべきである。

SI単位は万国共通で用いられているわけではないため，編集者は著者に対し，代替単位またはSI以外の単位を加えるよう求めることがある。薬物濃度はSI単位または質量濃度のいずれかで報告することができるが，別の単位が適切な場合は括弧書きで表示する。

k. 略語と記号

標準的な略語のみを用いる。標準的でない略語を使用すると，読者が混乱する可能性がある。原稿のタイトルでは略語の使用を避ける。標準的な測定単位の略語以外は，初出時にスペルアウトし，その後ろに続けて略語を括弧書きで記載する。

B. 雑誌への原稿送付

原稿には，カバーレターまたは必要事項を記入した雑誌投稿フォームを添付し，以下の情報を記載する：

同一または酷似した研究の二重出版とみなされる可能性のあるすべての投稿中の原稿および過去に発表した論文についての編集者宛の明細。そのような研究がある場合は，新規論文で具体的に言及し，参考文献に含める必要がある。また編集者が問題に対処する助けとなるよう，該当する資料のコピーを投稿論文に添付する。セクションIII.D.2も参照のこと。

利益相反につながる可能性のある金銭上またはその他の利害関係に関する声明（該当する情報が論文原稿自体または投稿フォームに含まれていない場合）。セクションII.Bも参照のこと。

著者資格についての声明。全著者の貢献内容申告制度［contribution declarations］を使用していない雑誌では，その論文が著者全員の校閲の上で承認されたものであること，本勧告のはじめに述べた著者資格の要件が満たされていること，各著者がその論文は誠実な研究内容を表したものであると確信していることについて，これらの情報が別のフォームで提供されない場合，投稿時のカバーレターで言明するよう求める場合がある。セクションII.Aも参照のこと。

連絡先情報。校正刷りの修正および最終承認について，他の著者と連絡を取る責任を有する著者の

連絡先情報が論文原稿自体に含まれていない場合，カバーレターに記載する。

　研究の実施方法に関して懸念が表明された場合(たとえば施設内から，あるいは規制当局を通じて)，または是正措置が勧告された場合には，カバーレターやフォームでその旨を編集者に伝える必要がある。またその論文が投稿先の雑誌ではどの種類や形式の記事に該当するかなど，編集者の役に立つような情報がある場合，カバーレター/フォームに追記して提供する。以前他誌に投稿したことがある原稿については，提出原稿に添えて，他誌編集者および査読者のコメントや，それらのコメントに対する著者の回答も提供することは有益である。編集者は著者に対し，こうした過去のやり取りを提出することを奨励している。そうすることで査読プロセスがより迅速に進む場合があり，透明性の向上や専門知識の共有にもつながる。

　多くの雑誌が提供している投稿前チェックリストは，投稿に必要な項目がすべて含まれていることを著者が確認する際に役立つ。また，特定のタイプの研究を報告する際，著者にチェックリストの記入を求める雑誌もある(たとえば，無作為化比較対照試験の報告のためのCONSORTチェックリスト)。著者は，雑誌がこのようなチェックリストを使用しているかどうかに注意し，求められた場合には原稿とともに提出する。

　既出版資料の複製，既出版の説明図の使用，個人を特定できるような情報の報告，または貢献者に対する謝辞については，それぞれの許可を原稿に添付しなければならない。

日本語翻訳版に対する声明

Statement for Japanese Translation Version

This is a Japanese translation of the ICMJE Recommendations for the Conduct, Reporting, Editing and Publication of Scholarly Work in Medical Journal. Honyaku Center Inc. prepared this translation. The ICMJE has neither endorsed nor approved the contents of this translation. The official version of the Recommendations for the Conduct, Reporting, Editing and Publication of Scholarly Work in Medical Journal is located at www.ICMJE.org. Users should cite this official version when citing the document.

本文書は，ICMJEのRecommendations for the Conduct, Reporting, Editing, and Publication of Scholarly Work in Medical Journals(Updated December 2017)［医学雑誌掲載のための学術研究の実施，報告，編集，および出版に関する勧告(2017年12月改訂版)］の日本語訳です。本翻訳版は株式会社 翻訳センターにおいて作成したものであり，ICMJEは，本翻訳版の内容を保証ないし承認するものではありません。医学雑誌掲載のための学術研究の実施，報告，編集，および出版に関する勧告の公式版はwww.icmje.orgで閲覧いただけますので，本文書を引用する場合は，この公式版を引用していただくようお願いいたします。

株式会社　翻訳センター
http://www.honyakucenter.jp/
e-mail: ronbun@honyakuctr.co.jp

付録 B

I. 査読者質問票

1. あなたがこれまで査読した論文に，最もよく見られた問題を3つあげてください。

1	
2	
3	

2. 医学研究の分析において研究者が最も犯しやすい過ちを3つあげてください。

1	
2	
3	

問題のあるセクション

（○は1つ）	1—Introduction	2—Methods	3—Results	4—Discussion
3. 最も問題が多く見られるのは，どのセクションですか？	1	2	3	4
4. 投稿論文がただちにリジェクトとなる原因として最も多いのはどのセクションですか？	1	2	3	4
5. 短すぎることの多いのは通常どのセクションですか？	1	2	3	4
6. 長すぎることの多いのは通常どのセクションですか？	1	2	3	4

7. 投稿論文がただちにリジェクトとなる原因として最も多いのは次のうちどれですか？
   （○は1つ）
   1. 研究デザイン
   2. 結果のまとめ方
   3. 結果の解釈
   4. 研究テーマの重要性

解 釈

8. 投稿論文に以下の問題をどれほどよく目にしますか？

（○は1つ）	全くない 0%	ほとんどない 1%～25%	ときどき 26%～75%	よく 76%～99%	常に 100%
1. データがまだあまりに予備的	0	1	2	3	4
2. 結論を出すにはデータが不十分	0	1	2	3	4
3. 結論がデータに裏付けられていない	0	1	2	3	4
4. 因果関係のエビデンスが不確実	0	1	2	3	4
5. 結果の一般性が乏しい	0	1	2	3	4
6. 解釈に偏り（バイアス）が大きい	0	1	2	3	4
7. 先行研究の検討が不十分	0	1	2	3	4
8. 経済的影響が無視もしくは過大に解釈されている	0	1	2	3	4

9. 上記の8つの問題のうち，投稿論文がただちにリジェクトとなる原因として最も多いのはどれですか？

　　☐　　1～8の番号から1つを記入

研究の重要性

10. 投稿論文に以下の問題をどれほどよく目にしますか？

（○は1つ）	全くない 0%	ほとんどない 1%～25%	ときどき 26%～75%	よく 76%～99%	常に 100%
1. 結果にオリジナリティがない，当たり前の結果，取るに足らない結果	0	1	2	3	4
2. 研究テーマが時代遅れでもう重要性が無くなってしまっている	0	1	2	3	4
3. 内容があまりに狭く専門的すぎる	0	1	2	3	4
4. ほとんどあるいは全く医学的な重要性がない	0	1	2	3	4

11. 投稿論文がただちにリジェクトとなる原因で最も多いのはどれですか？

　　　□　　1～4の番号から1つを記入

プレゼンテーション

12. 投稿論文に以下の問題をどれほどよく目にしますか？

（○は1つ）	全くない 0%	ほとんどない 1%～25%	ときどき 26%～75%	よく 76%～99%	常に 100%
1. 研究の意義の論旨が曖昧もしくは矛盾	0	1	2	3	4
2. 他の重要な研究の無視	0	1	2	3	4
3. 研究デザインに関する説明が詳細を欠く	0	1	2	3	4
4. データのまとめかたが不適切あるいは稚拙	0	1	2	3	4
5. 重要なデータの欠落もしくは無視	0	1	2	3	4
6. 論文の書き方/まとめ方（ライティング）が稚拙；ジャーゴン（わかりにくい専門用語，勿体ぶった表現など）が多すぎる	0	1	2	3	4
7. 自己宣伝過剰	0	1	2	3	4
8. 退屈	0	1	2	3	4

13. 上記の 8 つの問題のうち，投稿論文がただちにリジェクトとなる原因として最も多いのはどれですか？

   ☐　　1〜8 の番号から 1 つを記入

14. 論文の書き方/まとめ方や出版に関してあなたが医学部で習った一番重要なことは何ですか？

   1
   2
   3

研究デザイン

15. 投稿論文に以下の問題をどれほどよく目にしますか？

（○は 1 つ）	全くない 0%	ほとんどない 1%〜25%	ときどき 26%〜75%	よく 76%〜99%	常に 100%
1. 考察が甘い	0	1	2	3	4
2. 結論が弱い	0	1	2	3	4
3. データのまとめ方（プレゼンテーション）が稚拙	0	1	2	3	4
4. 方法の不備	0	1	2	3	4
5. 結果の妥当性に問題	0	1	2	3	4
6. オリジナリティの欠如	0	1	2	3	4
7. 投稿誌のフォーマットや投稿規定を遵守していない	0	1	2	3	4
8. 統計解析の不備	0	1	2	3	4

16. 上記の 8 つの問題のうち，投稿論文がただちにリジェクトとなる原因として最も多いのはどれですか？

   ☐　　1〜8 の番号から 1 つを記入

17. 投稿論文がただちにリジェクトとなる原因として最も多いものをあげてください。

18. リジェクトの原因となるバイアスのうち最も多いものをあげてください。

19. 投稿論文に以下のような問題をどれほどよく目にしますか？

（○は1つ）	全くない 0%	ほとんどない 1%～25%	ときどき 26%～75%	よく 76%～99%	常に 100%
1. 変数のコントロール（交絡調整など）の不備	0	1	2	3	4
2. 方法論上の欠陥	0	1	2	3	4
3. 研究デザイン上の問題	0	1	2	3	4
4. 研究テーマの概念化が不十分	0	1	2	3	4
5. 統計解析の不備	0	1	2	3	4
6. 以前の研究の単なる繰り返し	0	1	2	3	4
7. 医学的管理の不備	0	1	2	3	4
8. 文献検索の不備	0	1	2	3	4
9. 被験者保護対策の不備	0	1	2	3	4

20. 上記の9つの問題のうち，投稿論文がただちにリジェクトとなる原因として最も多いのはどれですか？

    ☐　1～9の番号から1つを記入

21. ほとんどの投稿論文の統計学的側面について十分に評価する力を自分が持っていると思いますか？
    0―はい
    1―いいえ

22. どういう統計学的手法についてもっと知りたいと思いますか？

1	
2	
3	

統計学

23. 投稿論文に以下のような問題をどれほどよく目にしますか？

（○は1つ）	全くない 0%	ほとんどない 1%〜25%	ときどき 26%〜75%	よく 76%〜99%	常に 100%
1. サンプルについての情報の記載が不十分	0	1	2	3	4
2. サンプルサイズの不足	0	1	2	3	4
3. サンプルにバイアスが強く代表性が低い	0	1	2	3	4
4. 重要な交絡因子が考慮されていない	0	1	2	3	4
5. アウトカム（エンドポイント）の定義が曖昧で説明も不十分（例："相当改善"）	0	1	2	3	4
6. 仮説と研究の乖離，つまり研究目的と本来の研究テーマとのずれ	0	1	2	3	4
7. 論文中の数字に記載の不統一や間違いが見られる	0	1	2	3	4

24. 上記の7つの問題のうち，投稿論文がただちにリジェクトとなる原因として最も多いのはどれですか？

☐　1〜7の番号から1つを記入

25. 投稿論文に下記のような問題をどれほどよく目にしますか？

（○は1つ）	全くない 0%	ほとんどない 1%～25%	ときどき 26%～75%	よく 76%～99%	常に 100%
1. 結果の解釈に影響を与えるような重要な変数が収集されていない	0	1	2	3	4
2. 調査の回収率が悪い	0	1	2	3	4
3. 対象者の脱落率が大きい，あるいはフォローアップの期間が不十分	0	1	2	3	4
4. 欠測データが多すぎる，あるいはデータの質管理に問題	0	1	2	3	4

26. 上記の4つの問題のうちただちにリジェクトとなる原因として最も多いのはどれですか？

　　□　1～4の番号から1つを記入

論文の書き方/まとめ方（ライティング）

27. 投稿論文に下記のような問題をどれほどよく目にしますか？

（○は1つ）	全くない 0%	ほとんどない 1%～25%	ときどき 26%～75%	よく 76%～99%	常に 100%
1. 論理展開が拙い	0	1	2	3	4
2. 無駄な言葉が多い	0	1	2	3	4
3. 繰り返しが多い	0	1	2	3	4
4. 用語の誤り	0	1	2	3	4
5. 構文や文法上の問題	0	1	2	3	4
6. 結論を抽象化（一般化）しすぎ	0	1	2	3	4
7. 不必要に記述が複雑	0	1	2	3	4
8. 結論が控えめすぎ	0	1	2	3	4
9. 修飾語を重ねたくどい強調表現 unnecessary qualification（例：absolutely unique, highly innovative）	0	1	2	3	4

28. 上記の9つの問題のうちただちにリジェクトとなる原因として最も多いのはどれですか？

　　□　1～9の番号から1つを記入

29. 投稿論文を見たときに最も悩ましく思うことは何ですか？

アドバイス

30. あなたが優れた論文と考えるのはどのような論文ですか？

31. 将来あなたの学術誌に投稿する人々へ何かアドバイスがありますか？

32. 理想的と考える論文があれば具体例をあげてください。

33. 将来重要となると考えられる統計学的手法をあげてください。

34. この調査に対してアドバイスがあればお願いします。

これで終了です。ご協力ありがとうございました。

II. 査読者調査票

1. あなたがこれまで査読した論文に，最もよく見られる問題を３つあげてください？

2. 医学研究の分析において研究者が最も犯しやすい過ちを３つあげてください。

問題の多いセクション
3. 最も問題が多く見られるのは，どのセクションですか？
   ○ Introduction　　○ Methods　　○ Results　　○ Discussion

4. 投稿論文がただちにリジェクトとなる原因として最も多いのはどのセクションですか？
   ○ Introduction　　○ Methods　　○ Results　　○ Discussion

5. 短すぎることの多いのは通常どのセクションですか？
   ○ Introduction　　○ Methods　　○ Results　　○ Discussion

6. 長すぎることの多いのは通常どのセクションですか？
   ○ Introduction　　○ Methods　　○ Results　　○ Discussion

7. 投稿論文がただちにリジェクトとなる原因として最も多いのは次のうちどれですか？
   ○ 研究デザイン
   ○ 結果のまとめ方
   ○ 結果の解釈
   ○ 研究テーマの重要性

解 釈
投稿論文に以下の問題をどれほどよく目にしますか？

8.1. データがあまりに予備的

　　　全くない　　　　　ときどき　　　　　常に
　　　|—————————————————————————|
　　　　　　　　　　　　　　　　　（上記のスケールにマークする）

8.2. 結論を出すにはデータが不十分

　　　全くない　　　　　ときどき　　　　　常に
　　　|—————————————————————————|
　　　　　　　　　　　　　　　　　（上記のスケールにマークする）

8.3. 結論がデータに裏付けられていない

　　　　　　　　全くない　　　　　ときどき　　　　　常に

（上記のスケールにマークする）

8.4. 因果関係のエビデンスが不確実

　　　　　　　　全くない　　　　　ときどき　　　　　常に

（上記のスケールにマークする）

8.5. 結果の一般性が乏しい

　　　　　　　　全くない　　　　　ときどき　　　　　常に

（上記のスケールにマークする）

8.6. 解釈に偏り（バイアス）が大きい

　　　　　　　　全くない　　　　　ときどき　　　　　常に

（上記のスケールにマークする）

8.7. 先行研究の検討が不十分

　　　　　　　　全くない　　　　　ときどき　　　　　常に

（上記のスケールにマークする）

8.8. 経済的影響が無視もしくは過大に解釈されている

　　　　　　　　全くない　　　　　ときどき　　　　　常に

（上記のスケールにマークする）

9. 上記の 8 つの問題のうち，投稿論文がただちにリジェクトとなる原因として最も多いのはどれですか？

　　☐　　1〜8 の番号から 1 つを記入

- ○ データがあまりに予備的
- ○ 結論を出すにはデータが不十分
- ○ 結論がデータに裏付けられていない
- ○ 因果関係のエビデンスが不確実
- ○ 結果の一般性が乏しい
- ○ 解釈に偏り（バイアス）が大きい
- ○ 先行研究の検討が不十分
- ○ 経済的影響が無視もしくは過大に解釈されている

研究の重要性

投稿論文に以下の問題をどれほどよく目にしますか？

10.1. 結果にオリジナリティがない，当たり前の結果，取るに足らない結果

　　　　　　　　全くない　　　　　ときどき　　　　　常に

（上記のスケールにマークする）

10.2. 研究テーマが時代遅れで もう重要性が無くなってしまっている

　　　　　　　　全くない　　　　　　　ときどき　　　　　　　常に
　　　　　　　　┠─────────────────────────┨
　　　　　　　　　　　　　　　　　　　　　　　　　　（上記のスケールにマークする）

10.3. 内容があまりに狭く専門的すぎる

　　　　　　　　全くない　　　　　　　ときどき　　　　　　　常に
　　　　　　　　┠─────────────────────────┨
　　　　　　　　　　　　　　　　　　　　　　　　　　（上記のスケールにマークする）

10.4. ほとんどあるいは全く医学的な重要性がない

　　　　　　　　全くない　　　　　　　ときどき　　　　　　　常に
　　　　　　　　┠─────────────────────────┨
　　　　　　　　　　　　　　　　　　　　　　　　　　（上記のスケールにマークする）

11. 上記の4つの問題のうち，投稿論文がただちにリジェクトとなる原因で最も多いのはどれですか？
    ○ 結果にオリジナリティがない，当たり前の結果，取るに足らない結果
    ○ 研究テーマが時代遅れで もう重要性が無くなってしまっている
    ○ 内容があまりに狭く専門的すぎる
    ○ ほとんどあるいは全く医学的な重要性がない

プレゼンテーション（結果のまとめ方）

投稿論文に以下の問題をどれほどよく目にしますか？

12.1. 研究の意義の論旨が曖昧もしくは矛盾

　　　　　　　　全くない　　　　　　　ときどき　　　　　　　常に
　　　　　　　　┠─────────────────────────┨
　　　　　　　　　　　　　　　　　　　　　　　　　　（上記のスケールにマークする）

12.2. 他の重要な研究の無視

　　　　　　　　全くない　　　　　　　ときどき　　　　　　　常に
　　　　　　　　┠─────────────────────────┨
　　　　　　　　　　　　　　　　　　　　　　　　　　（上記のスケールにマークする）

12.3. 研究デザインに関する説明が詳細を欠く

　　　　　　　　全くない　　　　　　　ときどき　　　　　　　常に
　　　　　　　　┠─────────────────────────┨
　　　　　　　　　　　　　　　　　　　　　　　　　　（上記のスケールにマークする）

12.4. データのまとめかたが不適切あるいは稚拙

　　　　　　　　全くない　　　　　　　ときどき　　　　　　　常に
　　　　　　　　┠─────────────────────────┨
　　　　　　　　　　　　　　　　　　　　　　　　　　（上記のスケールにマークする）

12.5. 重要なデータの欠落もしくは無視

　　　　　　　　全くない　　　　　　　ときどき　　　　　　　常に
　　　　　　　　┠─────────────────────────┨
　　　　　　　　　　　　　　　　　　　　　　　　　　（上記のスケールにマークする）

12.6. 論文の書き方/まとめ方(ライティング)が稚拙；ジャーゴン(わかりにくい専門用語，勿体ぶった表現など)が多すぎる。

　　　　全くない　　　　　　ときどき　　　　　　常に
　　　　├─────────────────────────────────┤
　　　　　　　　　　　　　　　　　　　　(上記のスケールにマークする)

12.7. 自己宣伝過剰

　　　　全くない　　　　　　ときどき　　　　　　常に
　　　　├─────────────────────────────────┤
　　　　　　　　　　　　　　　　　　　　(上記のスケールにマークする)

12.8. 退屈

　　　　全くない　　　　　　ときどき　　　　　　常に
　　　　├─────────────────────────────────┤
　　　　　　　　　　　　　　　　　　　　(上記のスケールにマークする)

13. 上記の8つの問題のうち，投稿論文がただちにリジェクトとなる原因として最も多いのはどれですか？
    - ○ 研究の意義の論旨が曖昧もしくは矛盾
    - ○ 他の重要な研究の無視
    - ○ 研究デザインに関する説明が詳細を欠く
    - ○ データのまとめかたが不適切あるいは稚拙
    - ○ 重要なデータの欠落もしくは無視
    - ○ 論文の書き方/まとめ方(ライティング)が稚拙；ジャーゴン(わかりにくい専門用語，勿体ぶった表現など)が多すぎる。
    - ○ 自己宣伝過剰
    - ○ 退屈

14. 論文の書き方/まとめ方や出版に関してあなたが医学部で習った一番重要なことは何ですか？

研究デザイン
投稿論文に以下の問題をどれほどよく目にしますか？

15.1. 考察が甘い

　　　　全くない　　　　　　ときどき　　　　　　常に
　　　　├─────────────────────────────────┤
　　　　　　　　　　　　　　　　　　　　(上記のスケールにマークする)

15.2. 結論が弱い

　　　　全くない　　　　　　ときどき　　　　　　常に
　　　　├─────────────────────────────────┤
　　　　　　　　　　　　　　　　　　　　(上記のスケールにマークする)

15.3. データのまとめ方(プレゼンテーション)が稚拙

　　　　全くない　　　　　　ときどき　　　　　　常に
　　　　├─────────────────────────────────┤
　　　　　　　　　　　　　　　　　　　　(上記のスケールにマークする)

15.4. 方法の不備

全くない　　　　　　　ときどき　　　　　　常に

（上記のスケールにマークする）

15.5. 結果の妥当性に問題

全くない　　　　　　　ときどき　　　　　　常に

（上記のスケールにマークする）

15.6. オリジナリティの欠如

全くない　　　　　　　ときどき　　　　　　常に

（上記のスケールにマークする）

15.7. 投稿誌のフォーマットや投稿規定を遵守していない

全くない　　　　　　　ときどき　　　　　　常に

（上記のスケールにマークする）

15.8. 統計解析の不備

全くない　　　　　　　ときどき　　　　　　常に

（上記のスケールにマークする）

16. 上記の8つの問題のうち，投稿論文がただちにリジェクトとなる原因として最も多いのはどれですか？
   ○ 考察が甘い
   ○ 結論が弱い
   ○ データのまとめ方（プレゼンテーション）が稚拙
   ○ 方法の不備
   ○ 結果の妥当性に問題
   ○ オリジナリティの欠如
   ○ 投稿誌のフォーマットや投稿規定を遵守していない
   ○ 統計解析の不備

投稿論文に以下のような問題をどれほどよく目にしますか？

19.1. 変数のコントロール（交絡調整など）の不備

全くない　　　　　　　ときどき　　　　　　常に

（上記のスケールにマークする）

19.2. 方法論上の欠陥

全くない　　　　　　　ときどき　　　　　　常に

（上記のスケールにマークする）

19.3. 研究デザイン上の問題

全くない　　　　　　ときどき　　　　　　常に

|□□□□□□□□□□□□□□□□□□□□□□□□□□□□□|

（上記のスケールにマークする）

19.4. 研究テーマの概念化が不十分

全くない　　　　　　ときどき　　　　　　常に

|□□□□□□□□□□□□□□□□□□□□□□□□□□□□□|

（上記のスケールにマークする）

19.5. 統計解析の不備

全くない　　　　　　ときどき　　　　　　常に

|□□□□□□□□□□□□□□□□□□□□□□□□□□□□□|

（上記のスケールにマークする）

19.6. 過去の研究の単なる繰り返し

全くない　　　　　　ときどき　　　　　　常に

|□□□□□□□□□□□□□□□□□□□□□□□□□□□□□|

（上記のスケールにマークする）

19.7. 医学的管理の不備

全くない　　　　　　ときどき　　　　　　常に

|□□□□□□□□□□□□□□□□□□□□□□□□□□□□□|

（上記のスケールにマークする）

19.8. 文献検索の不備

全くない　　　　　　ときどき　　　　　　常に

|□□□□□□□□□□□□□□□□□□□□□□□□□□□□□|

（上記のスケールにマークする）

19.9. 被験者保護対策の不備

全くない　　　　　　ときどき　　　　　　常に

|□□□□□□□□□□□□□□□□□□□□□□□□□□□□□|

（上記のスケールにマークする）

20. 上記の9つの問題のうち，投稿論文がただちにリジェクトとなる原因として最も多いのはどれですか？
    - ○ 変数のコントロール（交絡調整など）の不備
    - ○ 方法論上の欠陥
    - ○ 研究デザイン上の問題
    - ○ 研究テーマの概念化の不備
    - ○ 統計解析の不備
    - ○ 過去の研究の単なる繰り返し
    - ○ 医学的管理の不備
    - ○ 文献検索の不備
    - ○ 被験者保護対策の不備

21. ほとんどの投稿論文の統計学的側面について十分に評価する力を自分が持っていると思いますか？
    - ○ はい　　　○ いいえ

22. どういう統計学的手法についてもっと知りたいと思いますか？

統計学
投稿論文に以下のような問題をどれほどよく目にしますか？

23.1. サンプルについての情報の記載が不十分

　　　　　全くない　　　　　　ときどき　　　　　　　常に

（上記のスケールにマークする）

23.2. サンプルサイズの不足

　　　　　全くない　　　　　　ときどき　　　　　　　常に

（上記のスケールにマークする）

23.3. サンプルにバイアスが強く代表性が低い

　　　　　全くない　　　　　　ときどき　　　　　　　常に

（上記のスケールにマークする）

23.4. 重要な交絡因子が考慮されていない

　　　　　全くない　　　　　　ときどき　　　　　　　常に

（上記のスケールにマークする）

23.5. アウトカム（エンドポイント）の定義が曖昧で説明も不十分（例："相当改善"）

　　　　　全くない　　　　　　ときどき　　　　　　　常に

（上記のスケールにマークする）

23.6. 仮説と研究の乖離，つまり研究目的と本来の研究テーマとのずれ

　　　　　全くない　　　　　　ときどき　　　　　　　常に

（上記のスケールにマークする）

23.7. 論文中の数字に記載の不統一や間違いが見られる

　　　　　全くない　　　　　　ときどき　　　　　　　常に

（上記のスケールにマークする）

24. 上記の7つの問題のうち，投稿論文がただちにリジェクトとなる原因として最も多いのはどれですか？
    - ○ サンプルについての情報の記載が不十分
    - ○ サンプルサイズの不足
    - ○ サンプルにバイアスが強く代表性が低い
    - ○ 重要な交絡因子が考慮されていない
    - ○ アウトカム（エンドポイント）の定義が曖昧で説明も不十分（例："相当改善"）
    - ○ 仮説と研究の乖離，つまり研究目的と本来の研究テーマとのずれ
    - ○ 論文中の数字に記載の不統一や間違いが見られる

投稿論文に以下のような問題をどれほどよく目にしますか？

25.1. 結果の解釈に影響を与えるような変数が収集されていない

    全くない   ときどき   常に

                  （上記のスケールにマークする）

25.2. 調査の回収率が悪い

    全くない   ときどき   常に

                  （上記のスケールにマークする）

25.3. 対象者の脱落が大きいあるいはフォローアップの期間が不十分

    全くない   ときどき   常に

                  （上記のスケールにマークする）

25.4. 欠測データが多すぎるあるいはデータの質管理に問題

    全くない   ときどき   常に

                  （上記のスケールにマークする）

26. 上記の4つの問題のうち，投稿論文がただちにリジェクトとなる原因として最も多いのはどれですか？
    - ○ 結果の解釈に影響を与えるような重要な変数が収集されていない
    - ○ 調査の回収率が悪い
    - ○ 対象者の脱落率が大きい，あるいはフォローアップの期間が不十分
    - ○ 欠測データが多すぎる，あるいはデータの質管理に問題

執 筆

投稿論文に以下のような問題をどれほどよく目にしますか？

27.1. 論理展開が拙い

    全くない   ときどき   常に

                  （上記のスケールにマークする）

27.2. 無駄な言葉が多い

    全くない   ときどき   常に

                  （上記のスケールにマークする）

27.3. 繰り返しが多い

    全くない   ときどき   常に

                  （上記のスケールにマークする）

27.4. 用語の誤り

    全くない   ときどき   常に

                  （上記のスケールにマークする）

27.5. 構文や文法上の問題
　　　　　全くない　　　　　　ときどき　　　　　　常に
　　　　　|———————————————————————————————|
　　　　　　　　　　　　　　　　　　　（上記のスケールにマークする）

27.6. 結論を抽象化（一般化）しすぎ
　　　　　全くない　　　　　　ときどき　　　　　　常に
　　　　　|———————————————————————————————|
　　　　　　　　　　　　　　　　　　　（上記のスケールにマークする）

27.7. 不必要に記述が複雑
　　　　　全くない　　　　　　ときどき　　　　　　常に
　　　　　|———————————————————————————————|
　　　　　　　　　　　　　　　　　　　（上記のスケールにマークする）

27.8. 結論が控えめすぎ
　　　　　全くない　　　　　　ときどき　　　　　　常に
　　　　　|———————————————————————————————|
　　　　　　　　　　　　　　　　　　　（上記のスケールにマークする）

27.9. 修飾語を重ねたくどい強調表現 unnecessary qualification（例：absolutely unique, highly innovative）
　　　　　全くない　　　　　　ときどき　　　　　　常に
　　　　　|———————————————————————————————|
　　　　　　　　　　　　　　　　　　　（上記のスケールにマークする）

28. 上記の9つの問題のうち，投稿論文がただちにリジェクトとなる原因として最も多いのはどれですか？
　○ 論理展開が拙い
　○ 無駄な言葉が多い
　○ 繰り返しが多い
　○ 用語の誤り
　○ 構文や文法上の問題
　○ 結論を抽象化（一般化）しすぎ
　○ 不必要に記述が複雑
　○ 結論が控えめすぎ
　○ 修飾語を重ねたくどい強調表現

29. 投稿論文を見たときに最も悩ましく思うことは何ですか？

アドバイス

30. あなたが優れた論文と考えるのはどのような論文ですか？

31. 将来あなたの学術誌に投稿する人々へ何かアドバイスがありますか？

32. 理想的と考える論文があれば具体例をあげてください。

33. 将来重要となると考えられる統計学的手法をあげてください。

34. あなたに関係するものにチェックをしてください。
    ○ ノーベル賞受賞者
    ○ 医学誌のエディター
    ○ JAMA の査読者
    ○ その他

35. その他＿＿＿＿＿＿＿＿＿＿＿＿＿＿＿＿＿＿＿＿＿＿＿＿＿＿

36. この調査に対してコメントがあればお願いします。

（ご協力ありがとうございました。）

付録 C

データ収集票

ニューヨーク医科大学
外傷救急医療研究所

記入日 __/__/__

ITEC 外傷システム研究

1. 姓
2. 名
3. (健康保険番号)
4. 年齢
5. 誕生日
6. 患者番号
7. 性別　1□ 男　　2□ 女
8. 入院日
9. 町名
10. 市
11. 州
12. 郵便番号

13. 患者の輸送状況
    1□ 現場から直接
    2□ 他の病院からの搬送
    3□ その他

14. 搬送されてきた病院

16. 人種 1□ 白人 2□ 黒人 3□ ヒスパニック
         4□ アジア系　　　9□ その他

15. 健康保険の種類
    1□ 過失責任保険
    2□ 労働者災害保険
    3□ メディケイド
    4□ メディケア
    5□ BC/BS
    6□ 高額医療費保険
    7□ 自己負担
    8□ その他
    9□ 無保険

17. 外傷が発生した場所
    1□ 家　　2□ 移動中　3□ 仕事中
    4□ 学校　5□ その他

18. 外傷が生じた日

19. 外傷が生じた曜日
    M　T　W　Th　F　Sat　Sun
    1　2　3　4　5　6　7

20. 外傷の原因
    1□ 自動車事故（運転者）
    2□ 自動車事故（同乗者）
    3□ バイク
    4□ バギー（3輪，もしくは4輪）
    5□ 原付自転車
    6□ 自転車
    7□ 飛行機
    8□ 交通事故に巻き込まれた歩行者
    9□ 銃創
    10□ 散弾銃創
    11□ 刺創
    12□ 転倒
    13□ 機械事故
    14□ 運動中
    15□ 水上事故
    16□ 暴行
    17□ 動物咬創
    18□ ヒト咬傷
    19□ その他

21. 搬送の方法
    1□ 民間救急車　　　6□ 消防車
    2□ 知り合いによる搬送　7□ 自分で
    3□ 公的救急車　　　9□ その他
    4□ 警察
    5□ ヘリコプター

22. 処置のレベル
    1□ 一次救命措置　2□ 二次救命措置
    3□ 一次救命措置と二次救命措置
    4□ 非専門家による措置
    9□ その他　　　0□ なし

23. 実施された処置
    1□ 静脈輸液 □□cc　5□ 固定化
    2□ ショックパンツ　6□ 心肺蘇生
    3□ ショックパンツ（加圧なし）9□ その他
    4□ 気管挿管　　　　0□ なし

25. 自動車事故の場合，患者はシートベルト
    を装着していたか？
    バイクの場合，患者はヘルメットを装着
    していたか？
    1□ いいえ　2□ はい

24. 自殺企図があったか？
    1□ いいえ　2□ はい　3□ 疑い

26. 患者にはアルコールもしくは薬物中毒の既往があるか？
    1□ いいえ　2□ はい
    患者は，事故時に薬物もしくはアルコールを使用していたか？
    1□ いいえ　2□ はい　3□ 疑い

    血中アルコール濃度　　　　薬物検査　1□ 陽性　2□ 陰性　3□ なし

外傷が発生した場所

27. 町	28. 市	29. 州
30. 交差点	31. 郡	32. 郵便番号

33. イベントの時間（24時間表示）		34. 所要時間	
a. 外傷の生じた時間		a. 出動までにかかった時間	
b. 電話があった時間		b. 現場での時間	
c. 救助に向かった時間		c. 搬送に要した時間	
d. 現場に到着した時間		d. 救急室（ER）での滞在時間	
e. 現場を出発した時間		e. 外傷の発生から手術までの時間	
f. 救急室（ER）に到着した時間		f. 外傷の発生から一次救急室に至るまでの時間	
g. トリアージを実施した時間		g. 外傷の発生から二次救急室に至るまでの時間	
h. 救急室を出た時間		h. 手術室（OR）に電話があった時間	
i. 二次救急室に到着した時間		i. 一次救急室に電話があった時間	
j. 手術室（OR）に到着した時間		j. 二次救急室に電話があった時間	
k. 病棟に到着した時間			

35. 外傷スコア	現場	搬送前最悪値	一次救急室	最悪値	搬送中	二次救急室
心拍数						
収縮期血圧						
呼吸数/分						
開眼機能						
言語反応						
運動反応						
グラスゴースコア						

最初の病院

36. 患者が受けた処置	37. 輸血量	
1 □ 頭部CTスキャン 2 □ 腹部CTスキャン 3 □ スワン・ガンツカテーテル 4 □ 腹部打診 5 □ 血管造影 6 □ 核磁気検査 7 □ 気管挿管	最初の24時間 最初の48時間 入院期間中	

38. 搬送前：最初の病院で行われた処置	ICD-9
1	
2	
3	
4	
5	
6	

受け入れ病院

39. 患者が受けた処置	40. 輸血量
1 ☐ 頭部 CT スキャン 2 ☐ 腹部 CT スキャン 3 ☐ スワン・ガンツカテーテル 4 ☐ 腹部打診 5 ☐ 血管造影 6 ☐ 核磁気検査 7 ☐ 気管挿管	最初の 24 時間 最初の 48 時間 入院期間中

41. 本病院で行った処置もしくは治療	ICD-9
1	
2	
3	
4	
5	
6	
7	
8	

42. 合併症		日	内容	ICD-9
☐ 0 − なし ☐ 1 − 呼吸器系 ☐ 2 − 心血管系 ☐ 3 − 血液系 ☐ 4 − 腎臓 ☐ 5 − 肝臓 ☐ 6 − 感染症/敗血症 ☐ 7 − 出血 ☐ 8 − 神経系 ☐ 9 − その他	1			
	2			
	3			
	4			
	5			

43. 合併症の数		44. ICU 滞在期間	

退院時情報

45. 最終的診断	ICD-9	AIS コード
1		
2		
3		
4		
5		
6		

(つづき)

7			
8			
9			
10			

46. 外傷の外的原因(ICD-9 E コード)

47. 退院日

48. 退出先
　　□ 1－家庭
　　□ 2－リハビリテーション施設
　　□ 3－その他の病院
　　□ 4－死体公示所

49. 在院期間

50. 外傷重症度スコア(ISS)

診断群分類(DRG)

51. DRG コード　　　DRG 入院可能日数　　　患者はアウトライアー outlier だったか？
　　　　　　　　　　　　　　　　　　　　　　1 □ いいえ　　2 □ はい

52. 退院時の障害の程度

死亡に関する情報

53. 死亡日

54. 死亡時間

55. 外傷から死亡までの時間

56. 剖検が実施されたか？
　　　　1 □ いいえ　　2 □ はい

57. 患者はどこで死亡したか？
　　1 □ 現場　　　　2 □ 搬送中　　　3 □ 救急室(ER)　　4 □ 病棟
　　5 □ ICU　　　　6 □ 手術室　　　7 □ 回復室　　　　9 □ その他

58. この患者から臓器提供が行われたか？　　　1 □ いいえ　　2 □ はい

59. 「はい」の場合，提供された臓器のリスト

死因

60. 第 1 死因

61. 第 2 死因

62. 第 3 死因

63. 第 4 死因

64. 確認者(コード番号)

65. コメント

ニューヨーク医科大学外傷救急医療研究所(バルハラ，ニューヨーク州)の許可を得て転載

付録 D

WORLD MEDICAL ASSOCIATION
ヘルシンキ宣言
人間を対象とする医学研究の倫理的原則*

1964年　6月　　第18回 WMA 総会(ヘルシンキ,フィンランド)で採択
1975年　10月　　第29回 WMA 総会(東京,日本)で修正
1983年　10月　　第35回 WMA 総会(ベニス,イタリア)で修正
1989年　9月　　第41回 WMA 総会(九龍,香港)で修正
1996年　10月　　第48回 WMA 総会(サマーセットウェスト,南アフリカ)で修正
2000年　10月　　第52回 WMA 総会(エジンバラ,スコットランド)で修正
2002年　10月　　WMA ワシントン総会(米国)で修正(第29項目明確化のため注釈追加)
2004年　10月　　WMA 東京総会(日本)で修正(第30項目明確化のため注釈追加)
2008年　10月　　WMA ソウル総会(韓国)で修正
2013年　10月　　WMA フォルタレザ総会(ブラジル)で修正

序文

1. 世界医師会(WMA)は,特定できる人間由来の試料およびデータの研究を含む,人間を対象とする医学研究の倫理的原則の文書としてヘルシンキ宣言を改訂してきた。
　　本宣言は全体として解釈されることを意図したものであり,各項目は他のすべての関連項目を考慮に入れて適用されるべきである。

2. WMA の使命の一環として,本宣言は主に医師に対して表明されたものである。
　　WMA は人間を対象とする医学研究に関与する医師以外の人々に対してもこれらの諸原則の採用を推奨する。

一般原則

3. WMA ジュネーブ宣言は,「私の患者の健康を私の第一の関心事とする」ことを医師に義務づけ,また医の国際倫理綱領は,「医師は,医療の提供に際して,患者の最善の利益のために行動すべきである」と宣言している。

4. 医学研究の対象とされる人々を含め,患者の健康,福利,権利を向上させ守ることは医師の責務

---
*World Medical Association の許可を得て転載
　日本医師会の訳を許可を得て掲載

である。医師の知識と良心はこの責務達成のために捧げられる。

5. 医学の進歩は人間を対象とする諸試験を要する研究に根本的に基づくものである。

6. 人間を対象とする医学研究の第一の目的は，疾病の原因，発症および影響を理解し，予防，診断ならびに治療（手法，手順，処置）を改善することである．最善と証明された治療であっても，安全性，有効性，効率性，利用可能性および質に関する研究を通じて継続的に評価されなければならない．

7. 医学研究はすべての被験者に対する配慮を推進かつ保証し，その健康と権利を擁護するための倫理基準に従わなければならない．

8. 医学研究の主な目的は新しい知識を得ることであるが，この目標は個々の被験者の権利および利益に優先することがあってはならない．

9. 被験者の生命，健康，尊厳，全体性，自己決定権，プライバシーおよび個人情報の秘密を守ることは医学研究に関与する医師の責務である．被験者の保護責任は常に医師またはその他の医療専門職にあり，被験者が同意を与えた場合でも，決してその被験者に移ることはない．

10. 医師は，適用される国際的規範および基準はもとより人間を対象とする研究に関する自国の倫理，法律，規制上の規範ならびに基準を考慮しなければならない．国内的または国際的倫理，法律，規制上の要請がこの宣言に示されている被験者の保護を減じあるいは排除してはならない．

11. 医学研究は，環境に害を及ぼす可能性を最小限にするよう実施されなければならない．

12. 人間を対象とする医学研究は，適切な倫理的および科学的な教育と訓練を受けた有資格者によってのみ行われなければならない．患者あるいは健康なボランティアを対象とする研究は，能力と十分な資格を有する医師またはその他の医療専門職の監督を必要とする．

13. 医学研究から除外されたグループには研究参加への機会が適切に提供されるべきである．

14. 臨床研究を行う医師は，研究が予防，診断または治療する価値があるとして正当化できる範囲内にあり，かつその研究への参加が被験者としての患者の健康に悪影響を及ぼさないことを確信する十分な理由がある場合に限り，その患者を研究に参加させるべきである．

15. 研究参加の結果として損害を受けた被験者に対する適切な補償と治療が保証されなければならない．

リスク，負担，利益

16. 医療および医学研究においてはほとんどの治療にリスクと負担が伴う．

    人間を対象とする医学研究は，その目的の重要性が被験者のリスクおよび負担を上まわる場合に限り行うことができる．

17. 人間を対象とするすべての医学研究は，研究の対象となる個人とグループに対する予想し得るリスクおよび負担と被験者およびその研究によって影響を受けるその他の個人またはグループに対する予見可能な利益とを比較して，慎重な評価を先行させなければならない．

    リスクを最小化させるための措置が講じられなければならない．リスクは研究者によって継続的に監視，評価，文書化されるべきである．

18. リスクが適切に評価されかつそのリスクを十分に管理できるとの確信を持てない限り，医師は人

間を対象とする研究に関与してはならない。

　　潜在的な利益よりもリスクが高いと判断される場合または明確な成果の確証が得られた場合，医師は研究を継続，変更あるいは直ちに中止すべきかを判断しなければならない。

社会的弱者グループおよび個人

19. あるグループおよび個人は特に社会的な弱者であり不適切な扱いを受けたり副次的な被害を受けやすい。

　　すべての社会的弱者グループおよび個人は個別の状況を考慮したうえで保護を受けるべきである。

20. 研究がそのグループの健康上の必要性または優先事項に応えるものであり，かつその研究が社会的弱者でないグループを対象として実施できない場合に限り，社会的弱者グループを対象とする医学研究は正当化される。さらに，そのグループは研究から得られた知識，実践または治療からの恩恵を受けるべきである。

科学的要件と研究計画書

21. 人間を対象とする医学研究は，科学的文献の十分な知識，その他関連する情報源および適切な研究室での実験ならびに必要に応じた動物実験に基づき，一般に認知された科学的諸原則に従わなければならない。研究に使用される動物の福祉は尊重されなければならない。

22. 人間を対象とする各研究の計画と実施内容は，研究計画書に明示され正当化されていなければならない。

　　研究計画書には関連する倫理的配慮について明記され，また本宣言の原則がどのように取り入れられてきたかを示すべきである。計画書は，資金提供，スポンサー，研究組織との関わり，起こり得る利益相反，被験者に対する報奨ならびに研究参加の結果として損害を受けた被験者の治療および/または補償の条項に関する情報を含むべきである。

　　臨床試験の場合，この計画書には研究終了後条項についての必要な取り決めも記載されなければならない。

研究倫理委員会

23. 研究計画書は，検討，意見，指導および承認を得るため研究開始前に関連する研究倫理委員会に提出されなければならない。この委員会は，その機能において透明性がなければならず，研究者，スポンサーおよびその他いかなる不適切な影響も受けず適切に運営されなければならない。委員会は，適用される国際的規範および基準はもとより，研究が実施される国または複数の国の法律と規制も考慮しなければならない。しかし，そのために本宣言が示す被験者に対する保護を減じあるいは排除することを許してはならない。

　　研究倫理委員会は，進行中の研究をモニターする権利を持たなければならない。研究者は，委員会に対してモニタリング情報とくに重篤な有害事象に関する情報を提供しなければならない。委員会の審議と承認を得ずに計画書を修正してはならない。研究終了後，研究者は研究知見と結論の要約を含む最終報告書を委員会に提出しなければならない。

プライバシーと秘密保持

24. 被験者のプライバシーおよび個人情報の秘密保持を厳守するためあらゆる予防策を講じなければならない。

インフォームド・コンセント

25. 医学研究の被験者としてインフォームド・コンセントを与える能力がある個人の参加は自発的でなければならない。家族または地域社会のリーダーに助言を求めることが適切な場合もあるが，インフォームド・コンセントを与える能力がある個人を本人の自主的な承諾なしに研究に参加させてはならない。

26. インフォームド・コンセントを与える能力がある人間を対象とする医学研究において，それぞれの被験者候補は，目的，方法，資金源，起こり得る利益相反，研究者の施設内での所属，研究から期待される利益と予測されるリスクならびに起こり得る不快感，研究終了後条項，その他研究に関するすべての面について十分に説明されなければならない。被験者候補は，いつでも不利益を受けることなしに研究参加を拒否する権利または参加の同意を撤回する権利があることを知らされなければならない。個々の被験者候補の具体的情報の必要性のみならずその情報の伝達方法についても特別な配慮をしなければならない。

    被験者候補がその情報を理解したことを確認したうえで，医師またはその他ふさわしい有資格者は被験者候補の自主的なインフォームド・コンセントをできれば書面で求めなければならない。同意が書面で表明されない場合，その書面によらない同意は立会人のもとで正式に文書化されなければならない。

    医学研究のすべての被験者は，研究の全体的成果について報告を受ける権利を与えられるべきである。

27. 研究参加へのインフォームド・コンセントを求める場合，医師は，被験者候補が医師に依存した関係にあるかまたは同意を強要されているおそれがあるかについて特別な注意を払わなければならない。そのような状況下では，インフォームド・コンセントはこうした関係とは完全に独立したふさわしい有資格者によって求められなければならない。

28. インフォームド・コンセントを与える能力がない被験者候補のために，医師は，法的代理人からインフォームド・コンセントを求めなければならない。これらの人々は，被験者候補に代表されるグループの健康増進を試みるための研究，インフォームド・コンセントを与える能力がある人々では代替して行うことができない研究，そして最小限のリスクと負担のみ伴う研究以外には，被験者候補の利益になる可能性のないような研究対象に含まれてはならない。

29. インフォームド・コンセントを与える能力がないと思われる被験者候補が研究参加についての決定に賛意を表することができる場合，医師は法的代理人からの同意に加えて本人の賛意を求めなければならない。被験者候補の不賛意は，尊重されるべきである。

30. 例えば，意識不明の患者のように，肉体的，精神的にインフォームド・コンセントを与える能力がない被験者を対象とした研究は，インフォームド・コンセントを与えることを妨げる肉体的・精神的状態がその研究対象グループに固有の症状となっている場合に限って行うことができる。このような状況では，医師は法的代理人からインフォームド・コンセントを求めなければならない。そのような代理人が得られず研究延期もできない場合，この研究はインフォームド・コンセントを与えられない状態にある被験者を対象とする特別な理由が研究計画書で述べられ，研究倫理委員会で承認されていることを条件として，インフォームド・コンセントなしに開始することができる。研究に引き続き留まる同意はできるかぎり早く被験者または法的代理人から取得しなければならない。

31. 医師は，治療のどの部分が研究に関連しているかを患者に十分に説明しなければならない。患者の研究への参加拒否または研究離脱の決定が患者・医師関係に決して悪影響を及ぼしてはな

らない。

32. バイオバンクまたは類似の貯蔵場所に保管されている試料やデータに関する研究など，個人の特定が可能な人間由来の試料またはデータを使用する医学研究のためには，医師は収集・保存および/または再利用に対するインフォームド・コンセントを求めなければならない。このような研究に関しては，同意を得ることが不可能か実行できない例外的な場合があり得る。このような状況では研究倫理委員会の審議と承認を得た後に限り研究が行われ得る。

プラセボの使用

33. 新しい治療の利益，リスク，負担および有効性は，以下の場合を除き，最善と証明されている治療と比較考量されなければならない：

    証明された治療が存在しない場合，プラセボの使用または無治療が認められる；あるいは，

    説得力があり科学的に健全な方法論的理由に基づき，最善と証明されたものより効果が劣る治療，プラセボの使用または無治療が，その治療の有効性あるいは安全性を決定するために必要な場合，

    そして，最善と証明されたものより効果が劣る治療，プラセボの使用または無治療の患者が，最善と証明された治療を受けなかった結果として重篤または回復不能な損害の付加的リスクを被ることがないと予想される場合。

    この選択肢の乱用を避けるため徹底した配慮がなされなければならない。

研究終了後条項

34. 臨床試験の前に，スポンサー，研究者および主催国政府は，試験の中で有益であると証明された治療を未だ必要とするあらゆる研究参加者のために試験終了後のアクセスに関する条項を策定すべきである。また，この情報はインフォームド・コンセントの手続きの間に研究参加者に開示されなければならない。

研究登録と結果の刊行および普及

35. 人間を対象とするすべての研究は，最初の被験者を募集する前に一般的にアクセス可能なデータベースに登録されなければならない。

36. すべての研究者，著者，スポンサー，編集者および発行者は，研究結果の刊行と普及に倫理的責務を負っている。研究者は，人間を対象とする研究の結果を一般的に公表する義務を有し報告書の完全性と正確性に説明責任を負う。すべての当事者は，倫理的報告に関する容認されたガイドラインを遵守すべきである。否定的結果および結論に達しない結果も肯定的結果と同様に，刊行または他の方法で公表されなければならない。資金源，組織との関わりおよび利益相反が，刊行物の中には明示されなければならない。この宣言の原則に反する研究報告は，刊行のために受理されるべきではない。

臨床における未実証の治療

37. 個々の患者の処置において証明された治療が存在しないかまたはその他の既知の治療が有効でなかった場合，患者または法的代理人からのインフォームド・コンセントがあり，専門家の助言を求めたうえ，医師の判断において，その治療で生命を救う，健康を回復するまたは苦痛を緩和する望みがあるのであれば，証明されていない治療を実施することができる。この治療は，引き続き安全性と有効性を評価するために計画された研究の対象とされるべきである。すべての事例において新しい情報は記録され，適切な場合には公表されなければならない。

オーサーシップ闘争の賦：多施設，前向き，無作為の詩（うた）

全例のデータ収集が終わり，研究は終った．
入力したデータは一度は失われたものの，幸い後に回復された．
結果に皆歓喜した．
なぜなら，p 値（両側）が 0.0493 で「有意」だったからだ．
素晴らしいことに，疾病の重篤度は回復の確率と逆相関していたのだ！
論文の執筆が始まると，共著者を希望する人々が我も我もと詰めかけた．
共著者の順位を勝ち取るためだ．
1 位，2 位，3 位でなければ無意味だ．
なぜなら，それ以下は引用で，"et al." と省かれてしまうからだ．
それぞれの共同研究施設には，何人かのシニアスタッフがいて，
　　それぞれに 10 人の働き蜂を抱えていた．
そして，それぞれの蜂も，ご機嫌を取るべき技師や看護師を抱えていた．
こうして共著者候補のリストは日に日に長くなっていき，
　　そしてとうとう闘いが始まった．
それは共著者としての生存をかけた闘いだった．
単なる「参加者」では侮辱にも等しい．
付録に何百という名前の中に埋もれても，
　　見てくれるのはせいぜい妻と母親くらいのものだからだ．
「論文か破滅か」がアカデミア世界の掟であり，
　　著者でないことは，すなわち死を意味するに等しいのだ．
こうして共著者の数は増え続け，
　　ついに患者数の 2 倍ほどにも膨れ上がってしまった．
考えても見れば，研究代表者が FAX をしている間，
　　働きバチと看護師たちは忙しく働いた．
患者を登録し，検査のオーダーを出し，毎週定期的にフォローアップし，
　　彼らの苦情を聞き，丁寧に患者記録を作成した．
一方，各施設には，2, 3 人もの患者データを提供したシニアスタッフがいて，
　　もし自分たちを著者からはずしたら「裏切り行為とみなす」と脅しをかけていた．
その結果，ジュニアスタッフは，夜遅くまで働いたにも関わらず，
　　名前も入れてもらえず，その他大勢として謝辞を述べられただけだった．
「まあ落ち着いて」と，シニアスタッフは怒りに震える蜂たちに叫んだ．
「我が RPU*では，同じデータでいくつも論文を出すのでそのうちきっとチャンスがある．
　　心配無用！」と．
漸く論文が完成して投稿されたが，
　　共著者のうち 6 人は研究が終了していたことすら知らなかった．
研究には大変な労力がかかり，
　　共著者の座を勝ち取るための争いは半年以上もわたって繰り広げられた．
しかし，エディターのレスポンスは，無情にも以下のようなものだった．
　　「レターとして再投稿してください」

共著者の順序は，必ずしも研究への貢献で決まるとは限らず，ただ筆頭著者との親密さの程度によって決まる。しかし，以下の著者はすべてこの詩に実際貢献してくれた人々である。我々は，この詩を作るに当たって，Theodore Geisel に負うところが大きい。なお，このレターは，最初，論文として Lancet 誌に投稿されたものである。

RPU＝repeating publishable unit, PI＝principle investigator

Howard W. Horowitz[a], Nicholas H. Fiebach[b], Stuart M. Levitz[c], Jo Seibel[d], Edwin H. Small[c], Edward E. Telzak[e], Gary P. Wormser[a], Robert B. Nadelman[a], Marisa Montecalvo[a], John Nowakowski[a], John Raffali[a].

[a] Departments of Medicine, New York Medical College, Valhalla, NY.
[b] Yale University School of Medicine, New Haven, CT.
[c] Boston University School of Medicine, Boston, MA.
[d] MetroWest Medical Center, Framingham, MA.
[e] Albert Einstein School of Medicine, Bronx, NY.

出典：Lancet 1996; 348: 1746

参考文献

Abby M, Massey MD, Galandiuk S, et al. Peer review is an effective screening process to evaluate medical manuscripts. *JAMA*. 1994;272(2):105–107.

Albert T. *Winning the Publications Game: How to Write a Scientific Paper without Neglecting Your Patients*. 3rd ed. Boca Raton, FL: CRC Press; 2011.

Alpha-Tocopherol, Beta Carotene Cancer Prevention Study Group. The effect of vitamin E and beta carotene on the incidence of lung cancer and other cancers in male smokers. *N Engl J Med*. 1994;330(15):1029–1035.

Altman DG. *Practical Statistics for Medical Research*. London, United Kingdom: Chapman & Hall; 1991.

Altman DG. The scandal of poor medical research. *BMJ*. 1994;308:283–284.

Altman DG, Goodman SN, Schroter S. How statistical expertise is used in medical research. *JAMA*. 2002;287(21):2817–2820.

Altman DG, Goodman SN. Transfer of technology from statistical journals to the biomedical literature: past trends and future predictions. *JAMA*. 1994;272(2):129–132.

Altman DG, Machin D, Bryant T, et al. *Statistics with Confidence: Confidence Intervals and Statistical Guidelines*. London, United Kingdom: British Medical Journal; 2000.

The American Heritage Dictionary of the English Language. 5th ed. Boston, MA: Houghton Mifflin Harcourt; 2012.

American Medical Association. *AMA Manual of Style: A Guide for Authors and Editors*. 10th ed. New York, NY: Oxford University Press; 2007.

American Psychological Association. *Publication Manual of the American Psychological Association*. 6th ed. Washington, DC: American Psychological Association; 2010.

American Psychological Association. Summary report of journal operations, 1995. *American Psychologists*. 1996;51:876–877.

Andersen B. *Methodological Errors in Medical Research: An Incomplete Catalogue*. Oxford, United Kingdom: Blackwell Scientific Publications; 1990.

Armitage P, Berry G, Matthews JNS. *Statistical Methods in Medical Research*. 4th ed. Oxford, United Kingdom: Wiley-Blackwell; 2001.

Armitage P, Colton T, eds. *Encyclopedia of Biostatistics: 8-Volume Set*. 2nd ed. New York, NY: Wiley; 2005.

Austin PC. An introduction to propensity score methods for reducing the effects of confounding in observational studies. *Multivariate Behav Res*. 2011;46(3):399–424.

Babbie ER. *The Practice of Social Research*. 14th ed. Boston, MA: Cengage Learning; 2015.

Bailar JC III, Hoaglin DC, eds. *Medical Uses of Statistics*. 3rd ed. Hoboken, NJ: Wiley; 2009.

Baker SS. *Writing Nonfiction that Sells*. Cincinnati, OH: Writer's Digest Books; 1986.

Barnett AG, van der Pols JC, Dobson AJ. Regression to the mean: what it is and how to deal with it. *Int J Epidemiol*. 2005;34(1):215–220.

Barnum BS. *Writing and Getting Published: A Primer for Nurses*. New York, NY: Springer; 1995.

Bartko JJ. Rationale for reporting standard deviations rather than standard errors of the mean. *Am J Psychiatry*. 1985;142(9):1060.

Berry DA. Comment: ethics and ECMO. *Stat Sci*. 1989;4(4):306–310.

Bertin J. *Graphics and Graphic Information Processing*. Berg WJ, Scott P, trans. Boston, MA: Walter De Gruyter Inc; 1981.

Bertin J. *Semiology of Graphics: Diagrams, Networks, Maps*. Redlands, CA: Esri Press; 2010.

Berwick DM. Quality of health care. Part 5: payment by capitation and the quality of care. *N Engl J Med*. 1996;335(16):1227–1231.

Bland JM, Altman DG. Statistical methods for assessing agreement between two methods of clinical measurement. *Lancet*. 1986;1(8476):307–310.

Blumenthal D. Part 1: quality of care—what is it? *N Engl J Med*. 1996;335(12):891–894.

Blumenthal D. Quality of health care. Part 4: the origins of the quality-of-care debate. *N Engl J Med*. 1996;335(15):1146–1149.

Blumenthal D, Epstein AM. Quality of health care. Part 6: the role of physicians in the future of quality management. *N Engl J Med*. 1996;335(17):1328–1331.

Brallier JM. *Medical Wit and Wisdom: The Best Medical Quotations from Hippocrates to Groucho Marx*. Philadelphia, PA: Running Press; 1993.

Breslow NE, Day NE. *Statistical Methods in Cancer Research. Volume 1—The Analysis of Case-Control Studies.* Lyon, France: International Agency for Research on Cancer; 1980. IARC Scientific Publications No. 32.

Breslow NE, Day NE. *Statistical Methods in Cancer Research. Volume 2—The Design and Analysis of Cohort Studies.* Lyon, France: International Agency for Research in Cancer; 1987. IARC Scientific Publications No. 82.

Briscoe MH. *Preparing Scientific Illustrations: A Guide to Better Posters, Presentations, and Publications.* 2nd ed. New York, NY: Springer-Verlag; 2013.

Brook RH, McGlynn EA, Cleary PD. Quality of health care. Part 2: measuring quality of care. *N Engl J Med.* 1996;335(13):966–970.

Browner WS. *Publishing and Presenting Clinical Research.* 3rd ed. Philadelphia, PA: Wolters Kluwer; 2012.

Bulpitt CJ. *Randomised Controlled Clinical Trials.* 2nd ed. New York, NY: Springer; 2013.

Burgess S, Thompson SG. *Mendelian Randomization: Methods for Using Genetic Variants in Causal Estimation.* Boca Raton, FL: Chapman & Hall/CRC; 2015.

Byrne DW. Common reasons for rejecting manuscripts at medical journals: a survey of editors and peer reviewers. *Science Editor.* 2000;23(2):39–44.

Byrne DW, Biaggioni I, Bernard GR, et al. Clinical and translational research studios: a multidisciplinary internal support program. *Acad Med.* 2012;87(8):1052–1059.

Byrne DW, Goetzel RZ, McGown PW, et al. Seven-year trends in employee health habits from a comprehensive workplace health promotion program at Vanderbilt University. *J Occup Environ Med.* 2011;53(12):1372–1381.

Calvert M, Blazeby J, Altman DG, et al. Reporting of patient-reported outcomes in randomized trials: the CONSORT PRO extension. *JAMA.* 2013;309(8):814–822.

Chassin MR. Quality of health care. Part 3: improving the quality of care. *N Engl J Med.* 1996;335(14):1060–1063.

Chicago Manual of Style. 16th ed. Chicago, IL: University of Chicago Press; 2010.

Clark S. *Taming the Marketing Jungle: Marketing When Your Creativity Is High and Your Budget Is Low.* Seattle, WA: Hara; 1994.

Collett D. *Modelling Survival Data in Medical Research.* 3rd ed. Boca Raton, FL: Chapman & Hall/CRC; 2014.

Colton T. The 'power' of sound statistics. *JAMA.* 1990;263(2):281.

Conover WJ. Some reasons for not using the Yates continuity correction on 2 × 2 contingency tables. *J Am Stat Assoc.* 1974;69:374–376.

Council of Science Editors. *Scientific Style and Format: The CSE Manual for Authors, Editors, and Publishers.* 8th ed. New York, NY: Cambridge University Press; 2014.

Cox DR. Regression models and life-tables. *J R Stat Soc B.* 1972;34:187–220.

Crichton M. Sounding board: medical obfuscation: structure and function. *N Engl J Med.* 1975;293:1257–1259.

Daintith J, Isaacs A, eds. *Medical Quotes: A Thematic Dictionary.* Oxford, United Kingdom: Market House Books; 1989.

Dawson B, Trapp RG. *Basic & Clinical Biostatistics.* 4th ed. Norwalk, CT: Lange Medical Books/McGraw-Hill; 2005.

Day RA, Gastel B. *How to Write and Publish a Scientific Paper.* 7th ed. Santa Barbara, CA: Greenwood; 2011.

Donders AR, van der Heijden GJ, Stijnen T, et al. Review: a gentle introduction to imputation of missing values. *J Clin Epidemiol.* 2006;59(10):1087–1091.

Dorland's Illustrated Medical Dictionary. 32nd ed. Philadelphia, PA: Saunders; 2011.

Dupont WD. *Statistical Modeling for Biomedical Researchers: A Simple Introduction to the Analysis of Complex Data.* Cambridge, United Kingdom: Cambridge University Press; 2009.

Ewigman BG, Crane JP, Frigoletto FD, et al. Effect of prenatal ultrasound screening on perinatal outcome. *N Engl J Med.* 1993;329(12):821–827.

Falco FJ, Hennessey WJ, Goldberg G, et al. Standardized nerve conduction studies in the lower limb of the healthy elderly. *Am J Phys Med Rehabil.* 1994;73(3):168–174.

Fayers PM, Machin D. *Quality of Life: The Assessment, Analysis and Reporting of Patient-reported Outcomes.* 3rd ed. West Sussex, United Kingdom: Wiley-Blackwell. 2016.

Fiske RH. *Thesaurus of Alternatives to Worn-Out Words and Phrases.* Cincinnati, OH: Writer's Digest Books; 1994.

Fleiss JL, Levin B, Paik MC. *Statistical Methods for Rates and Proportions*. 3rd ed. New York, NY: Wiley-Interscience; 2003.

Fleiss JL, Tytun A, Ury HK. A simple approximation for calculating sample sizes for comparing independent proportions. *Biometrics*. 1980;36(2):343–346.

Fletcher RH, Fletcher SW, Fletcher GS. *Clinical Epidemiology: The Essentials*. 5th ed. Philadelphia, PA: Lippincott Williams & Wilkins; 2012.

Fondiller SH, Nerone BJ. *Health Professionals Style Manual*. New York, NY: Springer; 2006.

Fox RJ, Crask MR, Kim J. Mail survey response rate: a meta-analysis of selected techniques for inducing response. *Public Opin*. 1988;52:467–491.

Fried C. The practice of experimentation. In: Bearn AG, Black DAK, Hiatt HH, eds. *Medical Experimentation: Personal Integrity and Social Policy*. New York, NY: American Elsevier; 1974:158.

Friedman GD. *Primer of Epidemiology*. 5th ed. New York, NY: McGraw-Hill Medical; 2003.

Friedman LM, Furberg CD, DeMets D, et al. *Fundamentals of Clinical Trials*. 5th ed. New York, NY: Springer; 2015.

Gabor A. *The Man Who Discovered Quality: How W. Edwards Deming Brought the Quality Revolution to America—The Stories of FORD, XEROX, and GM*. New York, NY: Penguin Books; 1992.

Garfield E. *SCI Journal Citation Reports: A Bibliographic Analysis of Science Journals in the ISI Database*. Philadelphia, PA: Institute for Scientific Information. http://thomsonreuters.com/journal-citation-reports/. Accessed June 17, 2016.

Garland J. In: Strauss MB, ed. *Familiar Medical Quotations*. Boston, MA: Little Brown; 1968;672.

Gilmore E. "Call me Jim": James Thurber speaking. In: Fensch T, ed. *Conversations with James Thurber*. Jackson, MI: University Press of Mississippi; 1989:50.

Glass DJ. *Experimental Design for Biologists*. 2nd ed. Cold Spring Harbor, NY: Cold Spring Harbor Laboratory Press; 2014.

Gordis L. *Epidemiology*. 5th ed. Philadelphia, PA: Saunders; 2013.

Greenland S. Basic methods for sensitivity analysis of biases. *Int J Epidemiol*. 1996;25:1107–1116.

Hackam DG, Redelmeier DA. Translation of research evidence from animals to humans. *JAMA*. 2006;296(14):1731–1732.

Hall GM, ed. *How to Write a Paper*. 5th ed. Malden, MA: Blackwell; 2012.

Halsey MJ. References. In: Hall GM, ed. *How to Write a Paper*. 5th ed. Malden, MA: Blackwell; 2012.

Hansen LO, Young RS, Hinami K, et al. Interventions to reduce 30-day rehospitalization: a systematic review. *Ann Intern Med*. 2011;155(8):520–528.

Harris PA, Scott KW, Lebo L, et al. ResearchMatch: a national registry to recruit volunteers for clinical research. *Acad Med*. 2012;87(1):66–73.

Harris PA, Taylor R, Thielke R, et al. Research electronic data capture (REDCap)—a metadata-driven methodology and workflow process for providing translational research informatics support. *J Biomed Inform*. 2009;42(2):377–381.

Haynes RB, Sackett DL, Guyatt GH, et al. *Clinical Epidemiology: How to Do Clinical Practice Research*. 3rd ed. Philadelphia, PA: Lippincott Williams & Wilkins; 2011.

He W, Pinheiro J, Kuznetsova OM. *Practical Considerations for Adaptive Trial Design and Implementation*. New York, NY: Springer; 2014.

Hebel JR, McCarter RJ. *A Study Guide to Epidemiology and Biostatistics*. 7th ed. London, United Kingdom: Jones & Bartlett Learning; 2011.

Hill AB. The environment and disease: association or causation? *Proc R Soc Med*. 1965;58(5):295–300.

Hosmer DW Jr, Lemeshow S, Sturdivant RX. *Applied Logistic Regression*. 3rd ed. New York, NY: John Wiley & Sons; 2012.

Hulley SB, Cummings SR, Browner WS, et al. *Designing Clinical Research*. 4th ed. Philadelphia, PA: Lippincott Williams & Wilkins; 2013.

Huth EJ. *Writing and Publishing in Medicine*. 3rd ed. Baltimore, MD: Lippincott Williams & Wilkins; 1999.

Ingelfinger JA, Mosteller R, Thibodeau LA, et al. *Biostatistics in Clinical Medicine*. 3rd ed. New York, NY: McGraw-Hill; 1994.

International Committee of Medical Journal Editors. Uniform requirements for manuscripts submitted to biomedical journals. *N Engl J Med*. 1997;336(4):309–315. http://www.icmje.org/. Accessed June 17, 2016.

International Conference on Harmonisation. Guidelines on structure and content of clinical study reports. *Fed Regist*. 1996;61:37319–37343.

ISIS-2 (Second International Study of Infarct Survival)Collaborative Group. Randomised trial of intravenous streptokinase, oral aspirin, both, or neither among 17,187 cases of suspected acute myocardial infarction: ISIS-2. *Lancet*. 1988;2(8607):349–360.

James KE. Regression toward the mean in uncontrolled clinical studies. *Biometrics*. 1973;29(1):121–130.

Kahneman D. *Thinking, Fast and Slow*. New York, NY: Farrar, Straus and Giroux; 2013.

Kaplan EL, Meier P. Nonparametric estimation from incomplete observations. *J Am Stat Assoc*. 1958;53:457–481.

Kassirer JP, Angell M. Redundant publication: a reminder. *N Engl J Med*. 1995;333(7):449–450.

Kassirer JP, Campion EW. Peer review: crude and understudied, but indispensable. *JAMA*. 1994;272(2):96–97.

Katz MH. *Evaluating Clinical and Public Health Interventions: A Practical Guide to Study Design and Statistics*. Cambridge, United Kingdom: Cambridge University Press; 2010.

Katz MH. *Multivariable Analysis: A Practical Guide for Clinicians and Public Health Researchers*. Cambridge, NY: Cambridge University Press; 2011.

Katz MH. *Study Design and Statistical Analysis: A Practical Guide for Clinicians*. Cambridge, NY: Cambridge University Press; 2006.

Kent DM, Rothwell PM, Ioannidis JP, et al. Assessing and reporting heterogeneity in treatment effects in clinical trials: a proposal. *Trials*. 2010;11:85.

Kirkwood B, Sterne J. *Essential Medical Statistics*. 2nd ed. Malden, MA: Blackwell; 2003.

Kleinbaum DG, Klein M. *Logistic Regression: A Self-Learning Text*. 3rd ed. New York, NY: Springer; 2010.

Kleinbaum DG, Kupper LL, Nizam A, et al. *Applied Regression Analysis and Other Multivariable Methods*. 5th ed. Boston, MA: Cengage Learning; 2013.

Kleinbaum DG, Kupper LL, Morgenstern H. *Epidemiologic Research: Principles and Quantitative Methods*. New York, NY: Van Nostrand; 1982.

Knol MJ, Groenwold RH, Grobbee DE. P-values in baseline tables of randomised controlled trials are inappropriate but still common in high impact journals. *Eur J Prev Cardiol*. 2012;19(2):231–232.

Kuzma JW, Bohnenblust SE. *Basic Statistics for the Health Sciences*. 5th ed. New York, NY: McGraw-Hill; 2004.

Lang TA. *How to Write, Publish, and Present in the Health Sciences: A Guide for Clinicians and Laboratory Researchers*. Philadelphia, PA: American College of Physicians; 2009.

Lang TA, Secic M. *How to Report Statistics in Medicine: Annotated Guidelines for Authors, Editors, and Reviewers*. 2nd ed. Philadelphia, PA: American College of Physicians; 2006.

Last JM, Spasoff RA, Harris SS, eds. *A Dictionary of Epidemiology*. 4th ed. New York, NY: Oxford University Press; 2000.

Lee ET, Wang JW. *Statistical Methods for Survival Data Analysis*. 4th ed. New York, NY: John Wiley & Sons; 2013.

Lehmann EL. Nonparametric confidence intervals for a shift parameter. *Ann Math Stat*. 1963;34:1507–1512.

Leibson T, Koren G. Informed consent in pediatric research. *Paediatr Drugs*. 2015;17(1):5–11.

Lenth RV. Some practical guidelines for effective sample size determination. *The American Statistician*. 2001;55:187–193.

Lenth RV. Statistical power calculations. *J Anim Sci*. 2007;85(13 Suppl):E24–E29.

Liggins GC, Howie RN. A controlled trial of antepartum glucocorticoid treatment for prevention of the respiratory distress syndrome in premature infants. *Pediatrics*. 1972;50:515–525.

Lipsitz SR, Fitzmaurice GM, Orav EJ, et al. Performance of generalized estimating equations in practical situations. *Biometrics*. 1994;50(1):270–278.

Little RJ, D'Agostino R, Cohen ML, et al. The prevention and treatment of missing data in clinical trials. *N Engl J Med*. 2012;367(14):1355–1360.

Lock SP. *The Future of Medical Journals: In Commemoration of 150 Years of the British Medical Journal*. London, United Kingdom: British Medical Journal; 1991.

Lorch U, Berelowitz K, Ozen C, et al. The practical application of adaptive study design in early phase clinical trials: a retrospective analysis of time savings. *Eur J Clin Pharmacol*. 2012;68(5):543–551.

Mann HB, Whitney DR. On a test of whether one of two random variables is stochastically larger than the other. *Ann Math Stat*. 1947;18:50–60.

Mantel N, Haenszel W. Statistical aspects of the analysis of data from retrospective studies of disease. *J Natl Cancer Inst*. 1959;22(4):719–748.

Marantz PR. Beta carotene, vitamin E, and lung cancer. *N Engl J Med*. 1994;331(9):611–614.

Maron DJ, Stone GW, Berman DS, et al. Is cardiac catheterization necessary before initial management of patients with stable ischemic heart disease? Results from a Web-based survey of cardiologists. *Am Heart J.* 2011;162(6):1034-1043.

Mausner JS, Kramer S. *Mausner & Bahn Epidemiology: An Introductory Text.* 2nd ed. Philadelphia, PA: WB Saunders; 1985.

Mehta CR, Patel NR, Gray R. Computing an exact confidence interval for the common odds ratio in several 2 × 2 contingency tables. *J Am Stat Assoc.* 1985;80:969-973.

Merriam-Webster's Dictionary. Springfield, MA: Merriam-Webster; 2016.

Mitjà O, Houinei W, Moses P, et al. Mass treatment with single-dose azithromycin for yaws. *N Engl J Med.* 2015;372(8):703-710.

Morton RF, Hebel JR, McCarter RJ. *A Study Guide to Epidemiology and Biostatistics.* 5th ed. New York, NY: Aspen; 2001.

Moses LE, Emerson JD, Hosseini H. Analyzing data from ordered categories. *N Engl J Med.* 1984;311(7):442-448.

Naber SP, Tsutsumi Y, Yin S, et al. Strategies for the analysis of oncogene overexpression: studies of the neu oncogene in breast carcinoma. *Am J Clin Pathol.* 1990;94:125-136.

National Center for Health Statistics. *User's Manual: The National Death Index.* Washington, DC: US Government Printing Office; 1981. DHHS publication PHS 81-1148.

Noto MJ, Domenico HJ, Byrne DW, et al. Chlorhexidine bathing and health care-associated infections: a randomized clinical trial. *JAMA.* 2015;313(4):369-378.

Norris M. *Between You & Me: Confession of a Comma Queen.* New York, NY: W. W. Norton & Company; 2015.

O'Connor M. *Writing Successfully in Science.* London, United Kingdom: Routledge; 1992.

Olson CM. Peer review of the biomedical literature. *Am J Emerg Med.* 1990;8(4):356-358.

Oppenheimer DM. Consequences of erudite vernacular utilized irrespective of necessity: problems with using long words needlessly. *Appl Cognit Psychol.* 2006;20:139-156.

Orwell G. Politics and the English language. In: Orwell G, ed. *A Collection of Essays.* Mariner Books; 1970:162-176.

Payne LV. *The Lively Art of Writing.* Upper Saddle River, NJ: Prentice Hall; 1987.

Piwowar HA, Day RS, Fridsma DB. Sharing detailed research data is associated with increased citation rate. *PLoS One.* 2007;2(3):e308.

Polit DF, Beck CT. *Nursing Research: Generating and Assessing Evidence for Nursing Practice.* 9th ed. Philadelphia, PA: Lippincott Williams & Wilkins; 2011.

Protection of human subjects, 45 C.F.R. §46 (2009). *Fed Regist.* 2009;56:28003-28032. http://www.hhs.gov/ohrp/policy/ohrpregulations.pdf. Accessed June 17, 2016.

Pruitt BA, Mason AD Jr, Moncrief JA. Hemodynamic changes in the early postburn patient: the influence of fluid administration and of a vasodilator (hydralazine). *J Trauma.* 1971;11(1):36-46.

Robertson D, Williams GH. *Clinical and Translational Science: Principles of Human Research.* London, United Kingdom: Academic Press; 2008.

Roe A. *The Making of a Scientist.* Santa Barbara, CA: Praeger; 1974.

Rosenbaum PR. *Design of Observational Studies.* New York, NY: Springer; 2010.

Ross PE. Lies, damned lies and medical statistics. *Forbes.* August 14, 1995:130-135.

Rothman KJ, Greenland S, Lash TL. *Modern Epidemiology.* 3rd ed. Philadelphia, PA: Lippincott Williams & Wilkins; 2012.

Royall RM, Bartlett RH, Cornell RG, et al. Ethics and statistics in randomized clinical trials. *Stat Sci.* 1991;6:52-88.

Ruxton GD, Colegrave N. *Experimental Design for the Life Sciences.* 3rd ed. Oxford, United Kingdom: Oxford University Press; 2010.

Sabin WA. *The Gregg Reference Manual.* 11th ed. New York, NY: McGraw-Hill/Irwin; 2010.

Sackett DL. Bias in analytic research. *J Chronic Dis.* 1979;32:51-63.

Salsburg DS. The religion of statistics as practiced in medical journals. *Am Stat.* 1985;39:220-223.

Salzberg CA, Byrne DW, Cayten CG, et al. A new pressure ulcer risk assessment scale for individuals with spinal cord injury. *Am J Phys Med Rehabil.* 1996;75(2):96-104.

Sandve GK, Nekrutenko A, Taylor J, et al. Ten simple rules for reproducible computational research. *PLoS Comput Biol.* 2013;9(10):e1003285.

Seeff LB, Buskell-Bales Z, Wright EC, et al. Long-term mortality after transfusion-associated non-A, non-B hepatitis. *N Engl J Med.* 1992;327(27):1906-1911.

Senn SS. *Dicing with Death: Chance, Risk and Health*. Cambridge, United Kingdom: Cambridge University Press; 2003.
Senn SS. *Statistical Issues in Drug Development*. 2nd ed. New York, NY: Wiley-Interscience; 2008.
Sheridan DR, Dowdney DL. *How to Write and Publish Articles in Nursing*. New York, NY: Springer; 1997.
Silvia PJ. *How to Write a Lot: A Practical Guide to Productive Academic Writing*. Washington, DC: American Psychological Association; 2007.
Snedecor GW, Cochran WG. *Statistical Methods*. 8th ed. Ames, IA: Iowa State University Press; 1989.
Spilker B. *Guide to Clinical Trials*. New York, NY: Raven Press; 1991.
Spilker B, Schoenfelder J. *Data Collection Forms in Clinical Trials*. New York, NY: Raven Press; 1991.
Sprinthall RC. *Basic Statistical Analysis*. 9th ed. Upper Saddle River, NJ: Pearson; 2011.
Standards of Reporting Trials Group. A proposal for structured reporting of randomized controlled trials. *JAMA*. 1994;272(24):1926–1931.
Stedman's Medical Dictionary. 28th ed. Baltimore, MD: Lippincott Williams & Wilkins; 2005.
Stein J, Flexner SB, eds. *Random House College Thesaurus*. New York, NY: Random House; 2005.
Steyerberg EW. *Clinical Prediction Models: A Practical Approach to Development, Validation, and Updating*. New York, NY: Springer; 2010.
Strunk W Jr, White EB. *The Elements of Style*. New York, NY: Longman; 2009.
Sun GW, Shook TL, Kay GL. Inappropriate use of bivariable analysis to screen risk factors for use in multivariable analysis. *J Clin Epidemiol*. 1996;49(8):907–916.
Testa MA, Simonson DC. Assessment of quality-of-life outcomes. *N Engl J Med*. 1996;334(13):835–840.
Truog RD. Randomized controlled trials: lessons from ECMO. *Clin Res*. 1992;40(3):519–527.
Tufte ER. *The Visual Display of Quantitative Information*. 2nd ed. Cheshire, CT: Graphics Press; 2001.
Tufte ER. *Beautiful Evidence*. Cheshire, CT: Graphics Press; 2006.
US Department of Health and Human Services. Federal policy for the protection of human subjects: notices and rules. *Fed Regist*. 1991;46:28001–28032.
US Department of Health and Human Services. *Healthy People 2000*. Washington, DC: US Government Printing Office; 1991. DHHS publication PHS 91–50212.
Virchow R. Quoted by Garrison FH in Bulletin of the New York Academy of Medicine 1928;4:94. In: Strauss MB, ed. *Familiar Medical Quotations*. Boston, MA: Little Brown; 1968.
Wang R, Lagakos SW, Ware JH, et al. Statistics in medicine—reporting of subgroup analyses in clinical trials. *N Engl J Med*. 2007;357(21):2189–2194.
Ware JH, Mosteller F, Ingelfinger JA. P values. In: Bailar JC III, Hoaglin DC, eds. *Medical Uses of Statistics*. 3rd ed. Boston, MA: Massachusetts Medical Society; 2009.
Ware JH, Harrington DH, Hunter DJ, et al. Missing data. *N Engl J Med*. 2012;367:1353–1354.
Wickham H. *ggplot2: Elegant Graphics for Data Analysis (Use R!)*. New York, NY: Springer; 2010.
Wilcoxon F. Individual comparisons by ranking methods. *Biomed Bull*. 1945;1(6):80–83.
Williams JM. *Style: Lessons in Clarity and Grace*. 11th ed. Harlow, United Kingdom: Longman; 2013.
World Medical Association. Declaration of Helsinki: recommendations guiding physicians in biomedical research involving human subjects. *JAMA*. 1997;227(11):925–926. http://www.wma.net/en/20activities/10ethics/10helsinki/. Accessed June 17, 2016.
Yancey JM. Ten rules for reading clinical research reports. *Am J Surg*. 1990;159(6):533–539.
Zeger SL, Liang KY. Longitudinal data analysis for discrete and continuous outcomes. *Biometrics*. 1986;42(1):121–130.
Zeiger M. *Essentials of Writing Biomedical Research Papers*. 2nd ed. New York, NY: McGraw-Hill; 1999.

和文索引

あ

アーカイブ 274
アウトカム変数 52
アウトライン 72
アダプティブ(適応的)デザイン 88
アダプティブ(適応的)割り付け法 88
後付けサブグループ解析の乱掘 3
アドヒアランス 87
粗オッズ比 120
アルファベット-番号システム 203
安定した集団 28

い

イェーツの連続調整 109, 110
医学雑誌掲載のための学術研究の実施，報告，編集，および出版に関する勧告 257
医学雑誌の所有者 266
医学雑誌編集者国際委員会 257
行きすぎた推論 195
異議申し立て 250
医師の責務 311
一元配置分散分析 113
一人称 221, 222
一致 41
一般化可能性 23, 41
一番重要なグラフ 77
意図しない効果 23
医の国際倫理綱領 310
医療機器 153
医療コスト 195
因果の逆転 26, 27
印刷出版 274
陰性結果の尤度比 108
陰性予測力 108
インタビューアーバイアス 31

インパクトファクター 73, 74
インフォームド・コンセント 153, 267, 313
インモータルタイムバイアス 31

う

ウィルコクソン順位和検定 114, 115
ウィルコクソンの符号付き順位検定 116
ウィルコクソン-マン-ホイットニー検定 115
後ろ向き 147
後ろ向き(過去起点)コホート研究 24, 26
疑い診断バイアス 29, 31
疑い曝露バイアス 31
打ち切り 65
打ち切りの独立性 65
打ち切り例 65, 125

え

営利目的 267
疫学的知見と実験的知見の一貫性 176
エフェクトサイズ 23
婉曲的表現 216
エンドポイント 125

お

横断研究 24, 25, 26
応答バイアス 29, 31
オーウェルの6原則 223
オッズ比 165, 167
思い込みバイアス 32
思い出しバイアス 30, 31
重み付きカッパ係数 40
オリジナリティ 215

か

回帰モデルの過剰適合 99
外的妥当性 23, 41
カイ二乗検定 104, 110
概念モデル 18
外部検証 124
科学的研究のステップ 15
科学における不正行為 269
夏季 242
学習する医療システム 45, 57, 122, 152, 199
学習バイアス 31
獲得バイアス 31
確認バイアス 30, 32
画像の欺瞞的な操作 269
片側検定 105
カッパ係数 40
カテゴリー化 55
カテゴリー変数 64, 105
カバーレター 243
カプラン-マイヤー法 125
可変長ファイル 95
カルテ調査のランダム化 48
簡易サンプリング 64
間隔変数 64
間隔/連続変数 63
監査証跡 96
観察 85
観察的研究 20
患者中心のアウトカム 1
患者ミックス 52
完全情報最尤推定法 127
感度 108, 154, 188
感度分析 32, 88
関連の強さ 176
関連の特異性 176

き

キーワード 135
記事差し止め制度 275

記述的研究　20
期待数　109
ギフトオーサーシップ　132
機密保持　263
帰無仮説　16, 157
帰無方向へのバイアス　32
逆確率重みづけ法　88
キャリーオーバー（持ち越し）効果の問題　26
キャリブレーションプロット　124
業界スタイル　207
共著者名の引用　206
共分散分析　54
共変数　53
曲線下面積　124
均衡　45

く

偶然バイアス　32
くどい強調表現　241
クラスカル-ウォリス検定　114, 116
クラスターランダム化クロスオーバーデザイン　57
クラスターランダム化比較試験　26
クリエイティブ・コモンズ・ライセンス　270
グループ名　261
クロスオーバー試験　62
クロスオーバーデザイン　46

け

傾向スコア　119, 180
傾向性のカイ二乗検定　109, 110
系統的誤差　28
ケースコントロール研究　24, 26
ケースシリーズ　26
ケース報告票　36
ケースミックス　52
欠測値　34
欠測データ　87
懸念表明　269
研究終了後条項　314
研究チーム　12
研究テーマ　9
研究デザインの強さ　176

研究デザインのフローチャート　21
研究に関する監視的事項　145
研究の4大欠陥　18
研究費の出所　135
研究倫理委員会　312
健康アウトカム　276
健康に関連した介入　276
検査の特性　154
検出バイアス　31
検出力　59
現代的なグラフ　190
現代的なデータ選択法　176
原データ　180
顕微鏡写真　285
言論の自由　266

こ

講演要旨集　270
効果量　23
貢献者　260
貢献内容申告制度　285
広告　274
交互作用　122, 182
口語体　216
校正ゲラ　251
公正性　265
交絡因子　51, 118, 120
交絡バイアス　30
コーエンの効果量　127
コーエンの効果量の基準値　58
コーセラ　13
コーネリアスプロジェクト　121
国際疾病分類　43
国際獣医学雑誌編集者協会　268
国際単位系　285
国家保健統計センター　65
コックスの比例ハザード分析　65
コックスの比例ハザードモデル　125
固定長ファイル　95
固定的ランダム割り付け　46
小見出し　145
衣替え　5
コントロール　64
コンプライアンス　87

さ

サーベイランスバイアス　29, 31

再現可能な研究　2, 204
再現性のある研究　42, 90, 109
最小化法　46, 47
最新疾病分類用語　43
採択率　74
再入院確率　42
魚釣り　3
差し替え　269
雑誌の解説　267
査読　264
査読者　262, 266
査読者質問票　287
査読者バイアス　30
査読前問い合わせ　243
査読用評価票　251
差なし仮説　16, 157
サブグループ解析　23, 58, 161
さらなる研究　200
参加依頼レター　39
残差　111
三重盲検法　49
三人称　222
散布図　184
サンプリングフレームバイアス　32
サンプル　167
サンプルサイズ　57, 155, 197
サンプルサイズ計算ソフト　204

し

シェーンフェルド残差　125
シェッフェ法　113
時間依存性のハザード比　126
時間的順序の合理性　176
時間的バイアス　31
シグナル／ノイズ比　42
試験登録番号　272, 281
自己宣伝バイアス　30
自己剽窃　239
私信　283
時制　239
事前掲載　270
時代遅れのグラフ　190
実験的エビデンス　176
実験的研究　20
実際的臨床試験　26
実用性のある情報　192
辞典　235
自動的フェノタイパー　127
シニアオーサー　79

誌面エディター　253
ジャーゴン　5, 33, 80, 147, 215
社会的弱者グループ　312
社会的に望ましい回答　37
社会的に望ましいと思われる表現　173
謝辞　262
自由回答式　36
私有財産　263, 266
修飾因子　53
従属変数　52
自由度　104
重複出版　270
周辺構造モデル　119
主エディター　250
主観的データ　90
出版バイアス　30, 31
出版倫理委員会　269
出力変数　52
ジュネーブ宣言　310
守秘義務　264
主要アウトカム　53
準実験的研究　20, 24
順序回帰　128
順序変数　63, 64
条件付きロジスティック回帰分析　118
勝者優先のルール　46
小数点表示　177
商標名　153
情報/測定バイアス　29, 31
情報バイアス　30
将来重要となる統計学的手法　126
省略すべき単語や語句　226
除外基準　36, 42, 151
素人っぽいグラフ　183
新生児死亡率　175
診断検査　154
診断バイアス　31
人年　102
信頼性　40

す

推奨　198
推論に基づく推論　195
数字表記　221, 229
スクリーニング検査　154
スクリーニングバイアス　31
優れた表　179

優れた論文　11
優れた論文の事例　252
スチューデントのt検定　104, 112, 113
ステップウェッジデザイン　26
ステップワイズ変数選択法　121, 124, 176
図の脚注　181, 242
図版のデジタル画像　284
スピーゲルホルター・キャリブレーション検定　124
スプライン　182
スプライン曲線　123
スプレッドシート　90

せ

生活の質　54
制限節　218
制限付き3次スプライン関数　123
制限付きスプライン関数　101
誠実な誤り　268
生存分析　65, 102
精度　28, 40
生物医学雑誌への統一投稿規定　77
生物学的勾配　176
生物学的妥当性　176
世界医学雑誌編集者協会　266
世界医師会　310
接続句　138, 217, 218
接続詞　217, 218
漸減バイアス　29, 31
先行観測値補完法　127
全国死亡登録　65
前後比較試験　26
前後比較デザイン　18, 199
選択回答式　36
選択基準　42
選択的出版　277
選択的報告　277
選択バイアス　26, 28, 31, 196
専門的すぎる　214

そ

総一致率　124
相関　168
相関行列　194
増刊号　273

相関マトリックス　194
想起バイアス　26, 30, 31
相互に排他的かつ網羅的　90
相対リスク　165, 167
層別ランダム化　47
ソーローのアドバイス　224
俗語　216
測定者間信頼性　40
測定者内信頼性　40
測定者バイアス　31
粗な率/比　52
それで？　4, 33, 199
存在率　20
存在率(有病率)研究　27

た

第一種の過誤　155
第二種の過誤　59, 155
第三者データ解析　265
第三者編集顧問委員会　267
対応のあるt検定　112, 118
対応のないt検定　112
タイムラグバイアス　31
多仮説(多重)検定　100
多重出版　270
多重性　23
多重投稿　270
多重比較法　113
多重補完(代入)法　88
多重補完法　127
妥当性　40
多変数　120
多変量　120
多変量解析　120, 177
ダミー質問　37
単一補完法　127
単変量解析　104

ち

知見の一貫性　176
知識のギャップ　140
知的なゴミ　216
チャネリングバイアス　31
注意バイアス　31
中央値　116
中間解析　22, 49
中止規則　22
中心傾向　157
調整オッズ比　120

326　和文索引

調整解析　23
調整された率/比　52
直線的思考　141
著作権　270
著者以外の研究貢献者　261
著者資格基準　260
陳腐な語句　216

つ

追加的解析　23
追跡不能　102
追跡不能バイアス　32
追跡不能例　23
追認バイアス　32
壺のモデル　46

て

訂正　268
ティッピングポイント分析　88
定度　28, 40
定量化　55
データ安全モニタリング委員会　49
データ共有声明　277
データクリーニング　95
データ収集票　36
データに語らせる　33
データの改ざん　269
データの公開　265
データの小分け　70
データの質　38
データの質が疑わしい二次データ　68
データの捏造　269
データベースソフト　90
データマイニング　70, 99, 122
データ要約票　36
データリポジトリ　265
適応的デザイン　47
適応的ランダム化　46
適応による交絡　119
適格基準　86
適合度判定法　124
適時性　264
適切なデータ入力　94
適中率　108
撤回　269
撤回後再出版　269
撤回された論文　283

撤回声明　269
撤回論文リスト　283
電子ジャーナル　73
電子出版　274

と

同一のデータセット　272
統計解析計画書　265
統計学的手法　160
統計学的パワー　57, 59, 155
統計検定量　104
統計ソフト　96, 111
統計ソフトの引用例　204
統計の入門書　96
凍結　96
投稿規定　135
投稿前の問い合わせ　76
動物倫理および福祉に関する著者向け合意指針　268
等分散　112
透明性　179, 208
盗用　269
特異度　108, 154
督促状　39
督促リマインダー　39
独立変数　52
度数分布　111
度数分布図　185
トランスレーショナル研究　122

な

内的妥当性　41
内部査読　211
難解な統計学的手法　81

に

二次解析　272
二次出版　11, 271
二次データ分析　58
二重投稿　11, 76
二重盲検法　49, 87
偽物ジャーナル　263
二峰性分布　186
入院バイアス　29
ニューヨーク医科大学外傷救急医療研究所　306
ニューラルネットワーク　128
入力変数　52

認知バイアス　31

の

ノイマンバイアス　29, 32
ノンパラメトリック・キャリブレーション曲線　124
ノンパラメトリック検定　111, 113, 114, 115

は

バークソンバイアス　29, 31
バージョニング　274
パーセンタイル　189
パーセンテージ　178, 189
パーセント　189
ハーバードシステム　203
バイアス　28
バイアスコイン法　46, 47
媒介因子　53
曝露　20
曝露因子　52
ハゲタカジャーナル　263
外れ値　121
発生率　18, 175
発生率研究　25
罰則付き回帰法　127
発病率　175
パラメトリック検定　111
バリエーション　235
バンクーバーシステム　203
バンダービュルト大学　58, 91, 211
反応適応型　46

ひ

ピアソンの相関係数　41
非打ち切り例　65
控えめな表現　196
被験者の保護責任　311
ヒストグラム　185
ヒストリカルコホート研究　24
非制限節　219
非直線的思考　141
ビッグデータ　126
秘匿特権付情報　263, 266
秘密保持　312
表記スタイル　222
標準誤差　169

標準的なプロトコール項目：介入
　試験のための推奨　3
費用便益分析　195
非ランダム化研究　21
非ランダム化試験　180
非ランダム化比較試験　24
比例ハザード性の仮定　125
非劣性デザイン　5
頻度分布　111

ふ

フィールド名　92
フィッシャーの正確検定　109
ブートストラップ法　116, 124, 169
ブートストラップ法による信頼区間　158
フォーレストプロット　123, 125, 187
フォローアップ　65, 102
フォローアップ期間　197
複合エンドポイント　43
副作用　208
副次アウトカム　53
不採用となった投稿原稿　264
不適切なデータ入力　93
不必要な表記　240
部分残差　125
侮蔑的表現　171
ブライアスコア　124
プライバシー　312
ブラインド化　49, 87
プラセボの使用　314
フリードマン検定　116
フリードマンの順位に基づく分散分析　116
フローチャート　183
ブロック　47
プロット図　95, 184
プロトコール　265
プロトコール重視の分析　66
分割法　124
文献引用システム　203
文献検索　10
文献システム管理ソフト　205
文献中のコントロール群　197
分析的研究　20
分析のユニット　51
文頭の数字　218
文頭表現　217

へ

平滑化スキャタープロット　125
平均値への回帰現象　18, 26, 34, 35, 46, 199
平均二乗誤差　124
米国医学研究所　192
米国食品医薬品局　207
米国マーケティング協会　40
ベイズ統計学　88
ベースライン因子適応型　46
ヘミングウェイのガイドライン　223
ヘルシンキ宣言　267, 310
編集者　262
編集者の解任　266
編集の自由　266
変数名　92

ほ

ポアソン回帰分析　65
包含基準　36, 42, 151
報告ガイドライン　21, 279
法的措置　267
法的手続き　263
保護健康情報　49
ホスマー-レンショー検定　124
ホッジス-レーマン推定量　116

ま

マーケティング臭　207
前向き　147, 148
前向き（現在起点）コホート研究　24, 26
マスク化　49
間違って使われることの多い表現　233
マッチング　118
マン-ホイットニーU検定　109, 114, 115

み

自ら批判的に検討　195
見せかけの修正　249
緑色の紙　39
ミドルネーム　133
未発表知見　283

む

無限大のリスク比　166
無実仮説　157

め

名義/カテゴリー変数　63
名義変数　64
メタアナリシス　31
メディア　275
免責事項　280
メンター　1

も

盲検化　49, 87
モデル診断　177
モデルの適合性　177
問題となる表現　227

ゆ

有意　167
有意差探し　99
有害事象　23
郵送調査　37
尤度に基づく方法　88
尤度比検定　109, 110
有病者/発病者バイアス　29, 32
有病率　20
有病率研究　27

よ

よい論文　244
陽性結果の尤度比　108
陽性予測力　108
よく用いられる統計学的手法のフローチャート　107
予後判定検査　154
寄せ集めサンプル　42
予測因子　52, 121
予測モデル　176
予測力　108
予備テスト　37

ら

ライティング支援サービス　205, 212
ラテン方格法　47
乱掘的統計解析　70, 71
ランダム　167
ランダム化クロスオーバー試験　26
ランダム化比較試験　22, 24, 26, 45
ランダムサンプル　167
ランダム置換ブロック法　47
ランダムフォレスト　128
ランダム割り付け　45, 152
ランダム割り付け手順　22

り

リードタイムバイアス　31
利益相反　262
利益相反開示フォーム　261, 262, 280
リサーチクエスチョン　9
リジェクト　250
リスク　311
リスク差　167
リスク時間　65
リスク比　165, 167
リスクファクター　52
リスクファクター疫学　9
理想的な研究デザイン　17
略語　233
両側検定　105
量-反応関係　103, 176
臨床試験　276
臨床試験登録　276
臨床的均衡　45
臨床判定尺度　176
倫理委員会　49

る

類似性　176

ルドルフ・ウィルヒョウ　78

れ

レジストリー　78
レングスバイアス　31
連続変数　54, 64
連絡著者　261

ろ

ログランク検定　125
ロジスティック回帰分析　121
ロジスティック回帰モデル　176
論文の小分け　11
論理の飛躍　192

わ

割り付け重視の分析　65
割り付けの隠蔽方法　23

欧文索引

A

Abstract 134
accidental bias 32
acquisition bias 31
adaptive allocation methods 88
adaptive design 47
adaptive randomization 46
adaptive treatment-assignment design 88
additional research 200
adhererance 87
adjusted analysis 23
adjusted odds ratio 120
adjusted rate/ratio 52
admission rate bias 29, 31
affirmation bias 32
agreement 41
allocation concealment mechanism 23
Alphabet-Number System 203
American Psychological Association (APA) 203
analogy 176
analysis of covariance (ANCOVA) 54
analytic study 20
ancillary analysis 23
ANCOVA (analysis of covariance) 54
ANOVA (one-way analysis of variance) 113
APA (American Psychological Association) 203
appeal 250
area under the curve (AUC) 124
ascertainment bias 30, 32
attack ratio 175
attentional bias 31
attrition bias 29, 31

AUC (area under the curve) 124
audit trail 96
automatic phenotyper 127

B

baseline covariate adaptive 46
baseline observation carried forward 88
before-after design 18, 199
before-after/pre-post design 26
Berkson's bias 29, 31
bias 28
bias toward the null 32
biased coin 46, 47
biologic gradient 176
biological plausibility 176
BioVU 58
Bland-Altman 図 185
Bland-Altman プロット 41
Bland-Altman 法 40, 185
blinding 49
block 47
BOCF 法 88
bootstrap method 116, 124, 169
bootstrapped confidence interval 158
Brier score 124

C

c-インデクス 124
c-index 124
calibration plot 124
case-control study 24, 26
case mix 52
case report form (CRF) 36
case series 26
censored 65
censored case 65, 125
central tendency 157
channeling bias 31

chart abstracting form 36
chi-square test 104
chi-square test for trend 109, 110
CI (confidence interval) 165
clichés 216
clinical equipoise 45
clinical scale 176
clinical trial 276
ClinicalTrials.gov 272
closed-ended question 36
cluster randomized controlled trials 26
cluster randomized crossover study design 57
cognitive bias 31
Cohen's standardized effect size 58
coherence between epidemiologic and laboratory findings 176
colloquialisms 216
Committee on Publication Ethics (COPE) 269
complete-case analysis 88
compliance 87
composite endpoint 43
conceptual model 18
conditional logistic regression 118
confidence interval (CI) 165
confirmation bias 32
conflicts of interest 262
conflict-of-interest disclosure form 261
confounder 51
confounding bias 30
confounding by indication 119
confounding factor 51, 118, 120
Consensus Author Guidelines on Animal Ethics and Welfare 268
consistency of the findings 176

CONsolidated Standards of Reporting Trials (CONSORT) 21
CONSORT (CONsolidated Standards of Reporting Trials) 21, 279
CONSORT ガイドライン 259
CONSORT チェックリスト 87
CONSORT フローチャート 4, 183
CONSORT 2010 チェックリスト 22
continuous variable 54, 64
contribution declarations 285
contributor 260
convenience sampling 64
COPE (Committee on Publication Ethics) 269
copyeditor 253
copyright 270
Cornelius project 121
correlation 168
correlation matrix 194
corresponding author 261
cost-benefit analysis 195
Coursera 13, 39
covariate 53
Cox proportional-hazards analysis 65
Cox proportional-hazards regression 125
CPT (Current Procedural Terminology) 43
Creative Commons license 270
CRF (case report form) 36
cross-sectional study 24, 26
crossover design 46
crossover trial 62
crude odds ratio 120
crude rate/ratio 52
Current Procedural Terminology (CPT) 43

D

data 220
data and safety monitoring board 49
data collection form 36
Data Management for Clinical Research 13, 39

data mining 70, 99
data splitting 70
degree of freedom (df) 104, 170
dependent variable 52
descriptive study 20
detection bias 31
devil's advocate position 195
df (degree of freedom) 170
diagnostic suspicion bias 30, 31
dichotomania 56, 101, 178
dichotomization 101
dichotomous variables 54
digging out post hoc subgroups 3
disclaimer 280
Discussion 191
dose-response relationship 103, 176
double blinded design 49
dummy question 37
Duplicate Submission 270
duplicate publication 270

E

editor 262
editor-in-chief 250
editorial freedom 266
effect size 23
electronic publishing 274
eligibility criteria 86
embargo system 275
Enhancing the QUAlity and Transparency Of health Research (EQUATOR) 21
EQUATOR (Enhancing the QUAlity and Transparency Of health Research) 21
EQUATOR Network 279
equipoise 45
et al. 206
euphemisms 216
exclusion criteria 36, 42, 151
experimental evidence 176
experimental study 20
exposure 20
exposure suspicion bias 31
exposure variable 52
external validation 124
external validity 23, 41

F

fabrication 269
falsification 269
FDA (Food and Drug Administration) 207
field name 92
figure legend 242
FIML 法 127
Fisher's exact test 109
fishing expedition 3, 70, 71, 99
fixed allocation randomization 46
Food and Drug Administration (FDA) 207
forest plot 125
Form for Disclosure of Conflicts of Interest 262
freeze 96
Friedman ANOVA by rank 116

G

galley proof 251
generalizability 41
ggplot2 181, 185
goodness of fit 177
goodness-of-fit method 124
Gregg Reference Manual 218, 221

H

Handbook for Customer Satisfaction 40
Harvard System 203
health outcome 276
health-related intervention 276
Helsinki Declaration 267
Hill's Criteria for Causation 173, 194
Hill の因果関係評価基準 173
Hill の因果判定基準 194
historical cohort study 24
Hodges-Lehmann estimator 116
honest error 268
Hosmer-Lemeshow test 124
hospital admission bias 31
how-to knowledge 192

I

IBM SPSS Statistics　111
ICD(International Classification of Diseases)　43
ICD-9 から ICD-10 への変換　44
ICMJE ガイダンス準拠誌　276
ICTRP(International Clinical Trials Registry Platform)　276
immortal time bias　31
incidence　18, 175
incidence study　25
inclusion criteria　36, 42, 151
incremental advance　68, 71
incremental value　69
independence of censoring　65
independent editorial advisory board　267
independent variable　52
Industry Style　207
Information for Authors　135
information/measurement bias　29, 31
informed consent　267
input variable　52
Institute of Medicine(IOM)　192
institutional review board(IRB)　49
intention-to-treat(ITT)analysis　65
interaction　122, 182
interim analysis　22, 49
internal peer review form　212
internal validity　41
International Association of Veterinary Editors　268
International Classification of Diseases(ICD)　43
International Clinical Trials Registry Platform(ICTRP)　276
International Committee of Medical Journal Editors　257
International System of Units: SI　285
interrater reliability　40
interval/continuous variables　63
interval variable　64
interviewer bias　31
intrarater reliability　40
Introduction　137
inverse probability weight method　88
IOM(Institute of Medicine)　192
IRB(institutional review board)　49
it　234
ITEC 外傷システム研究　306

J

jargon　5, 33, 80, 147, 215
Journal Citation Reports　75
journal commentary　267

K

Kaplan-Meier method　125
Kruskal-Wallis test　114, 116

L

LASSO 回帰　127
last observation carried forward　88
Latin square design　47
lead time bias　31
leaps of logic　192
learning bias　31
Learning Health Care System (LHS)　45, 57, 122, 152, 199
length bias　31
Levene's Test for Equality of Variance　112
Levene の等分散検定　112
LHS(Learning Health Care System)　45, 57, 122, 152, 199
likelihood-based method　88
likelihood ratio for negative results　108
likelihood ratio for positive results　108
likelihood ratio test　109, 110
LOCF 法　88, 127
log-rank test　125
logistic regression model　176
loss to follow-up　102
loss to follow-up bias　32

M

mail survey　37
Mann-Whitney U test　109, 114, 115
marginal structural model　119
masking　49
matching　118
mean squared error　124
MECE(mutually exclusive and collectively exhaustive)　90
median　116
mediator　53
MEDLINE　76
mentor　1
Methods　144
minimization　46
minimization randomization　47
missing data　34, 87
model diagnostics　177
moderator　53
multiple comparison procedure　113
multiple hypothesis testing　100
multiple imputation　88
multiple imputation method　127
multiplicity　23
multivariable　120
multivariate　120
mutually exclusive and collectively exhaustive(MECE)　90

N

National Center for Health Statistics　65
National Death Index　65
negative predictive value　108
neonatal mortality rate　175
Neyman's bias　29, 32
ngrams　186
nominal/categorical variables　63
nominal variable　64
non-author contributor　261
noninferiority design　5

nonparametric calibration curve   124
nonrandomized trial   24
nonrestrictive clause   219
nQuery Advisor   57
null hypothesis   16

O

observation   85
observational study   20
observer bias   31
odds ratio   165, 167
One Hundred Years of JAMA Landmark Articles   253
one-sided test   105
one-way analysis of variance (ANOVA)   113
open-ended question   36
ordinal regression   128
ordinal variable   63, 64
outcome variable   52
outlier   121
output variable   52
overall proportion classified correctly   124
overfitting   99
Overlapping Publications   270
owner   266

P

paired *t*-test   112
partial residuals   125
patient-centered outcome   1
patient mix   52
PCT (pragmatic clinical trials)   26
peer review   264
peer reviewer   262
penalized regression method   127
people-first language   172
per protocol analysis   66
percent   189
percentage   189
percentile   189
person-years   102
personal communication   283
phenomenon of regression to the mean   35

pilot test   37
plagiarism   269
play the winner rule   46
Poisson regression   65
positive predictive value   108
pragmatic clinical trials (PCT)   26
precision   28, 40
predatory journal   263
predictive model   176
predictor   52
predictor variable   121
Preferred Reporting Items for Systematic Reviews and Meta-Analyses (PRISMA)   22
presubmission inquiry   76, 243
prevalence   20
prevalence/incidence bias   29, 32
prevalence study   27
print publishing   274
prior publication   270
PRISMA (Preferred Reporting Items for Systematic Reviews and Meta-Analyses)   22, 279
privileged communication   263
Proceedings   270
propensity score   119, 180
proportional hazards assumption   125
prospective   147, 148
prospective cohort study   24, 26
protected health information   49
Protocol Exchange   3
PS   57, 61
pseudo-journals   263
publication bias   30, 31
PubMed   76
P 値   104, 165
P 値の意義   169
P 値の表示   168
P 値の列   165

Q

QOL (quality of life)   54
quality of life (QOL)   54
quasi-experiment   24
quasi-experimental study   20

R

R   111
random   167
random allocation   45, 152
random allocation sequence   22
random permuted blocks   47
random sample   167
Randomization   87
randomized controlled trial (RCT)   24, 26, 45
randomized crossover   26
RCT (randomized controlled trial)   26, 45
recall bias   26, 30, 31
receiver operating characteristics curves   188
recommendation   198
Recommendations for the Conduct, Reporting, Editing, and Publication of Scholarly Work in Medical Journals   257
REDCap (Research Electronic Data Capture)   13, 39, 90, 91, 205
redundant/duplicate publication   11
Reference   202
regression to the mean   18, 26, 34, 46, 199
relative risk   165, 167
reliability   40
replacement   269
reporting guidelines   21
reproducible research   2, 42, 109, 204
repurpose   5
Research Electronic Data Capture (REDCap)   90, 91, 205
Research Reporting Guidelines and Initiatives   279
research question   9
ResearchMatch.org.   86
residual   111
response adaptive   46
response bias   29, 31
restricted cubic spline   123

restricted cubic spline function 101
restrictive clause 218
Results 163
Retracted publication 283
retraction with republication 269
retrospective 147
retrospective cohort study 24, 26
reverse causation 26, 27
reviewer bias 30
risk difference 167
risk factor epidemiology 9
ROC 曲線 188
RStudio 102
Rudolf Virchow 78
R ソフト 97, 101

S

salami slicing 11, 71, 100
sample 167
sampling frame bias 32
SAS 111
scatter plot 95, 184
Scheffé's procedure 113
Schoenfeld residuals 125
Science Citation Index 75
scientific misconduct 269
screening bias 31
secondary publication 271
selection bias 26, 28, 31, 196
selection criteria 42
selective publication 277
selective reporting 277
self-plagiarism 239
self-promotion bias 30
SEM (standard error of the mean) 169
sensitivity 108, 154, 188
sensitivity analyses 32
significant 167
slang 216
smoothed scatter plot 125
So what? 4, 33, 199
socially desirable answer 37
specificity 108, 154
specificity of the association 176

Spiegelhalter calibration test 124
SPIRIT (Standard Protocol Items: Recommendations for Interventional Trials) 3, 22
split group validation 124
stable population 28
standard error of the mean (SEM) 169
Standard Protocol Items: Recommendations for Interventional Trials (SPIRIT) 3, 22
STAndards for Reporting of Diagnostic accuracy (STARD) 22
STARD (STAndards for Reporting of Diagnostic accuracy) 22, 279
Stata 111
statistic test value 104
statistical power 59
Stat/Transfer ソフト 92
StatXact 111
stepped-wedge/delayed-start designs 26
steps in scientific methods 15
stepwise variable selection 121, 124
stopping rule 22
stratified randomization 47
strength of association 176
strength of the study design 176
STrengthening the Reporting of OBservational studies in Epidemiology (STROBE) 22, 279
STROBE (STrengthening the Reporting of OBservational studies in Epidemiology) 22, 279
Student's t-test 104
Studios 211
Study Oversight 145
Style: Lessons in Clarity and Grace 224
supplement 273
surveillance bias 29, 31
survival analysis 65, 102
Synthetic Derivative 58

T

temporal bias 31
temporally correct association 176
that と which 218
The Elements of Style 224
there 224
time at risk 65
time-dependent hazard ratio 126
time lag bias 31
tipping-point analysis 88
transitional phrase 138, 217
triple blinded design 49
two-armed bandit 46
two-sided test 105
type II error 59

U

uncensored case 65
Uniform Requirement for Manuscripts Submitted to Biomedical Journals 77
unintended effects 23
univariate analysis 104
unnecessary qualification 241
unpaired t-test 112
unpublished observation 283
urn model 46

V

validity 40
Vancouver System 203
variable name 92
variation 235
versioning 274

W

Web of Science, Journal Citation Reports 75
WHO 国際的臨床試験登録プラットフォーム 276
Wilcoxon-Mann-Whitney test 115
Wilcoxon rank-sum test 114, 115

Wilcoxon signed-rank test　116
World Association of Medical Editors　266
World Medical Association　310

Y

Yates's continuity correction　109

ギリシャ

αエラー　155, 157
αエラーの特徴　158
βエラー　59, 155, 157
βエラーの特徴　158

数字

2アーム・バンデット方式　46
2区分(2値)病　101
2区分(2値)変数化　101
2区分病　56, 178
2区分変数　54
2値変数　54
95%信頼区間　165

国際誌にアクセプトされる
医学論文　第2版
―流誌査読者調査に基づく「再現性のある研究」
時代の論文ガイド

定価：本体4,600円＋税

2000年4月7日発行　第1版第1刷
2019年2月25日発行　第2版第1刷 ©

著　者　ダニエル W. バーン

訳　者　木
き
原
はら
正
まさ
博
ひろ
　　　　木
き
原
はら
雅
まさ
子
こ

発行者　株式会社 メディカル・サイエンス・インターナショナル
　　　　代表取締役　金子　浩平
　　　　東京都文京区本郷 1-28-36
　　　　郵便番号 113-0033　電話 (03)5804-6050

印刷：三美印刷/表紙装丁：トライアンス

ISBN 978-4-8157-0152-9　C3047

本書の複製権・翻訳権・上映権・譲渡権・貸与権・公衆送信権(送信可能化権を含む)は(株)メディカル・サイエンス・インターナショナルが保有します。本書を無断で複製する行為(複写，スキャン，デジタルデータ化など)は，「私的使用のための複製」など著作権法上の限られた例外を除き禁じられています。大学，病院，診療所，企業などにおいて，業務上使用する目的(診療，研究活動を含む)で上記の行為を行うことは，その使用範囲が内部的であっても，私的使用には該当せず，違法です。また私的使用に該当する場合であっても，代行業者等の第三者に依頼して上記の行為を行うことは違法となります。

JCOPY〈(社)出版者著作権管理機構 委託出版物〉
本書の無断複写は著作権法上での例外を除き禁じられています。複写される場合は，そのつど事前に，(社)出版者著作権管理機構(電話 03-5244-5088，FAX 03-5244-5089，info@jcopy.or.jp)の許諾を得てください。